看護学生のための
精神看護技術

Psychiatric and Mental Health Nursing Skills
for Nursing Student

編著　**水野恵理子**　順天堂大学大学院医療看護学研究科・教授
上野　恭子　順天堂大学大学院医療看護学研究科・客員教授

サイオ出版

編著者

水野恵理子　順天堂大学大学院医療看護学研究科　教授
上野　恭子　順天堂大学大学院医療看護学研究科　客員教授

著者一覧（執筆順）

上野　恭子　前掲
大迫　鑑顕　国際医療福祉大学医学部精神医学教室　助教
寺岡征太郎　帝京大学医療技術学部看護学科　准教授
阿部　美香　順天堂大学大学院医療看護学研究科　准教授
杉野　里美　東京歯科大学市川総合病院看護部　精神看護専門看護師
大島　泰子　順天堂大学大学院医療看護学研究科　助教
西　　典子　秦野厚生病院看護部看護部長　精神看護専門看護師
中野真樹子　笑む笑む訪問看護ステーション所長　精神看護専門看護師
渡邊　敦子　淑徳大学看護栄養学部看護学科　教授
水野恵理子　前掲
重田ちさと　順天堂大学医療看護学部　助教
渡辺　尚子　東邦大学健康科学部看護学科ファミリーヘルス看護領域（精神看護学）教授
宮田　知子　山梨大学大学院総合研究部医学域看護学系精神看護学領域　助教
宮本　有紀　東京大学大学院医学系研究科精神看護学分野　准教授
森　真喜子　国立看護大学校看護学部　教授
白井　教子　北里大学病院看護部師長補佐　精神看護専門看護師
坂井　郁恵　山梨大学大学院総合研究部医学域看護学系精神看護学領域　教授

まえがき

新型コロナウイルス感染症の感染者が国内で初めて確認された2020年1月から現在まで、私たちは生命の危険を身近に感じ、生活の変化を余儀なくされた。当初マスクが店頭から消え、閑散とした通勤電車と街並みの様変わりを目にした。同時に、ソーシャルディスタンスの確保のため、学校や職場では遠隔授業やテレワークが当たり前となり、人との直接的かかわりが希薄となった。その結果、慣れない環境に戸惑いやいらだち、孤独感や不安をもった人々で社会全体が揺らいだものだ。この感染症のほかにも地球規模の気候変動や災害などによって、現代の人々の日常は脅かされ続けている。このような状況が、人々の心の健康にも少なからず影響をもたらし、精神的ケアに期待がかかっていることは疑う余地がない。

ところで、人と人とのかかわりを基本に据えた看護学を学ぶみなさんにとって、今回の感染症はどのような体験になっただろうか。患者さんや同僚など人々との関係のあり方や精神にかかかわる援助に関する意識の変化があったと推察する。その一方で形として見えず、自分の主観的判断となりやすい精神の援助方法に自信がもてず、戸惑いを感じることはないだろうか。臨床の場では、看護実践は経験知が幅を利かせる傾向がある。これはもちろん必要なことではあるが、経験のみでは実践の質向上に限界が生じ、想定外の事象への対応にお手上げ状態になってしまうだろう。何より、若い看護職にとっては、その技術が使えないということにもなり得る。

そこで編著者らは、よくいわれる「科学的根拠をもった看護」「看護はサイエンスであり、アートである」ということに今一度立ち戻った。本書には多くの理論を示している。理論は先人たちの臨床知や卓越した観察眼だけでなく、何度も繰り返された研究成果をもとに証明された考えである。その理論を根拠にして成り立つ技術を使って実践に移していくことが、今からの精神看護には重要であるとの信念をもち、本書の刊行に着手するに至った。

本書の特徴は、精神看護の基盤となる大理論やモデルから始まり、続いて中範囲理論や実践理論を取り入れながら、入院治療による病状の安定化を促す援助に必要な生物的・心理的・社会的側面の視点に立った援助の考え方や技術、病院から地域生活への移行期の生活を整える援助の考え方と技術、さらに安定した地域生活の持続を支える内容を示し、精神障害者の病状や状況を経時的に考え構成した。また、リエゾン精神看護領域での事象にも役立つ内容が多く含まれ、それぞれ関心のある項から読むことが可能である。

各章は看護学生が理解しやすいように理論やモデルを紹介し、それらに基づいた実践例や事例を提示した。そして、本文の理解を助ける図表やイラスト、コラムを盛り込み、活用しやすいものになることを心がけた。実習前の準備や実習中に本書を手にしながら事象や患者さんをはじめとする対象理解を深め、実りある看護実践を展開できることにつながれば幸甚である。

最後に、ご多忙のところ本書の刊行にご尽力くださった執筆者の皆様、学生が抱きやすい精神看護に対する抵抗を緩和するための本書について常に考え、終始ご支援くださったサイオ出版編集部に心より感謝申し上げる。

2023年6月

水野恵理子・上野恭子

CONTENTS

はじめに……水野恵理子、上野恭子……3

第1章 精神看護の基盤となる理論

❶ フロイトとエリクソンの理論……上野恭子……8
はじめに／精神力動理論／心理社会的発達論／看護場面での応用
column「前意識」「快楽原則と現実原則」

❷ バイオサイコソーシャルモデル……大迫鑑顕……18
はじめに／バイオサイコソーシャルモデルとは／精神科的な診断の流れ／治療法／共同意思決定

❸ 倫理的な考え方……寺岡征太郎……29
精神医療と倫理／さまざまな制限と倫理／攻撃性や暴力への対応と倫理／精神障害のある人の尊厳が尊重され、差別や偏見のない社会づくりに寄与する
column「身体的拘束が及ぼす影響」

第2章 病院内で安定を促す看護

第1節 生物学的側面の理解と技術

❶ 安心・安全感を導くケア：ポリヴェーガル理論……阿部美香、上野恭子……42
病む人にとって安心・安全感とは／「安全」を識別する神経生物学的機能／安全感をもたらす看護／精神機能に障害のある人の経験
column「意識の観察」「精神科でもフィジカルアセスメント」「リエゾン精神看護」

❷ アドヒアランス……杉野里美……52
アドヒアランスとは／アドヒアランスのアセスメントと服薬ケア／精神科薬物療法における共同意思決定／主な向精神薬

❸ リラクセーション……大島泰子……64
リラクセーション／生体システムとしての調節機能／リラクセーション法／ホリスティクナーシング

第2節　心理・社会的側面の理解と技術

❶ ペプロウの対人関係理論に基づく看護 ……… 水野恵理子、西　典子 …… 75

はじめに/ペプロウの看護理論/患者-看護師関係の発達段階/
看護師の役割/プロセスレコード

column「転移と逆転移」「サリヴァンの対人関係論」

❷ 認知行動理論に基づく看護 ……… 中野真樹子 …… 86

はじめに/認知行動療法の歴史的背景/認知行動療法の理論/
認知行動療法のプログラムおよび技法/認知行動的介入/認知への介入/
行動への介入/看護への適応

column「うつ状態の3症状」「CBTの数値化」「認知再構成」

❸ コミュニケーション ……… 渡邊敦子 …… 97

はじめに/「話すのは苦手だけど聞くのは得意」は本当か/
ロジャーズの来談者中心療法と中核三条件/アサーション─自他尊重の自己表現/
コミュニケーションスキル

column「アナムネ」「トラベルビーの“治療的自己活用(治療的な自己利用)”」

❹ 集団(グループ)を対象とした看護 ……… 水野恵理子、重田ちさと …… 107

集団とは/グループダイナミクス(集団力動、集団力学)/
集団心理の理論と関連する理論/看護師と集団精神療法/治療共同体

column「働かないアリ」「無尽」「群衆事故」「ミルグラム(Stanley Milgram)の権威への服従実験」「ホーソン実験」「傍観者効果」

第3章　病院から社会への移行を整える看護

❶ オレム・アンダーウッドのセルフケア理論 ……… 渡辺尚子 …… 118

はじめに/セルフケア理論の概要/
基本的な考え方─オレム・アンダーウッドのセルフケア理論を活用/
セルフケアレベルの評価の原則と基準/セルフケア援助行為の種類/
看護活動への活用─セルフケア看護実践

❷ ストレス理論、ストレス脆弱性モデルを用いた看護 ……… 宮田知子 …… 130

セリエのストレス理論/ストレスに対する対処/ストレス脆弱性モデル/
精神障害者には生活技能に独自の課題がある/SST/心理教育

column「ストレスマネジメントについて」

❸ ストレングス、エンパワメント、レジリエンスを引き出すかかわり ……… 宮本有紀 …… 142

はじめに/ストレングス、エンパワメント、レジリエンスの意味/
ストレングス、エンパワメント、レジリエンスの考え方を精神看護に生かす

第4章 社会における自律を支える看護

❶ **リカバリーモデル**……森真喜子……154

精神科リハビリテーションの歴史／ピアサポート／ピアサポーター／援助付き雇用／個別就労支援プログラム／元気回復行動プラン

column「ノーマライゼーション」

❷ **危機理論**……白井教子……165

はじめに／危機の定義・概論／看護における危機理論・危機介入／まとめ

❸ **家族システム理論**……坂井郁恵……176

家族とは／保護者としての家族／家族研究による家族のとらえ方／家族システム論／家族がたどる心理的プロセス／家族会：家族同士の支え合いの場

索引……186

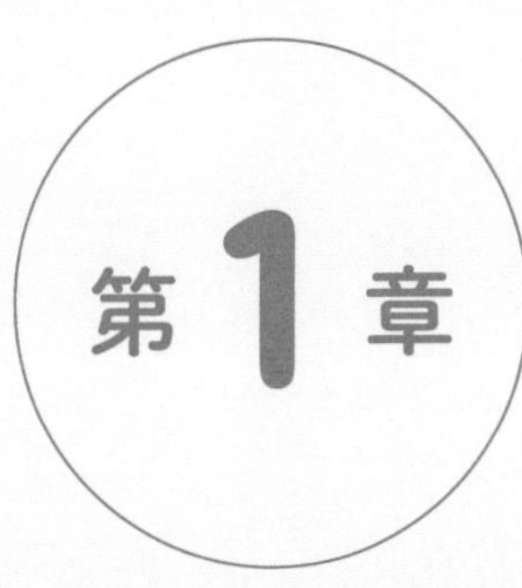

精神看護の基盤となる理論

❶ フロイトとエリクソンの理論

❷ バイオサイコソーシャルモデル

❸ 倫理的な考え方

1 フロイトとエリクソンの理論

1 はじめに

看護師は、人々の精神の健康の維持と向上に務めるだけでなく、不安を抱いて精神的に弱っている人を支え、心の安寧を保ち、勇気づける役割をもっている。そして、精神的ケアは精神に疾病や障害をもつ人々だけでなく、がんなどの身体疾患患者の病名告知や治療の限界などのbad newsを受けたときや災害などの危機状況に遭遇し苦悩する人々に対して行われる。

精神的に健康な人は、不安を感じていたとしても意図的にあるいは無意識に対処行動がとれ、自分の心身をコントロールし、生活を維持することができる。しかし、精神的に弱った人や脆弱性をもつ人は、自分をコントロールすることができずに生活に支障が出たり、不適切な言動によるトラブルを起こしたり、症状形成や自分の身体や生命を危険に曝す場合もある。

精神は実体として客観的に見ることはできない。そのため、患者の行動や会話、態度などの観察や、その他の多くの情報から精神状態を推測することになる。この章では、多種多様な情報をもとに患者を理解するための基盤的理論として、フロイト(Sigmund Freud)の精神力動理論とエリクソン(Erik H. Erikson)の心理社会的発達論について概要する。

2 精神力動理論

フロイトは、精神を理解するために2つの基本的観点について論じた。1つは心的決定論とよばれるもので、その人の心の中、すなわち、精神内界で起こっていることと、実際に起こった出来事との間には意味と原因があると考え、その内界の体験は先立つ幼少時の体験が影響して、行動や精神病理が決定されるとする考え方である。もう1つは、人間のすべての活動には、無意識の動機や葛藤が強くかかわっているということである。

そこで無意識について理解を深めるために精神の局所論と構造論について説明する。

[1] 局所論─意識・前意識・無意識

精神は、表層に「意識」、深層に「無意識」、両者の間に「前意識」の３層からなる。

「意識」では、自分を取り巻く世界（外界とよばれる）や自分自身に関心を向けることで自覚できる世界について、その様子を知り（知覚）、何かを感じ（感情）、考える（思考）などの精神活動が行われる。しかし、このような活動の場である意識の部分は小さく、大半の活動は「無意識」の過程で行われる。しかし、無意識でどのようなことが起こっているのかを容易に意識化することはできない。

意識と無意識の間にあるのが「前意識」である。前意識は、習慣と関連している。習慣化された行動の手順や方法は意識されず自動的である。自動化された行動というのは、普段は詳細な手順や目的などを意識していないが、思い出そうと努力することで意識化されるものである。これが前意識の部分で行われている内容である。

[2] 構造論─イド・超自我・自我

フロイトは、精神の構造についてイド（エスともいう、id）、自我（ego）、超自我（superego）の区分と機能について仮説を立てた。

生まれて間もない精神は、本能的なイドの活動が多くを占めており、超自我と自我はいずれも未分化の状態である。イドには精神活動に使われるエネルギーが貯蔵されており、本能的な欲動や衝動にかかわっている。イドでの精神活動は本能的、無意識であり、理屈や秩序、時間の感覚はなく、ひたすら満足を求める（快楽原則）。この特徴は乳児にみることができる。たとえば、乳児は本能的、生物的欲動である空腹により不快を感じると我慢ができず、時間、場所、親の都合など一切構わず、泣いて満足を求めるが、ミルクが与えられると満足して穏やかになる。

超自我は、親の道徳的影響を受け、それが内在化されたものが根源となる。乳幼児は養育される過程で、重要他者である親の言動や仕草などからいろいろなものを取り入れるようになる。そのなかには「～をしてはだめ」といった躾（しつけ）として禁止

column

前意識

自我心理学者のハルトマン（Heinz Hamann）は、習慣化された行動は、前意識の自動性により起こることを説明した。普段、車や自転車の運転をするとき意識せずに身体が動く。初心者のように車の動かし方に注意を向け、道路標識の意味を一つひとつ確認する必要はない。自動性があるがゆえに、運転中に気持ちの余裕をもって、楽しんで運転することが可能となる。しかし、悪天候や自分のコンディションによって、改めて操作方法を意識することで、注意しながら運転することができる。このほかに過去の出来事を前意識の世界にしまい込み、日頃はそれらを自覚することなく過ごしているが、必要なときに意識の領域に出してそれに関心を向けることができる[1)]。

や指示的な事項が多く含まれる。イドは常に自分の快楽の欲求を満たそうとするが、外界の親からは、我慢を強いられたり、禁止され叱られたりする。しかしその一方で、親の要求に対し、上手くできたときはほめられ、喜んでもらえるといった体験も繰り返す。このように乳幼児は親に従うことを強要される過程で、親の道徳的良心や価値観を取り入れ、超自我の核を形成するが、成長発達するに従い、学校での教育や社会生活を経過し超自我として強化されていく。

超自我の機能は、価値判断をして良心や罪悪感、恥の感覚を生み出し、自己規制をすることである。これは、自分や他者に対する懲罰や禁止を求める道徳的要素となる。さらに自己（自我）に理想となる姿を示し（自我理想）、それにどの程度近づくかによって、劣等感、自己満足、達成感、喜びなどの感覚を引き起こすのも超自我の役割である。

このように超自我は自己（自我）の監視もしている。超自我の機制があまりに強く、自己規制や禁止事項が厳しい場合、その人はのびのびと自由に行動することができず、苦しくなり、反動で衝動的、あるいは抑うつ的といった問題行動や症状に発展することがある。逆に超自我が弱すぎる場合は、道徳的良心が弱く、自己規制が適切にできず、社会生活においてトラブルを起こすことがある。このような状況を回避し、イドの欲動を調整しつつ、現実社会に適応させる（現実原則）のが自我である。

自我は、生後１か月ころに外界にいる他者の存在に気づくころから分化し始める。新生児は１人では何もできず、イドの本能的欲動が起こると、その欲求を満たすために外界の母親の乳房を求めて手足を動かし、泣くという反応を示す。その乳房を探し求める仕草は、未熟ではあるが自我の力なのである。

自我が成熟すると、その精神過程は意識、前意識、無意識の全領域に広がり、時間の観念をもち、順序立てが可能となり、内的な欲求を延期させることが可能になる。不快や不安になったとき、成熟した自我は、精神内界で起こっていることと、客観的な現実が一致しているかを検討する能力（現実検討能力）を発揮したり、論理的に考え、判断するといった諸能力を用いて社会のなかでうまく適応できるように調整している。このとき、イドや超自我からの欲求や要請を過度に抑え込まずに自分らしさを維持している。正常な自我の機能は（**表１－１**）に示すように多様であるが、そのなかで精神内界や外界からの欲求のせめぎ合い（葛藤）や不安に対して、自己を守る防衛

column

快楽原則と現実原則

不快な緊張が増大するのを避けるために２つの原則がある。１つは快楽原則で、イド（無意識系）で働く。もう１つは現実原則であり、自我（意識－前意識系）で機能する。快楽原則は、不快や心的緊張を低下させるため満足（快楽）を求める。しかし、それは一時的なものであり、現実の生活において、いつも満足を得られるわけではない。そこで次第に現実原則が働くようになる。言語、思考、運動機能の発達とともに現実的な方法で外界に適応することを目的とする。

表1-1　フロイトの人格構造モデル　　＊統合機能については、表1-3「V　思春期・青年期」の項を参照

イド(Id)	1．衝動の源泉、貯え 2．発散を求める 3．快楽原則 4．無意識の精神プロセス
自我(Ego)	1．衝動のコントロール、現実原則 2．自分の心の内界と外界の状況を判断して自分の行動を決める 3．現実との関係。現実感、現実検討，現実への適応 4．対象関係の安定性を維持する。そこから満足感をうる 5．自分の仕事についての責任と勤勉 6．防衛機制 7．統合機能＊ 8．自律的な自我機能。感覚、知覚、運動、思考、言語、記憶、学習、理解、直感
超自我(Superego)	1．禁止機能と指示機能(“should not do” and “should do”) 2．道徳的良心と価値観

(中久喜雅文：力動的精神療法入門-理論と技法，p 42，岩崎学術出版社，2014より一部改変)

機制も自我を維持するうえで重要である。

[3] 防衛機制

防衛機制は、危険な情動や欲動から自己を守ることを目的とする自我機能である。人間は、外界からの刺激や圧力、制限とイドの本能的欲動、超自我からの禁止や指示による制約との間で葛藤を感じながら生きなければならない。これらの体験のなかには、自己を不快にさせ、不安や劣等感、罪悪感、恥の感覚を感じさせるものがある。そこで、自我は、このような不快な感覚を惹起させるような情動や欲動を意識から締め出し、無意識の世界に追いやる機能で自己を守る。これが防衛機制である。ちなみに、自分に向って働き、内面で自分を安定させている機能を防衛機制といい、外へ働きかけをして外の要請を調整して自己表現をしていく機能を適応機能という[3)]。

防衛機制はすべて無意識に行われるため、容易に葛藤や不安の原因を知ることはできないが、機制によって引き起こされた実際の言動を観察することによって、その言動の意味を推測することは可能である。

防衛機制がうまく機能すると、不安は行動や発言などのかたちで自然に表出され、衝動性のコントロールや精神的な安定を得ることができ、円滑に日常生活を営むことができる。しかし、未熟な防衛機制を使ったり、葛藤や不安が大きく、通常使っている防衛機制では効果が得られなかったりする場合は、精神的な安定が得られず問題行動が現れることがある。

未熟な防衛機制の投影の例を示す。大学生Aは、常に優秀でなければならないという超自我の強い学生で、自分より優れた大学生Bを認めることはできない。ある日、Bが些細なことで失敗したところを目撃し、Aは容赦なくBを非難して嘲笑し、攻撃の対象としたという場合をみてみよう。本来、Aにとって攻撃する対象は、超自我の要求にそぐわない自分自身であるが、Bの行動はAへの当てつけだと投影することによって自己防衛している。しかし、Aの行き過ぎた言動は周囲から問題視される危険がある。

表1 - 2　おもな自我防衛の発達

防衛機制と主な時期		方法
基本	固着	特定の発達段階で停滞する　発達の足踏み
	退行	人生の早期にあともどりー赤ちゃん返り
	抑圧	意識から締め出す
1歳 ～	取り入れ	人以外の対象（例　線香の煙や御神酒）を取り込む
	同一視	対象（人）を取り込んで、自分と同一化する
	投影	対象へ向かう欲求や感情を、相手が自分へ向けていると思い込む
	否認	現実を認めないで無視する
	反動形成	本心と逆のことを言ったり、したりする
	取り消し	不安や罪悪感が消えるまでやり直す
	隔離・分離	思考と感情、感情と行動や態度を切り離す
3歳 5歳 ～	自己への反転・自己離反	対象へ向かう感情を自己へ向けかえる
	置き換え	妥協して代用満足する
	昇華	欲動を美化し、社会化して表現する
	合理化	責任を他へ転嫁する
	知性化	感情を知的な観念にずらす

（前田重治：続図説　臨床精神分析学，p.29，誠信書房，1994より一部改変）

防衛機制は、心身の発達に沿って機制の内容が変遷する（**表1 - 2**）。抑圧はすべての防衛機制にかかわっている基本的なものである。幼少時は否認が主に使われ、次第に現実社会に適応しやすい知性化や昇華が使われるようになる。

心理社会的発達論

フロイトは人間の基本的な人格/自我の発達にかかわる心的機能の成り立ちを誕生から青年期前までの5段階として理論化した。一方、エリクソンは、フロイトの心的構造論および、健康な自我の機能と発達について論じたハルトマンの自我心理学を継承し、人間の一生を8段階の人生周期（ライフサイクル）にまとめた（**図1 - 1**）。

この理論は、自我の発達が身体的変化とともに普遍的で伝統的に組み込まれた社会・文化的要因の影響を受けていることに着目している。この社会・文化的要因とは、ライフサイクルの8段階それぞれに特徴的な時期で起こり、適応すべき普遍的で社会文化的な環境（例：小学校入学、就職、結婚など）と人との関係のあり方を指す（**表1 - 3**）。年齢に応じて社会・文化的要因は変遷するが、その際、それまで発達していた自我機能では新たな環境に適応することができず危機状況となり、心理的苦痛を体験する。そこで、その危機状況を乗り越え、苦痛を消失させるためには、自我をさらに発達させて環境に適応しなければならない。このとき克服するのが発達課題である。ライフサイクルには8つの危機場面があり、各段階にある発達課題を克服することで自我が成長し、最終的に統合に至る。発達論ではライフサイクルを通じて個人の人格/自我の発達を説明しているが、次世代を育てるという世代継承的サイクルの意

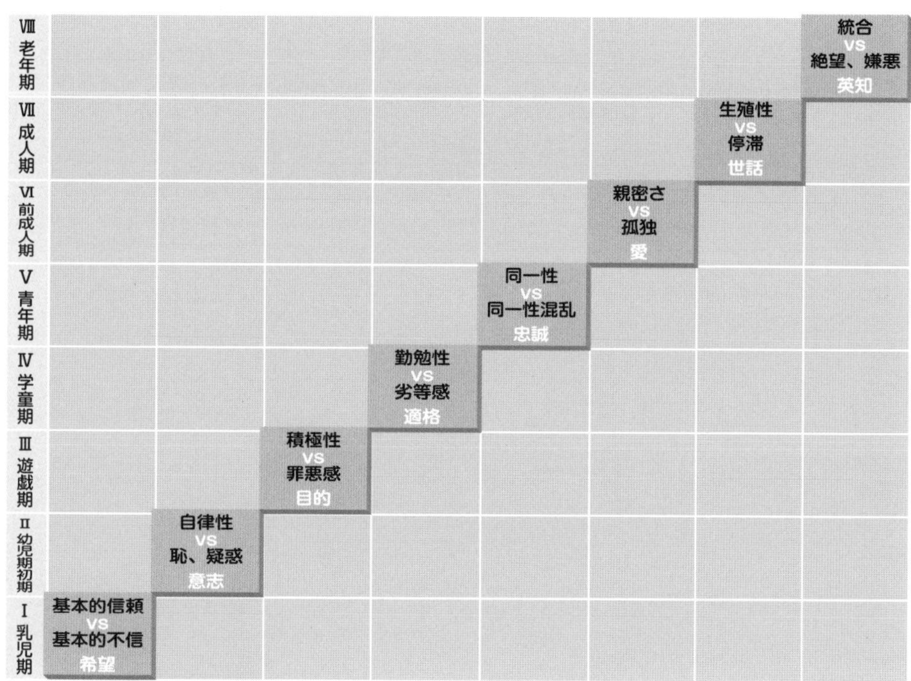

図1－1　心理・社会的危機

〔Erik Erikson and Joan Erikson（村瀬孝雄、近藤邦夫訳）：ライフサイクル、その完結〈増補版〉, p.73, みすず書房, 2001より改変〕

味もある。

エリクソンの発達論の特徴の１つに人格/自我は漸成的に一生を通じて発達することがある。しかもライフサイクルの最も適した時期に特定の自我の機能が発達することを論じた。

そして、もう１つの特徴として、ライフサイクルの各時期に相当する発達課題と基本的な人格的強さ（活力、徳ともいわれる）が１つのセットになっていることである。一対の特性と人格的強さがセットになり、８組が階段状に設定され進化する様子が**図1－1**に提示されている。一対の特性とは、肯定的な特性（同調的要素）と否定的な特性（失調的要素）であり、両方ともその時期に獲得すべきものである。人は否定的特性を得ることで警戒心を強めたり、自分が向上し、成長するためのモチベーションになったりする。重要なことは、個人にとって肯定的特性が否定的特性を上回っていることである。

さらに**図1－1**の階段を一段階ずつ積み上げていくことに意味があり、現在の段階の発達課題を解決して人格的強さを獲得することが次段階の準備態勢となるという特徴がある。準備態勢は**図1－1**の下方の空所に該当する。たとえば、青年が自我同一性を獲得するためには、それまでの人格的強さの積み重ねがあって初めて可能になる。青年は、困難な状況においても諦めることなく何かに前向きに取り組み（希望）、自分の進みたい道を選び（意志）、勇気をもって進む（目的）。一層努力してめざしたことを自分のものにすることで自信を得て（適格）、自分に存在価値を感じることができる（忠誠）のである。

表1－3　8つの発達段階の概要

<table>
<tr><th rowspan="2">発達段階</th><th rowspan="2">重要な人間関係の範囲</th><th colspan="2">心理・社会的危機（葛藤）をまねく状況</th><th rowspan="2">葛藤から生まれる基本的な人格の活力（自我の強さ）と基本的な不協和傾向</th></tr>
<tr><th>適応を可能にする同調的要素</th><th>適応を妨げる失調的要素</th></tr>
<tr><td rowspan="2">Ⅰ 乳児期</td><td rowspan="2">母親的人物</td><td colspan="2">子宮内で平穏に過ごしていた赤ん坊は、出生直後はまったく無力であるため自力で生きることはできない。そのため生理的欲求が起こるたびに泣いて訴え、母親的人物（母親）から世話を受けることで欲求が満たされる。児の欲求を満たす方法はすべて受容的であり、すぐに満たされないと不快を感じ、傷つき、危機を体感する。この時期の乳児はとくに児の口唇部位を使うこと（飲んだり、しゃぶったり、噛む）で要求を満たし、母親からの愛情を受けている。</td><td rowspan="2">この時期に獲得する特性の基本的信頼感が基本的不信感を上回るバランスをもち、永続的にしっかり確立することが、将来にわたり発達課題を解決し、パーソナリティ（自我）を形成する基盤になる。希望は、基本的信頼感が勝ったとき生まれる人格の強さで、自分は他者から信頼されているという安心感を土台に、何かに向かって駆り立てられた感覚をもち、期待に満ちて躍動的な状態となる。
希望がうまく得られない場合、自分のなかに引きこもる傾向を示す。</td></tr>
<tr><td>基本的信頼：母親は、いつも同一の存在で自分の要求を満たしてくれる一方で、不快で泣いたり、噛むという攻撃を向けても確実に自分の欲求を満たしてくれるという確信を得る。この体験を繰り返すことで、自分はこれでいいんだという感覚や、自分は他者から信頼されているという感覚を得る。</td><td>基本的不信：身体的な不快感によって生命が危ういという緊張感が引き起こされる。また母親が自分以外のこと（たとえば日常生活）に注意を向け、欲求をすぐに満たしてもらえず放置されたという恐怖を感じる。離乳することは、大好きな乳房、母親および、母親の愛情の喪失を意味する。</td></tr>
<tr><td rowspan="2">Ⅱ 幼児期初期</td><td rowspan="2">親的人物</td><td colspan="2">生後1年を過ぎると筋肉系の機能と話す能力が発達する。そのため、「～がしたい」という欲求（快楽原則に支配）が増え、親とたびたび衝突するようになる。親はその過程において躾を行う。たとえば、排泄器官の発達に伴い行われるトイレットトレーニングでは、排泄を我慢することと体内から排除することを意識的に行い、自己コントロール能力を身につけるようになる。</td><td rowspan="2">前段階の基本的信頼感を体得した子どもは、自分の欲するままにしようとするが、そのたびに親の干渉を受ける。このときのフラストレーションを緩和するには、自分の衝動的欲求のまま振る舞うか、親に服従して自分の欲求を抑えるかを選ばなければならない。この葛藤において意志の力が芽生える。そして、気持ちの均衡を保つために自分の欲求の可能なところを欲し、不可能なところを断念するといった自由な選択ができるようになる。
意志の力を上手く育てられない場合、次第に自分自身を過度に抑制し、良心を強くもって、自分自身を支配し統制する強迫性を帯びるようになる。</td></tr>
<tr><td>自律性：自分の欲求を満たすことと親の欲求との間で調整をしなければならない。親からの制御と賞賛を得ながら、自己表現の自由と欲求の抑制が行われるが、そのバランスが大変重要となり、永続的な自律と自尊の感覚は、肛門をはじめとする筋肉系の無能力と自己統制の感覚から生まれる。</td><td>恥、疑惑：躾を受ける際、自己統制の失敗や自律性の経験が否定されることで恥の感覚が生まれる。恥とは失敗した自分を他者に見られ、晒しものになる感覚であり、否定的な自意識である。疑惑は自律性が得られないとき、自分自身や自分の行動、欲望が邪悪であると思うことから、それは本当に自分が行ったことなのかと不安になることである。</td></tr>
<tr><td rowspan="2">Ⅲ 遊戯期</td><td rowspan="2">基本的家族</td><td colspan="2">3～6歳になると歩行能力および言語能力が一層発達する。それにより幼稚園や保育園で同年齢の子どもと付き合うことができるようになり、想像性や好奇心を抱いて、自由に活発に動きまわることができるようになる。また、幼児的な性的関心も芽生え、異性の親に愛着をもち、同性の親に競争心や嫉妬をもつ。この過程（エディプス・コンプレックス、エレクトラ・コンプレックス）をたどった末に同性の親と同一化を図り、性役割に目覚める。また親の禁止や命令が内面化されて超自我が発達し、良心、善悪の判断、秩序や規則等を内在化させる。</td><td rowspan="2">希望と意志の力を備えた子どもは、何かしたいと躍動感を伴って欲する。このとき、何をめざすのか、その方向性をどこにするかを決めて思いを遂げようとする。これが目的の特性である。しかし、希望、意志、目的の力を用いても制御しなければならない欲求がある。エディプス・コンプレックスの異性の親への欲求はその例である。遊戯期の子どもはこの欲求を抑えることで、目的とは反対の制止の力ももつようになる。
また、歩き回る子どもにとって親の適切な禁止や注意は子どもの安全を得るために必要であるが、子どもの自由をすべて強く禁止することで、強度の自主性の制限を強いることになり、融通の利かない柔順さを身に着ける可能性がある。</td></tr>
<tr><td>自主性、積極性：子どもは歩きたくて仕方がない衝動が生まれ、文化的に容認された遊びを意識する。また、性への関心も遊びのなかに取り入れられる。今まで他者に依存して生きていたが、この時期になると自分自身を頼りに自由に振る舞おうとする。</td><td>罪悪感：自由に歩き回る一方で、失敗や他者から禁止や注意を受けることで前段階に獲得した恥を感じるようになる。やがて監視がなくても自動的に罪の感覚を覚えるようになる。これは道徳的基盤となる。</td></tr>
</table>

<table>
<tr><th rowspan="2">発達段階</th><th rowspan="2">重要な人間関係の範囲</th><th colspan="2">心理・社会的危機（葛藤）をまねく状況</th><th rowspan="2">葛藤から生まれる基本的な人格の活力（自我の強さ）と基本的な不協和傾向</th></tr>
<tr><th>適応を可能にする同調的要素</th><th>適応を妨げる失調的要素</th></tr>
<tr><td rowspan="2">Ⅳ
学童期</td><td rowspan="2">近隣、学校</td><td colspan="2">あらゆる文化圏において生活する子どもは基礎教育として読み書きや基本的なテクノロジーの技術について学ぶ。学校はその系統的な組織である。この時期に入ると、これまでの親の役割に代わって、学校の厳格な規則や方針に従うようになり、かつ競争主義的環境において自己抑制をすることが多くなる。大人の世界に参入し始める時期である。</td><td rowspan="2">子どもは、現実社会のなかで秀でていると認められ、劣等感を克服し、優越感をもちたいと思う。元来子どもは、自由な発想や独創的発想をもっているが、優越感をもちたいため、自分は何が得意であり、何が自分に向いているのかを問い、うまくやりたいと願う。この一連の努力の過程で適格（有能）の感覚を得る。
一方、この段階に先行する発達課題の葛藤が解決されず、親への過度な柔順さが残っていたり、子どもが行ったことに対し、他者（親や教師など）が評価を全くしないという状況が続くことで、過度な劣等感が遷延し、適格性の獲得に失敗し不活発な傾向になる。</td></tr>
<tr><td>勤勉性：子どもは遊びや遊び以外の仕事の何かに夢中になることはできるが、自分が何かの役に立ち、何かを生産できているという感覚をもつことができず、満足を得ることができない。このフラストレーションを解消するために、何かに没頭し、たゆまぬ努力と忍耐によって、今までできなかったことができるようになる。そしてめざしていることを完成させる喜びを得る。</td><td>劣等感：この時期の子どもは、めざしていることをうまくできないことから不全感や劣等感の感覚をもつ。うまくできない理由に前段階までの発達課題の解決が不十分である場合がある。しかし、劣等感は、現状を打破したいと努力する原動力となりうる。</td></tr>
<tr><td rowspan="2">Ⅴ
思春期・青年期</td><td rowspan="2">仲間集団と外集団</td><td colspan="2">急速に身体が成長し、性器的成熟（二次性徴）に至る。自分について強く意識するようになり、自分は何者か、何になろうとしているのか、他人に自分がどう映るかを問う時期である。また、そのために自分が獲得した知識、技術等と社会的役割の統合について悩む。</td><td rowspan="2">自分自身に関心が高まる時期にある青年は、現実社会のなかで自分の存在価値を求め、他者や所属集団から認められることが重要となる。相手から評価をもらうためには、その価値観を共有し、同一化し自分のものにする必要がある。そのため、親以外の指導者やイデオロギーなどを熱心に受け入れ、強く結ばれ、連帯感と安定感を得る。このようにして、ようやく自分自身で選択したものを信じられるようになり、忠誠の感覚を得る。
一方で自分の信じる価値や役割と異なるものに対して、抵抗し攻撃する。この感覚は役割拒否である。しかし、同一性を形成するためにはある程度の役割拒否は自己像の吟味にあたって必要である。
社会は、青年期に入った若者に心理社会的モラトリアムを提供し、現実社会のなかで自分自身を試すことを許す。しかし、モラトリアムを利用しても自分について何ら確信がもてず、同一性を選択することができずに自信を失い、一貫して反抗し続けることで対人関係に支障ができ、生きがいを感じることができず、絶望感をもつこともある。</td></tr>
<tr><td>同一性：同一性（アイデンティティ）は、「自分であること」、「自己の存在証明」、「本当の自分」などのことであり、自己の単一性、連続性、不変性、独自性の感覚を意味する。それは、自分がどんな人間なのか、自分がどうなりたいか、他人にどのように見えるかなどを自分自身が知っているという確信であったり、未来に向かって自分は進んでいるのだという確信として感じられる。
多様化する社会生活において、青年がかかわる集団の価値観は多様である。共感する対象に同一化することで、多様な同一性を培い、日本人の自分、○○大学の自分、人として○○が重要と考える自分、看護師としての自分などが形成される。これら複数の同一性から有意義で自分に相応しい自己像、自己価値につながるものを選択し、統合して一つの同一性に向かわせるのが自我同一性である。</td><td>同一性混乱（同一性拡散）：複雑な社会には職業的同一性や国や民族、社会集団、あるいはイデオロギーに関する集団的同一性など多様であるが、それまでの発達課題（希望→意志→目的→適格）の獲得が不十分であり、将来進むべき道（職業等）を決めることができず、自我同一性の統合機能が発揮できず、同一性拡散の危険が起こる。</td></tr>
</table>

表1-3　つづき

<table>
<tr><th rowspan="2">発達段階</th><th rowspan="2">重要な人間関係の範囲</th><th colspan="2">心理・社会的危機（葛藤）をまねく状況</th><th rowspan="2">葛藤から生まれる基本的な人格の活力（自我の強さ）と基本的な不協和傾向</th></tr>
<tr><th>適応を可能にする同調的要素</th><th>適応を妨げる失調的要素</th></tr>
<tr><td rowspan="2">Ⅵ 前成人期</td><td rowspan="2">友情、性愛、競争、協力関係にある人物</td><td colspan="2">同一性が確立した若者は、特定の仕事や役割を得て、ひとりの社会人として責任をもちながら自由に生活できるようになる。また、異性への関心が高まり、交際し、親密になり、結婚して家庭をもつようになる。</td><td rowspan="2">同一性が確立し、自分は常に自分らしく存在しているという確信が得られたとき、親しみ深い相手に安心して自分を曝すことができる。
社会のなかでは、競争、友情、異性への関係において自己を喪失するのではないかという危機感に直面しやすい。しかし、自己確立、自我同一性が確立しているものは危機状態を克服し、むしろ相手に喜びを与え、自らも豊かになり愛の感覚を得る。
社会生活において脆弱な同一性しかもてないものが自己を曝け出される場面に遭遇すると緊張し、人とかかわることを楽しめず、対人的に融合してしまい、自己が呑み込まれることを恐れる。こうした事態を回避するため、自分を孤立させ、排他性を強める。</td></tr>
<tr><td>親密：前段階において同一性の感覚が確立している場合にのみ、他者に関心をもって近づきたいという思いと、心的に接近することで自己を失うかもしれないという恐れとの間の葛藤を克服し、親密の感覚を得る。親密とは単に仲がよいというのではなく、自分と他者のアイデンティティを融合する能力のことである。親密は、異性愛的行動だけを指すのではなく、自分と異質の人々とも親しく付き合うことができるという能力も含む。</td><td>孤立、距離を置く：同一性の確信が持てず、自己確立ができない若者の人間関係は、相手に心的に接近することができず、形式化されたものになってしまう。また他者の存在によって自己（アイデンティティ）を失う感覚や自己が危険に曝され傷ついてしまう恐れを感じると、その相手そのものや相手からの影響力を拒絶し、孤立し続ける。ときには相手を破壊したいと思う。</td></tr>
<tr><td rowspan="2">Ⅶ 成人期</td><td rowspan="2">分業と共同の家庭</td><td colspan="2">この時期は人生のなかで最も長く、30～40年間続く。その間、職業をもち、多くの時間を生活のために働き、健康や安寧を維持するために家庭をもち、子どもを育てる。また、仕事の場面では、年齢とともに責任や役割が増える時期である。</td><td rowspan="2">前段階でパートナーとの間に親密性を得られると、各々の生活様式までも融合させ、親として養育にかかわり始める。当初、親は乳児の強力な依存者対象となり、何もできない乳児を守り、愛おしみ、気を配り、面倒をみたいと自然に（本能的に）思う。この本能的衝動が世話の感覚である。この世話の気持ちを抱いた親が乳児の生理的な欲求を満たすことを通じて乳児の基本的信頼感をもたらす。
逆に、前段階で親密性より排他性を多く培い、停滞の感覚が勝った場合、育児等に拒否的となる。</td></tr>
<tr><td>生殖性：成人期前半では、パートナーとの間に子どもができ、育てることに心血を注ぐ。対象が自身の子どもでなくても、愛他的な対象や、創造性を土台にした産物を次の世代につなぐものとして関与することも含む。</td><td>停滞：家庭生活や仕事において生殖性を培うことができない経験を募らせると、無力感や虚無感を抱き、停滞感を感じる。停滞の感覚に圧倒されている場合、他人より自分自身に対して過度な関心を向けるようになる。</td></tr>
<tr><td rowspan="2">Ⅷ 老年期</td><td rowspan="2">人類・私の種族</td><td colspan="2">身体の諸機能の低下、友人や身内の喪失、経済力・社会的役割の喪失などの喪失体験が増え、死を身近に感じる。自分の人生の締めくくりを実感し、病気や死の恐怖を抱く。後期高齢者になるにつれて、家庭や施設などで他者に世話をされながら生活するようになる。</td><td rowspan="2">過去から現在までを顧みることで自分自身やかかわる世界を理解し直し、明敏な精神でその本質をとらえることができる感覚を英知という。そのなかから世代を超えて重要なこと、役に立つ情報を賢明に保存し、適切な指針を次世代に与えるようになる。
英知の獲得が十分でない場合、ますます自分を用済みだと感じ、途方に暮れることから侮蔑の傾向をもつ。</td></tr>
<tr><td>統合：自分の人生を全うした今までの自分に誇りを感じ、生きてこられたことへ感謝し、如何なる出来事の結果をも受け入れることができる。統合は努力して得られる崇高なことを意味するのではなく、日々の生活のなかで現実世界にあるすべてのものや人との触れ合いをとおして、愛おしく、心豊かになる心のことである。</td><td>絶望、嫌悪：人生を振り返ることで後悔と失意を強く感じ、自分の人生は無意味だった、役に立てなかった、不運だったと嘆く。できることなら人生をやり直したいと落胆し生きる希望を失う。</td></tr>
</table>

適時獲得した特性や人格的強さは、その時点で成熟したと言い切ることはできない。そのときに社会的文化的要請や期待に対応できていても、年齢を重ね、やがてより複雑な社会の要請に直面したとき自我はさらに進化して適応し続けなければならない。発達課題や獲得すべき人格的強さは、適切な時期に培うべきものであるが、その後の人生においてもすべてに関連しているのである。**図1-1**の上方の空所は、特性や人格的強さが向上し続けることを意味している。

看護場面での応用

精神力動理論と心理社会的発達論は、精神、身体疾患を問わず、精神の機能不全や問題行動のある人々を理解する手がかりとして利用できる。さまざま場面での人々を観察し、実際の交流をとおして情報を得て、その情報と自我の各機能とをすり合わせ、どのような自我機能が健康な状態にあるのか、どの部分が弱いところなのかなどを推測することによってその人の理解に近づけるだろう。自我機能を知るために以下に具体的な観点をあげたので、参考にしてほしい。

看護師は、対象となる人の維持されている健全な自我機能を十分に活用して、日常の生活行動が維持できるようにその機能や能力を高めたり、回復を目指す[6]ことを忘れてはならない。

・患者に最初に会ったときの印象として、暦年齢（生活年齢）と精神年齢は一致しているだろうか。患者の言動や人とのかかわり方、考え方、表情などから何歳くらいに相当すると感じるだろうか。

・現実検討能力は維持できているのだろうか。患者が体験している現実（たとえば、妄想の世界）は、日常生活にどのように影響しているのだろうか。

・防衛機制はその時の不安や葛藤をうまく抑えることができているのだろうか。症状や問題行動を引き起こしている原因の１つになっていないだろうか。

・患者に話をしたり教育を行うとき、生活年齢の能力に合わせた説明の仕方で本当に理解できているだろうか。どのような説明や支援の方法が今の患者の能力や精神年齢に合っているだろうか。

・そして、患者のライフサイクルに合わせた社会（家族、学校や会社など）の要求は、患者の精神年齢に即しているだろうか。何がストレスになっているのだろうか、など。

引用文献

1）馬場禮子：改訂　精神分析的人格理論の基礎，岩崎学術出版社，p.16～19，2016
2）中久喜雅文：力動的精神療法入門　理論と技法，岩崎学術出版社，p.42，2014
3）前掲書１）　p.32~33
4）前田重治：続図説　臨床精神分析学，p.29，誠信書房，1994
5）Erik H. Erikson and Joan M. Erikson（村瀬孝雄、近藤邦夫訳）：The Life Cycle Completed　A Review.　ライフサイクル，その完結〈増補版〉，みすず書房，p.73，2001
6）Patricia R. Underwood（南裕子監修）：パトリシア・R・アンダーウッド論文集　看護理論の臨床活用，p.60，日本看護協会出版会，2003

参考文献

・Erik H. Erikson（小此木啓吾訳編）：Psychological Issues Identity and the Life Cycle. 自我同一性　アイデンティティとライフ・サイクル，新装版，誠信書房，1982
・服部祥子：生涯人間発達論　人間への深い理解と愛情を育むために，第２版，医学書院，2010
・Heinz Hartmann（霜田静志、篠崎忠男訳）：Ego Psychology and the Problem of Adaptation.，自我の適応　自我心理学と適応の問題，誠信書房，1967
・加藤敏ほか編集：現代精神医学辞典、弘文堂、2011
・小此木啓吾：現代の精神分析　フロイトからフロイト以降へ，講談社学術文庫，2002

2 バイオサイコソーシャルモデル

1 はじめに

近年の医療のなかでは、科学的根拠に基づく医療である「根拠（エビデンス）に基づく医療（evidence-based medicine：EBM）」が客観的、普遍的であると考えられ、重要視されている。実臨床の場面においてEBMが重要であることは明白だが、個々の患者が抱える悩みや苦しみなどの主観的な体験、それぞれの人生としての生活史、文化や宗教などからくる価値観などを、患者側からの観点として、健康の維持、医療の提供のときに考慮に入れなければならないことが多い。

バイオサイコソーシャルモデル（biopsychosocial model：BPSモデル）は、EBM偏重である従来の医療の考え方に対し、患者を中心として考え、人間を身体的、心理的、社会的存在としてとらえ直すための概念であり、個々の患者の病状に加えて、その時々の実情に即して診療、支援を行うために必要な概念の1つとして医療に取り入れられている考え方である。本章では、BPSモデルに基づき、精神症状の評価、診断の流れ、治療法などを解説し、症例を用いて実臨床での考え方を解説する。

2 バイオサイコソーシャルモデルとは

バイオサイコソーシャルモデル（BPSモデル）とは、1977年に米国の内科医、精神科医であったエンゲル（George L. Engel）が提唱した概念であり[1]、さまざまな身体症状や内科的疾患を、身体的側面からのみではなく、心理学的側面から理解しようとすることの重要性を強調するために考案されたものである（**図1-2**）。

BPSモデルは、生物学的、心理学的、社会学的な要因の3つに分けて考え、それぞれを身体と健康を構築するシステムの一部として相互に関連づけようとするものである。疾患の身体的側面の要因を強調するEBMを例とする従来の生物医学的モデル（biomedical model）に対して、患者を中心として、身体面のみならず心理面、社会的要因から評価を試みることを重視している。とくに精神疾患においては、医療者と患者のかかわりの過程で病気の発症要因を分析しながら診断を行い、EBMに基づく薬

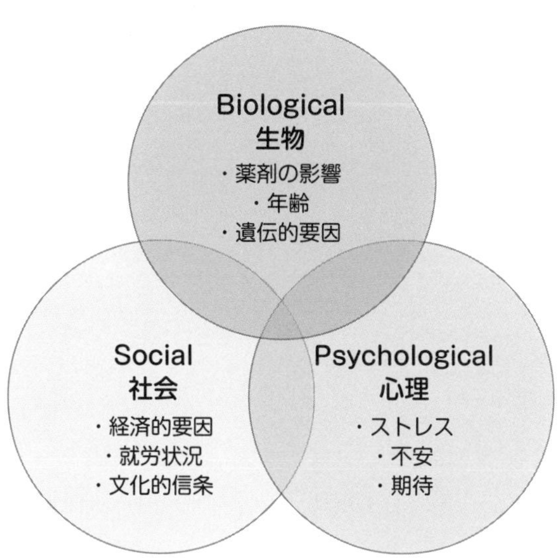

図1－2　BPSモデル

（Rankin, L.: Chronic pain From the study of student attitudes and preferences to the in vitro investigation of a novel treatment strategy, Department of Integrative Medical Biology Umeå, 2020をもとに作成）

物療法や心理療法〔カウンセリングや認知行動療法（CBT：cognitive behavior therapy）〕などの合理的な治療法を実践していくが、健康の回復にあたってはそれらの生物学的要因のみ対象とした治療、支援では、必ずしも良好な経過をたどるとはかぎらない。

たとえば、自宅に支援をできる同居家族がいるかいないかで病状回復の見込みは大きく異なり、万が一病気を発症した影響で失職して日常生活のための十分な収入が手元になくなってしまえば、治療に取り組むことすらままならないこともある。ましてや、日本人であっても治療上困難に直面する場合があるのに、他国出身で言語的、文化的な相違から日本での生活に支障が生じている場合では、より多くの支援を要することがあるのは明白であろう。病気や治療への十分な知識があるかどうかで治療結果が変わってしまうこともある。根拠の乏しい話や噂を信じてしまい、EBMに基づけばあまり治療効果の期待できない治療法に過度な期待を抱いてしまったり、医療者から治療に関する十分な説明がないままに治療を受け続け不安が募っている状態のためにEBMで予測される十分な治療効果が得られなかったりもする。

居住環境や文化的信条など患者が暮らしている生活上の背景、経済的状況などの社会的要因、環境からのストレス、治療への期待・不安などの心理的要因の２つをあわせた、３種類の要因を包括的に評価し、個々の患者に合わせた治療展開を実践しなければ、良好な治療経過を得られない可能性が高い。このBPSモデルは、今日の医療現場でも理解しやすく普遍的な理論として受け入れられており、多くの健康問題や精神疾患をはじめとした慢性疾患に対する維持治療、再発予防に対する支援のなかに広く取り入れられている重要な考え方である。

3 精神科的な診断の流れ

[1] 診断のための考え方の要点「外因性→内因性→心因性」

BPSモデルで個々の患者評価を行い、支援を行うことは、精神科診療のなかでとても重要なことであるが、それ以前に病状の評価、診断が正しく行われているかどうかが大前提となってくる。

実際の精神科の臨床場面では、心理的問題のみを取り扱っているように考えられがちだが、実情は異なる。そもそも、心の健康とは単に精神的な健康障害がないというのみならず、生物学的、心理学的、社会学的な要因の３つを総合的に考慮して決定される。もちろん、"健康であること"にとって精神的に健康であることは不可欠であり、世界保健機関（World Health Organization：WHO）では「健康とは、身体的、精神的、社会的に完全に良好な状態であり、単に疾病や病弱がないことではない」と定義されている[3)]。ここで大切なのは、精神障害がないというだけで精神的に健康であるとは言い切れないことである（**図1-3**）。

なかでも身体の状態と精神の状態は相互に強く関係しており、精神障害においては身体症状と精神症状の両方が認められる。従来からの精神医学では、精神障害の原因として身体的原因と精神的原因（心因性）とに分類されてきた。

身体的原因は、「薬剤に起因する精神症状や頭部外傷による症状など脳の形態学的変化や他の病気が原因である外因性」と、「統合失調症やうつ病、双極性障害などのように外因とは関係なく発症し、脳内物質などの個人の内的な原因としての障害である内因性」の２つに分類される。これらはBPSモデルでいうところの生物学的要因が大きいものといえる。一方で、精神的原因は心因性とよばれ、BPSモデルの心理学的要因と社会学的要因が当てはまる。

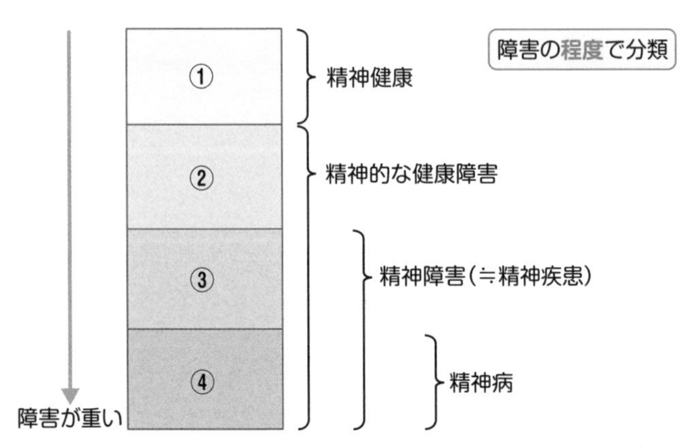

図1-3　精神健康と精神健康障害

表1－4　従来的な診断による疾患例

1．外因性精神障害（器質性、症状性、中毒性のもの）	
a.	器質性精神障害：脳血管障害、炎症性疾患（進行麻痺など）、脳腫瘍、変性疾患（アルツハイマー病、ピック病、パーキンソン病、ハンチントン病など）、頭部外傷
b.	症状精神病：内分泌疾患や代謝疾患などの身体疾患に伴って生じる精神障害
c.	てんかん
d.	アルコール関連精神障害、薬物依存
2．内因性精神疾患（原因不明）	
a.	統合失調症
b.	気分障害（双極性障害、うつ病）
3．心因性精神障害（性格形成やストレスによるもの）	
a.	神経症
b.	心因反応

精神症状の評価、診断を行う際、外因性、内因性、心因性で大きく治療方針が異なるため、第一に外因性、つまり、身体的原因による精神症状の可能性を考慮する。それが完全に否定、もしくはほとんど除外できる場合に、第二番目として内因性の精神疾患を考慮し、それが完全に否定、もしくはほとんど除外できる場合に、第三番目として環境面や心理的な問題が原因である心因性を考慮する。間違えてはいけないのが、外因性、内因性、心因性の分類が、重症度の分類としてあるではなく、治療法が異なる場合が多いことからくる、評価、診断のための分類であり、古典的に「外因性→内因性→心因性」の順で考えることが鉄則とされている（**表1－4**参照）。

[2] 操作的診断

精神症状の評価、診断を行う際の、外因性、内因性、心因性の分類は、障害の理解には役に立つ一方で、近年はその境界が必ずしも明確ではないとの指摘から、これらの病因による診断は行われなくなってきている。臨床場面では各疾患を現症の評価によって行う操作的診断が行われている。たとえば、周産期の胎児の低酸素症が統合失調症の発症に関与しているとの報告[4)5)]があるなど外因性と内因性の区別があいまいであったり、カフェインが不安発作やパニック発作を誘発する危険性があるとの報告[6)7)]など外因性と心因性の区別があいまいになるなどの報告があり、このような点において操作的診断を行う利点がある。現在、精神科領域で臨床上使用されている二つの操作的診断基準があり、それらを紹介する。

①国際疾病分類

国際疾病分類（International Classification of Diseases：ICD）とは、WHOによって死亡や疾病のデータの国際的な統計を行うために作成された分類であり、正式には「疾病及び関連保健問題の国際統計分類（International Statistical Classification of Diseases and Related Health Problems）」という名称で、ICDと略される。いわば、医療上の標準化された情報を世界各国で共有するための共通言語であるが、本邦においては医療機関の診療記録の管理、死亡診断書の診断名などに使用されている。最新版は、2019年5月30日にWHOに承認された第11版(ICD-11)[8]だが、本邦においては厚生労働省にて和訳と適応の検討中であり、第10版(ICD-10、1990年WHO承認、1995年本邦承認、2013年版)[9][10]が適応されている(**表1-5**)。

②精神障害の診断と統計マニュアル

精神障害の診断と統計マニュアル(Diagnostic and Statistical Manual of Mental Disorders：DSM)とは、アメリカ精神医学会(American Psychiatric Association：APA)によって作成された精神障害の分類のための基準である(**表1-6**)。ICDと同様に国際的に広く用いられているが、日本の行政においてはICD-10が使用されている。これは、DSMが精神疾患のみを分類しているのに対して、ICDは身体疾患を含めた疾患全般を分類しているといった背景が関係しているといわれている。最新版の第5版は、2012年にAPAで承認され、本邦でもDSM-5[11][12]として使用されている。

表1-5　ICD-10の疾患分類「F00-F99 精神および行動の障害」

F00-F09	症状性を含む器質性精神障害
F10-F19	精神作用物質使用による精神および行動の障害
F20-F29	統合失調症、統合失調症型障害および妄想性障害
F30-F39	気分［感情］障害
F40-F49	神経性障害、ストレス関連障害および身体表現性障害
F50-F59	生理的障害および身体的要因に関連した行動性症候群
F60-F69	成人の人格および行動の障害
F70-F79	精神遅滞
F80-F89	心理的発達の障害
F90-F98	小児［児童］期および青年期に通常発症する行動および情緒の障害
F99	原因不明の精神障害

(融 道男ほか監訳：ICD-10 精神および行動の障害 臨床記述と診断ガイドライン 新訂版，医学書院，2005より引用)

表1-6　DSM-5の疾患分類

1．神経発達症群/神経発達障害群(発達障害など)	12．睡眠-覚醒障害群
2．統合失調症スペクトラム障害および他の精神病性障害群	13．性機能不全群
3．双極性障害および関連障害群	14．性別違和
4．抑うつ障害群	15．秩序破壊的・衝動制御・素行症群
5．不安症群/不安障害群	16．物質関連障害および嗜癖性障害群
6．強迫症および関連症群/強迫性障害および関連障害群	17．神経認障害群(認知症など)
7．心的外傷およびストレス因関連障害群	18．パーソナリティ障害群
8．解離症群/解離性障害群	19．パラフィリア障害群
9．身体症状症および関連症群	20．他の精神疾患群
10．食行動障害および摂食障害群	21．医薬品誘発性運動症群および他の医薬品有害作用
11．排泄症群	22．臨床的関与の対象となることのある他の状態

(高橋三郎ほか監訳：DSM-5精神疾患の診断・統計マニュアル、医学書院、2014より引用)

4 治療法

操作的診断に基づく疾患別の詳細な治療法は成書に譲るが、従来的な診断である外因性、内因性、心因性の分類に対応する治療法の考え方はそれほど難しくはない。外因性の治療は、当然その"外因"の除去が治療となり、内因性は脳内物質の調整が必要であるため薬物療法が治療の主体となる。ただ、どの疾患においても複数の治療アプローチを組み合わせることが障害の改善のみならず、回復、維持につなげるためには重要である（**表1‐7**）。

本項ではBPSモデルに基づいた、精神疾患へのさまざまな治療的アプローチの一部を紹介する。日進月歩、医学は進歩しており、続々と新しい治療法や薬剤、治療への考え方が生み出されているため、すべてを紹介しきれないことをご理解いただきたい。

[1] 生物学的治療アプローチ

生物学的治療アプローチとして、まずあげられるのが薬物療法であろう。統合失調症へは抗精神病薬、うつ病へは抗うつ薬というようにさまざまな種類の向精神薬が存在する（**表1‐8**）。対疾患で使用することもあるが、対症的に病状に応じて使用することもある。その場合、症状に対して予想される効果と、年齢・性別・状態等に応じた副作用が出現する可能性を勘案して処方される。基本的に向精神薬は、依存性、大量使用によって生命危機に陥る可能性、不当な売買が起こる可能性などがあるため、対面での診察の必要性や処方日数の制限があるなど、厳重な管理を要求されている。

薬物療法以外の治療法として、電気けいれん療法（electroconvulsive therapy：ECT）や反復経頭蓋磁気刺激法（repetitive transcranial magnetic stimulation：rTMS）がある。

ECTは、両側の前頭葉上から電極を当てて頭部に通電し、人為的にけいれん発作を誘発することで脳の機能の回復を試みる治療法であり、1930年代から行われてい

表1‐7　治療法のまとめ

分類	代表的疾患	治療		
		治療ターゲット	主な治療法	補助的治療法
外因性	脳腫瘍 認知症 アルコール	原因への直接的治療	内科・外科治療 原因の除去	薬物療法 精神療法 環境調整
内因性	統合失調症 双極性障害 うつ病	脳内物質の調整	薬物療法	リハビリテーション 環境調整 精神療法
心因性	不安障害 心身症	ストレスの調整	精神療法 カウンセング	薬物療法 内科治療

表1-8　主な向精神薬の種類

分類	主な適応症
抗精神病薬	統合失調症、双極性障害
抗うつ薬	うつ病、不安障害、強迫性障害
抗不安薬	不安障害、不眠症
睡眠薬	不眠症
気分安定薬	双極性障害、(てんかん)[1]
精神刺激薬	ADHD[2]、ナルコレプシー

1）一部の抗てんかん薬に気分安定作用をもつものがある。
2）注意欠如・多動性障害(Attention Deficit Hyperactivity Disorder: ADHD、DSM-5)

る。自殺リスクが切迫したうつ病や、薬物療法で十分な治療効果が得られず早急な治療が必要な症例などに適応となる。合併症のリスクを回避するために全身麻酔や筋弛緩薬を併用して行う修正型ECT(modified-ECT：m-ECT)が主流となってきている(**図1-4**)。

rTMSは、急激な磁場の変化によって脳に繰り返し磁気刺激を与えることで、特定の脳の機能回復を試みる治療法である(**図1-5**)。わが国では治療抵抗性うつ病に対して2017年に薬事承認となった新しい治療法で、m-ECTと比較して比較的侵襲の少ない安全な治療法としてその治療効果が期待されている。

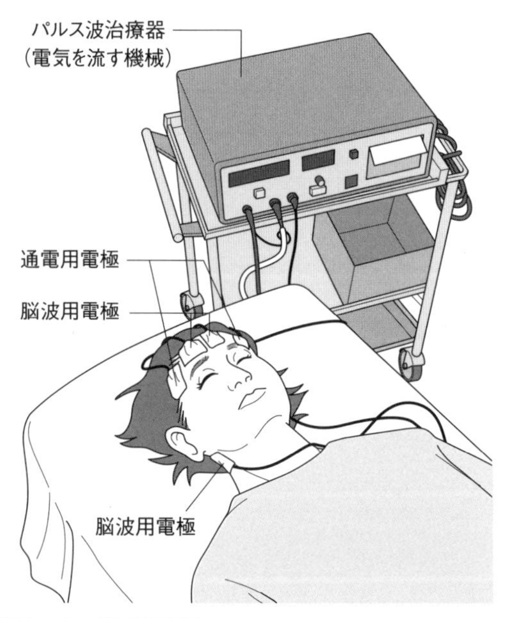

図1-4　修正型ECT

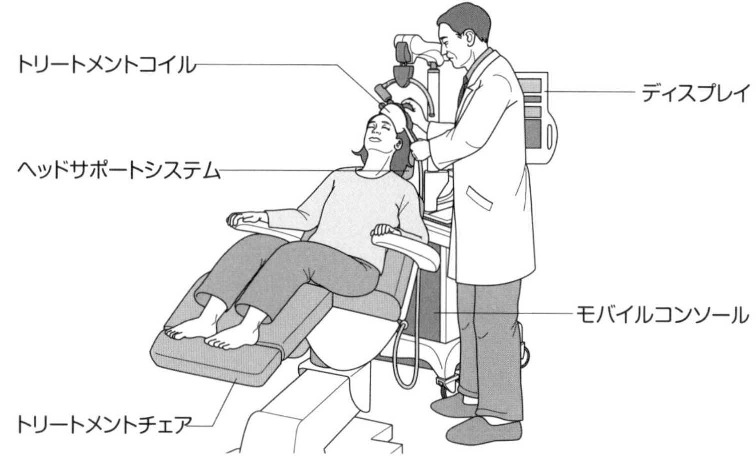

図1-5　rTMSの様子

（Hoffmann, T. C., et al.: The Connection Between Evidence-Based Medicine and Shared Decision Making, JAMA, 312: 1295-1296, 2014をもとに作成）

[2] 心理・社会的治療アプローチ

精神障害は、患者本人や家族を含む周囲の人々がなかなかそれを受容できないことも多い。そのため、障害に関する正しい知識や情報を心理面に配慮して伝えたり、障害によって引き起こされる諸問題への対処法の習得をサポートする目的で心理・社会的治療アプローチが行われる。とくに障害から回復傾向で治療の安定期に入ってくると、本人らしさや病前の日常生活が戻ってくるが、生活上の些細な変化やストレスが再発のきっかけとなることもあり、多職種でのかかわりが重要になってくる。

患者個人に対して行われるアプローチとしては、支持的精神療法、認知行動療法、精神分析などの個人精神療法や、心理カウンセリングがある。これらの治療アプローチのなかで、治療者は患者のさまざまな体験を話し合い、生活の変化や方向性を検討していく。また、疾患教育や治療の情報提供を行い、患者本人が病気や治療の内容を十分に把握することで、病状の変化や服薬状況などを速やかに医療者に伝えることができる。患者個人に対してのみならず、家族などの支援者に対する心理的アプローチも再発防止という観点からは重要になってくる。支援者の負担感の軽減、生活の質の向上は、必然的に患者の社会機能改善に直結する。

集団で行うアプローチとして、作業療法、ソーシャルスキルトレーニング（social skills training：SST）、デイケアなどの精神科リハビリテーションがある。これらのリハビリテーションを通じて、対人関係の模索など社会生活に必要なスキルを学び自己対処能力を高め、社会生活を営みやすくすることを目的としている。精神疾患によってもたらされる多大な影響を乗り越えて成長するなかで、回復後の生活のなかに新たな意味や目的を見い出すことが重要視されており、社会機能の回復のみならず、主観的な満足感が得られることが大切である。そのためには、多職種でかかわることで、本人がこういう生活がしたいという夢や希望をもち、それを周囲が支えることができるようになる。

その他にもさまざまな生活支援や就労支援のアプローチがあるが、既に述べているとおり、多職種でのかかわりが病状の改善には必要不可欠である。医師や看護師による入院や外来でのかかわりのみならず、心理士による心理的アプローチ、薬剤師による服薬に関するアプローチ、栄養士による栄養指導をとおした健康づくり、作業療法士・理学療法士・言語聴覚士によるリハビリテーション、精神保健福祉士による地域連携など、日常臨床場面では非常に多くの職種が患者にかかわり、連携することで支援の輪を形成している。

障害があっても生産的で充実した生活を送ることができる状態をリカバリー(recovery)という。リカバリーを提唱してきたアンソニー(William A Anthony)は、「リカバリーは、人の姿勢、価値観、感情、目的、技量、役割などの変化の過程であり、疾患によりもたらされた制限が生活のなかにあったとしても、満足感のある、希望に満ちた人の役に立つ人生を生きることを意味する」と定義している[15)]。心理・社会的治療アプローチとは、このように患者個人の心理学的、社会学的な側面に重きを置き、医療者と患者が共同で取り組んでいくものなのである。

5 共同意思決定

これまでBPSモデルに基づいて、診断、治療に関して説明してきたが、診断と治療の間にある「治療法の決定」の場面が着目される機会はこれまで少なかったが、近年、その重要性が注目されつつある。精神疾患の患者支援の過程で、患者と医療者が協働して治療や支援の内容を決定する、共同意思決定(shared decision making：SDM)という概念が提唱されている。疾患の治療という不確定要因の多い近い未来に立ち向かうために、治療に関する情報や目標、責任の所在を共有することを目的としており、お互いの考えを理解するために患者と医療者の両方の参加を必要としている(**図1-6**)。患者にすべての治療選択肢に関する情報を提示したうえで、患者個人の病歴と検査結果を考慮し、EBMに基づいて医学的に望ましいと思われる選択肢の情報を伝える。

薬物療法1つをとっても、服薬の回数の問題やその煩雑さから服薬することを負担と感じるようになったり、治療の維持期になって初めて薬剤による副作用が出現することもある。

各患者に応じて、治療に関する不安などの心理的な問題、仕事や家庭生活にかかわる社会生活上の問題、病状の変化や副作用の有無などの精神症状に関する問題を注意深く観察し、服薬回数をできるだけ少なくしたり、剤型の変更(錠剤、カプセル、口

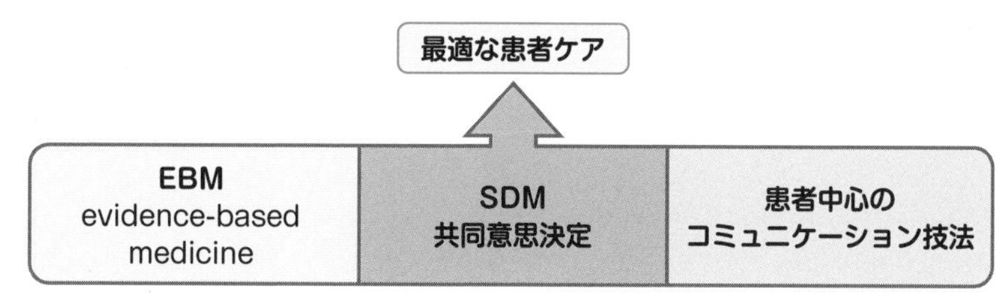

図1－6　最適な患者ケアのためのSDM　（文献16をもとに作成）

腔内崩壊錠、持効性注射剤など）を提案したりすることなども必要になる。

そのためには、患者自身が積極的に治療決定の場へ参加できるようにしなくてはならず、家族や支援者からの実行可能な治療方法に関する提案も必要になるなど、まさにSDMが薬物療法の継続に欠かせない。BPSモデルを臨床場面に生かすために、SDMの概念なしには適切な治療法の組み合わせを得られないと言っても過言ではなく、SDMの実現のためにも多職種連携が求められている。

症例　BPSモデルに基づいた実際の症例

患者：Aさん（女性）、年齢：40代、診断名：適応障害

精神科受診歴なし。X－1年12月より不正出血、X年2月より下腹部痛出現、トイレで多量出血し救急搬送。X年3月よりA病院婦人科へ通院開始し、精査の結果、末期子宮頸がんの診断となった。同月末から夜に脱力、意識消失があり、複数回救急搬送。脳神経内科にて検査所見に異常なく、心理的な問題の可能性の精査目的に精神科紹介となった。

●背景

Bio（生物）：血液検査、脳波検査、頭部CTで意識消失の原因となる異常所見なし。不正出血も落ち着いている。末期子宮頸がんが判明したばかり。

Social（社会）：専門学校卒業後、介護職をしていた。30歳頃に結婚し、1子をもうけ、その後離婚し仕事も退職。自宅で個人事業を営んでいた。中学生の娘と2人暮らし。

Psycho（心理）：本人談

「いつ死んでもおかしくないといわれていて、死のこと、娘のことをいつも考える」

「入院して（点滴など）管がたくさんついて、余計に自分が病人なんだと意識してしまう」

●診断

適応障害（ICD-10　F43.2）

これまでに精神的な問題（内因）はなかったが、末期がんの判明後に意識消失発作や不眠、不安などの症状（心因）が出現した。各種検査（外因）で異常は認めなかった。以上より、外因、内因が否定され、心因性の症状であると判断した。症状発症前の１か月以内に、心理社会的ストレス因を体験しており、適応障害と診断とした。

●治療

本人は、直接の言及はしなかったが、精神科受診に戸惑っている様子であった。そのため、初診時には診断、症状の理由に関して時間をかけて問診をした。また、心理的なケアを行うことで意識消失発作や強い不安感が軽減する可能性があることや不眠に対して薬物療法という選択肢があることを、緩和ケア担当看護師を交えて説明した。婦人科医師、緩和ケア担当医師、薬剤師などとも精神面にかかわる病状に関して共有した。通院を開始してしばらくは、今後の不安や治療に対する思いを外来で語るのみであったが、次第に「先生が勧めるなら」と睡眠薬や不安時薬の使用を希望するようになった。「娘のことが心配」「死のことを考えてしまう」と不安感を訴える一方で、「娘と一緒に長く楽しい時間を過ごしたい」「今できることを楽しみたい」と現状の生活を本人なりに前向きにとらえられるようになり、精神的には安定し、X年４月以降は意識消失発作は全く起きなくなった。

●まとめ

がんの判明、その予後への不安感から精神的な問題が出現した。薬物療法をはじめとした精神面へのケアに関しても不安が強かったが、多職種での心理的アプローチを導入することで、次第に治療を受け入れることができるようになり、精神的な安定を取り戻すことができた（なお、本症例の掲載に際しご本人の同意を得て、文脈を変えない範囲で修正を加えた）。

参考文献

1）Engel, G. L.: The need for a new medical model: A challenge for biomedicine, Psychodynamic Psychiatry, 40: 377–396, 2012
2）Rankin, L.: Chronic pain From the study of student attitudes and preferences to the in vitro investigation of a novel treatment strategy, Department of Integrative Medical Biology Umeå, 2020
3）World Health Organization: Constitution of the World Health Organization, https://www.who.int/about/governance/constitution. より2022年12月４日検索
4）Byrne, M., et al.: Obstetric conditions and risk of first admission with schizophrenia: A Danish national register based study, Schizophrenia Research, 97: 51–59, 2007
5）Van Os, J., et al.: The environment and schizophrenia, Nature, 468: 203–212, 2010
6）Boulenger, J. P., et al.: Increased Sensitivity to Caffeine in Patients With Panic Disorders: Preliminary Evidence, Archives of General Psychiatry, 41: 1067–1071, 1984
7）Santos, V. A., et al.: Panic Disorder and Chronic Caffeine Use: A Case-control Study, Clinical Practice & Epidemiology in Mental Health, 15: 120–125, 2019
8）World Health Organization: ICD-11 for Mortality and Morbidity Statistics, https://icd.who.int/browse11/l-m/en より2022年12月９日検索
9）World Health Organization: ICD-10 Classification of Mental and Behavioural Disorders; Clinical Descriptions and Diagnostic Guidelines, World Health Organization, 1992
10）融 道男ほか監訳：ICD-10 精神および行動の障害 臨床記述と診断ガイドライン 新訂版，医学書院，2005
11）American Psychiatric Association: Diagnostic and Statistical Manual of Mental Disorders, ５th ed (DSM-５), American Psychiatric Publishing, 2013
12）髙橋三郎ほか監訳：DSM-５精神疾患の診断・統計マニュアル、医学書院、2014
13）Somatics LLC: User Manual Thymatron® System IV, 1999
14）日本精神神経学会：反復経頭蓋磁気刺激（rTMS）適正使用指針，2022
15）Anthony, W. A.: Recovery from mental illness: The guiding vision of the mental health service system in the 1990s, Psychosocial Rehabilitation Journal, 16: 11–23, 1993
16）Hoffmann, T. C., et al.: The Connection Between Evidence-Based Medicine and Shared Decision Making, JAMA, 312: 1295–1296, 2014

3 倫理的な考え方

① 精神医療と倫理

精神科医療の現場では患者の人権に関するさまざまな倫理的問題が存在している。療養環境が閉鎖的であり、患者や医療者の安全を守るといった目的で設定されたルールや約束ごとが多く、患者の自由が阻まれている場面に遭遇する機会も少なくはない。このような患者の自由が阻まれている状況が生まれた背景には、精神障害者を保護することを目的として、長期間精神科病院に収容してきた精神医療の流れが関連している。精神障害者を長らく精神科病院に収容してきた歴史は、精神障害者の社会参加の機会を奪うだけでなく、患者が自分で選択したり決定したりする力を発揮できない状況を生んだ。これは患者へのケアにも影響し、たとえば、本来であれば自分の好みに合わせて、好きなものを買う能力があったとしても、精神科病院に入院すると看護者が買い物を代行することが当たり前のように行われていた。このような対応に患者から不満の声が上がっても、病棟のルールであるから仕方ないといった曖昧な説明がなされるだけで、患者の意見が尊重されない場面が多々あった。看護者は患者の日常生活を支援するうえで、患者の自己決定を尊重し、人権を擁護する立場にあるはずだが、そういった認識が低く、患者の人権を軽視したケアが行われていた現実にも目を向けなければならない。

精神科病院における人権侵害の実態が世の中に広まると、入院患者をはじめとする精神障害者の人権擁護を求める声が大きくなり、精神障害者の人権に配慮した適正な医療および保護の確保と精神障害者の社会復帰の促進を図ることを目的に「精神保健法」が制定された〔1987（昭和62）年〕。その後、「障害者基本法」が成立〔1993（平成５）年〕し、精神障害者が障害者基本法の対象として明確に位置づけられたことから、精神保健法は「精神保健及び精神障害者福祉に関する法律（以下「精神保健福祉法」）」に改正された〔1995（平成７）年〕。精神保健福祉法は、自立と社会参加の促進といった福祉の要素が盛り込まれ、精神障害者の社会復帰などのための福祉施策の充実化が進むきっかけとなった。その後も改正を繰り返し、時代に沿った見直しが続けられており、以前に比べると精神障害者の人権擁護への関心も高まってきた。

一方、精神保健福祉法に基づく入院形態（**表1-9**）に注目すると、非自発的入院治

表１－９　「精神保健及び精神障害者福祉に関する法律」に基づく入院形態

措置入院/緊急措置入院（第29条/第29条の２）
対象：入院させなければ自傷他害のおそれのある精神障害者
精神保健指定医２名の診断の結果が一致した場合に都道府県知事が措置（緊急措置入院は、急速な入院の必要性があることが条件で、指定医の診察は１名で足りるが、入院期間は72時間以内に制限される。）

医療保護入院（第33条）
対象：入院を必要とする精神障害者で、自傷他害のおそれはないが、任意入院を行う状態にない者
精神保健指定医（又は特定医師）の診察及び保護者（又は扶養義務者）の同意が必要（特定医師による診察の場合は12時間まで）

応急入院（第33条の４）
対象：入院を必要とする精神障害者で、任意入院を行う状態になく、急速を要し、保護者の同意が得られない者
精神保健指定医（または特定医師）の診察が必要であり、入院期間は72時間以内に制限される（特定医師による診察の場合は12時間まで）。

任意入院（第22条の３）
要件等：入院を必要とする精神障害者で、入院について、本人の同意がある者。精神保健指定医の診察は不要。

（精神保健及び精神障害者福祉に関する法律第三十七条第一項の規定に基づき厚生労働大臣が定める基準５）より一部抜粋）

療、つまり患者自身が入院を望まないけれども、入院治療が必要と判断され入院に至るといったものがあり、この場合、患者の意思に反する医療行為がなされる現実もある。さらに、精神保健福祉法には、「精神科病院の管理者は、入院中の者につき、その医療又は保護に欠くことのできない限度において、その行動について必要な制限を行うことができる（第三十六条）」と規定されており、治療上やむをえないとはいえ、患者に対する行動制限が行われている側面もある。

他にも、精神科看護の周辺には倫理が問われる課題が山積しており、社会における精神障害に対する偏見や、地域の受け皿が不足しており長期入院患者の退院促進が停滞している問題など、社会全体で取り組まなければならない課題も多い。諸外国に比べて日本の精神科病床数は群を抜いて多く、新規入院患者の入院期間は短縮傾向にある（約９割が１年以内に退院）が、依然として20万人を超える長期入院患者（１年以上）が存在する[1)]。長期入院患者の背景として、精神科病院のなかで高齢となった患者が地域社会への復帰が難しいことや、認知症高齢者の増加があげられ、長期入院患者や認知症高齢者へのケア場面での倫理的課題への対応が求められる。

さらに、日常的なケア場面で倫理が問われる場合も多い。病室にカーテンが備え付けられておらず、患者のプライバシーが十分に守られない療養環境、精神疾患を理由に必要な身体治療がスムーズに受けられない問題、自傷・他害といった深刻な事象への対応、患者私物や危険物を看護者側が管理することが当たり前になっている状況など、多様な場面があげられる。閉鎖病棟では、安全な療養環境を確保するため病棟の出入り口が施錠されているが、その鍵の管理のあり方一つをとってみても、倫理的な問題はないか、鍵を管理する看護者自身が自分に問いかけてみる必要がある。

このような倫理的な課題に直面した際、多くの場合は、看護師としてやるせない思

いを抱いたり、うまく対応できないことに悲観したり、あるいは「仕方ないことだから」と諦めを抱いたりすることがある。精神疾患をもつ患者は、その疾患の特性から、精神症状により現実検討力や判断力が低下し、意思決定することが難しい場合がある。また、患者自身が自分の望みや希望をうまく表現できず、患者の意思決定が尊重されないといった場合もある。患者の人権が守られていない、間違ったことが行われているかもしれないと気づきながらも、どのように対処すればよいかわからず、看護師として役割を果たせないことに悩む。このようなモヤモヤした感覚を抱くとき、そこには倫理的ジレンマがあると考えられる。

2 さまざまな制限と倫理

精神科における制限として、隔離や身体的拘束といった行動制限の他に、任意入院患者の開放処遇の制限、通信（電話）制限、面会制限などがあげられる。いずれも看護師が独自に判断して実施するものではなく、精神保健指定医（精神科医療においては、本人の意思によらない入院や、一定の行動制限を行う事があるため、これらの業務を行う医師は、患者の人権にも十分に配慮した医療を行うに必要な資質を備えている必要がある。**表1-10**）の指示によって実施されるものだが、それぞれの制限の目的や対象を明確に捉えておく必要がある（**表1-11**）。また、看護師にはこれらの制限下にある患者の日常生活の援助おいて、患者が安心して療養できる環境を調整する責務がある。しかし、行動制限が実施される状況においては、その必要性の判断、患者からの同意がないなかで実施することの難しさ、行動制限への不満や不快感を露わにする患者への対応、行動制限解除についての医師との考え方の相違など、そこで生じる論理的ジレンマは多岐にわたる。

次の事例は、ある患者の行動制限を実施した際に対応した看護師がモヤモヤした思いを抱いた場面を記述したものである。

表1-10 「精神保健及び精神障害者福祉に関する法律」に基づく精神保健指定医

第十八条　厚生労働大臣は、その申請に基づき、次に該当する医師のうち第十九条の四に規定する職務を行うのに必要な知識及び技能を有すると認められる者を、精神保健指定医（以下「指定医」という。）に指定する。
一　五年以上診断又は治療に従事した経験を有すること。
二　三年以上精神障害の診断又は治療に従事した経験を有すること。
三　厚生労働大臣が定める精神障害につき厚生労働大臣が定める程度の診断又は治療に従事した経験を有すること。
四　厚生労働大臣の登録を受けた者が厚生労働省令で定めるところにより行う研修（申請前一年以内に行われたものに限る。）の課程を修了していること。

表１-11　精神科における制限

１．通信・面会制限

電話および面会については、病状の悪化を招く恐れや、治療効果を妨げるなど合理的な理由がある場合は、制限が行われることがある。しかし、①から③については制限してはならない。

①信書（手紙）の発受
②都道府県及び地方法務局その他の人権擁護に関する行政機関の職員並びに患者の代理人である弁護士との電話
③都道府県及び地方法務局その他の人権擁護に関する行政機関の職員並びに患者の代理人である弁護士及び患者又は家族等その他の関係者の依頼により患者の代理人となろうとする弁護士との面会

＊原則として手紙の発受は制限されないが、異物同封の可能性があると判断される場合は、医療機関の職員立会いのもと患者自身に開封してもらう場合がある。

２．隔離と身体的拘束

【隔離】

内側から患者本人の意思によっては出ることができない部屋の中へ一人だけ入室させることによりその患者を他の患者から遮断する行動の制限

（隔離の対象）

①他の患者との人間関係を著しく損なうおそれがあるなど、その言動が患者の病状の経過や予後に著しく悪く影響する場合
②自殺企図又は自傷行為が切迫している場合
③他の患者に対する暴力行為や著しい迷惑行為、器物破損行為が認められ、他の方法ではこれを防ぎきれない場合
④急性精神運動興奮等のため、不隠、多動、爆発性などが目立ち、一般の精神病室では医療又は保護を図ることが著しく困難な場合
⑤身体的合併症を有する患者について、検査及び処置等のため、隔離が必要な場合

【身体的拘束】

衣類又は綿入れ帯等を使用して、一時的に患者の身体を拘束し、その運動を抑制する行動の制限

（身体的拘束の対象）

①自殺企図又は自傷行為が著しく切迫している場合
②多動又は不隠が顕著である場合
③前記のほか精神障害のために、そのまま放置すれば患者の生命にまで危険が及ぶおそれがある場合

（厚生労働省：精神保健及び精神障害者福祉に関する法律第三十七条第一項の規定に基づき厚生労働大臣が定める基準、https://www.mhlw.go.jp/web/t_doc?dataId=80136000&dataType=0&pageNo=1より一部抜粋）

column

身体的拘束が及ぼす影響

精神保健福祉資料（2022年4月公開）によると、全国の精神科医療機関で11,136人（2021年6月30日時点）に身体的拘束の指示が出されている。この数は10年前に比べると２倍近く増えており、患者の死亡事故も後を絶たない[3)]。身体的拘束は極めて厳しい行動制限であり、精神保健指定医による指示、告知、記録が求められる。いかなる場合でも看護師独自の判断で実施してはならない。しかし、残念なことに、適切な手続きを踏まずに身体的拘束が実施される状況や、過剰ともとれる身体的拘束によって患者の人権が守られていないケースが存在する。

身体的拘束は関節拘縮や筋力低下といった身体機能の低下や拘束部位が圧迫されて褥瘡を発生させるなどの弊害[4)]があるだけでなく、長時間の身体的拘束は肺血栓塞栓症や深部静脈血栓症の発生リスクを高め、患者が死亡する場合もある[5)]。そのため、多くの医療機関では身体的拘束を減らす取り組みがなされているが、十分とはいえない現状があり[6)]、漫然と身体的拘束が続けられるなかで死亡事故が発生している。背景には、身体的拘束を行ったとしてもその拘束期間に関する明確な規律がないことや、身体的拘束を受ける患者自身が不服申し立てする機会が十分ではないことがある。また、身体的拘束を実際に行う看護師側の問題として、身体的拘束が不必要だと感じても、医師からの指示によるものなので仕方ないと受け止めたり、積極的に身体的拘束の解除に向けて多職種に働きかけることができないことなどがあげられる。

2004年の診療報酬の改定で「医療保護入院等診療料」が新設され、そのなかで「行動制限最小化委員会」の設置が義務づけられた[7)]。精神保健指定医、看護師、精神保健福祉士、臨床心理士などを構成員とする「行動制限最小化委員会」は、病院全体の行動制限の動向把握、隔離・拘束などの行動制限の妥当性の検討、医療機関で働く職員への教育など行動制限最小化の推進を図ることを目的としている。精神症状の悪化があり、隔離や身体的拘束といった方法で患者の行動制限を行う場合には、患者の人権に配慮することはもちろん、最も制限の少ない方法が用いられるように、行動制限最小化に向けて積極的に取り組まなければならない。

事例　看護師が抱えるジレンマ（葛藤）

患者：Aさん、年齢：35歳、診断名：統合失調症

18歳のときに統合失調症と診断され、これまで数回の入院歴がある。数か月前より外来受診が滞っており、幻覚妄想状態で両親に連れられて精神科外来を受診した。外来では医師が話しかけても幻聴に聞き入っており、疎通がとれなかった。急性期治療病棟へ医療保護入院することになり、看護師は「病室で休息を取りましょう」とAさんに勧めたが、Aさんは「あの部屋は呪われています」と話し、自分の病室に入ることができなかった。しばらく様子をみていたが、他の患者に「あなたが神様ですか」と話しかけ、つきまとう行動がエスカレートしていった。混乱が著しい状況を精神保健指定医に報告し、診察の結果、Aさんは隔離室に入室することになった。

精神保健指定医は「隔離を行うに当たってのお知らせ」の文書を用いてAさんに隔離となることを説明してその場から立ち去ったが、Aさんは上の空で十分に理解している様子ではなかった。

対応していた看護師は、Aさんは精神症状により疎通性が悪く、混乱が続くような状態ではAさん自身の安全が守れないため、このまま隔離室へ入室することになるのはやむをえない、と思う反面、隔離についてAさんが理解できるような言葉で説明したり、隔離が解除される目処をもっとていねいに伝えるといった工夫が必要だったのではないかとモヤモヤした思いを抱いた。

カンファレンスで、看護師は思い切ってモヤモヤした思いを他のスタッフに話してみたが、他のスタッフからは、「詳しい説明をすると患者が余計に混乱するので、医師の対応でよかったのではないか」「混乱しているAさんが理解できるような説明の仕方がわからない」といった意見が出た。看護師自身も具体的な対応策が見出せず、さらにモヤモヤした思いが強まった。

患者Aさんのように妄想や混乱などの症状が強く、言語的コミュニケーションによって疎通を図ることが難しい状況では、Aさん自身が望むことや他者に伝えたいことを十分に表現できないことが推察される。このような患者の意思や思いが具体的に表現されない状況においては、より一層、患者の自己決定権を尊重した対応を心がける必要がある。ここでは、インフォームド・コンセントの工夫、自己決定権を尊重したかかわり、そして看護師が抱いたジレンマの処理について説明する。

●インフォームド・コンセントを工夫する

インフォームド・コンセントとは、患者や家族が病気やその治療について十分に理解し、どのような医療を選択するかを患者や家族、医療者（主治医、看護師、精神保健福祉士など）などが互いに情報共有し、みんなで合意するプロセスを指す。事例のように医師からの一方向性に隔離が必要だという判断を説明するのではなく、そのことを患者がどのように理解しているのかをていねいに確認することは当然のことである。しかし、実際には、精神疾患によって判断力や理解力が極端に低下していて、インフォームド・コンセントをとることが難しい場合もある。そういった場合こそ、患者の理解力に応じた説明となるように工夫したり、伝えるタイミングを見計らったり、伝える人を変えてみたり、といったような対応を十分に検討しなければならない。

●自己決定を尊重するという原則に立ち返る必要性

患者には自分の治療に関する自己決定権があり、基本的にそれは尊重されるべきものである。精神疾患があり、混乱しているからといって、その人のことを一概に理解力がない人、自己決定できない人と決めつけてはいけない。精神症状が著しい場合であっても、自己決定を尊重するという原則に立ち返る必要がある。

事例では、混乱する患者Ａさんをそのままの状態にしておくことで、結果的にＡさんに不利益がもたらされることや、Ａさんとその周囲の人たちの安全が守られない状況を回避するために、隔離の判断がなされたものと推察できる。このように、Ａさんの自己決定能力が不十分と判断される場合には、インフォームド・コンセントがなくとも、Ａさんの保護を目的として、半ば強制的に隔離の措置が講じられる場合がある。ただし、この隔離には、切迫性・非代替性・一時性（**表１-12**）という判断基準があり、最終手段として選択されることを認識しておく必要がある。

●看護師が抱いたジレンマ（葛藤）の処理

患者Ａさんに対応していた看護師のモヤモヤは、倫理的ジレンマによるものである。ジレンマの背景には、価値観や倫理原則（**表１-13**）の対立が関与している。看護師には、混乱する状況が続くことは結果的にＡさんにとって不利益となりかねないため、それは回避したいという無危害の原則を優先する思いと、混乱していてもＡさん自身が自分の治療（隔離）に目を向け、自分の治療のことを自分で決める権利があるのではないかという自律尊重の原則を優先する思いの両方が存在している。患者をケアする場面では、このような価値の対立が起こりやすく、優先される原則が決ま

表１-12　隔離・身体的拘束が判断される際の要素

切迫性	本人または他者の生命・身体が危険にさらされる可能性が著しく高い。
非代替性	隔離・身体的拘束の他に代替手段が見当たらない。
一時性	隔離・身体的拘束の手段は一時的なものである。

表１-13　BeauchampとChildressが示す医療倫理の４原則

自律尊重の原則	患者が治療に関する決定を下すために必要な情報を開示し、患者の考えや行動、選択を尊重し、自律的な決定を促進する。
無危害の原則	患者に危害を加えないようにする。また、危害のリスクを負わせることを意図的に避ける。
善行の原則	患者の幸福や社会的な利益のために行為すべきであるという道徳的責務。
正義公正の原則	常に平等に対応し、限りある資源を公平に配分する。

表1 -14　日本精神科看護協会が示す精神科看護職の倫理綱領

前文

精神科看護職は、精神的健康について援助を必要としているすべての人々を対象として、精神科看護の専門的知識と技術を活用し、自律性の回復と、その人らしい生活を営めるよう支援することをめざす。この援助・支援は、個人の尊厳と権利擁護を理念として行われなければならない。

（中略）

本倫理綱領は、精神科看護職一人ひとりが自らを律し、かつ所属する組織が自浄能力を発揮して、精神科看護の質を維持・向上させるための看護実践の際の指針として作成された。また、精神科看護職の責任を明示し、精神科看護職を社会的存在として正当に評価してもらうための社会への意思表明でもある。

倫理指針

1. **人権尊重**：精神科看護職は、いついかなる時でも、対象となる人々の基本的人権を尊重し、個人の尊厳を傷つけることなく、権利を擁護する。
2. **善行**：精神科看護職は、対象となる人々の自己決定を尊重しつつ、最善の利益に基づいて共に考え、最善と思われる看護を提供する。
3. **無危害**：精神科看護職は、対象となる人々に、危害を及ぼしてはならない。また、危害が及ぶのを防ぎアドボケイトとして行動する。
4. **知る権利、自律、自己決定の尊重**：精神科看護職は、対象となる人々の知る権利を尊重し、説明責任を果たすとともに、意思形成、意思決定を支援する。
5. **守秘義務**：精神科看護職は、職務上知り得た情報に関する守秘義務を遵守し、個人情報を保護する。
6. **自己管理**：精神科看護職は、看護を提供するうえで必要な自分自身の体調管理を行い、自己の意思で感情、思考、行動を制御できる状態を保つよう努力する。
7. **人格の陶冶（とうや）**：精神科看護職は、看護という仕事を誇りあるものとするために、看護職として日々の行動の是非をわきまえて、社会の信頼と期待に応えられるよう良識ある態度を示す。
8. **継続学習**：精神科看護職は、専門職の責務として、個々人が看護実践、および継続した学習を行い、看護にかかわる能力を維持・向上できるよう努力する。
9. **看護の探究・発展**：精神科看護職は、実践の構築、および看護研究により、対象となる人々に有益な看護を探究し、精神科看護の発展に貢献する。
10. **多職種連携**：精神科看護職は、対象となる人々が、その人らしく地域で生活できるよう、当事者、および家族とそれらの団体、他の専門職・各種団体との連携を図る。
11. **社会貢献・正義**：精神科看護職は、精神障害に関する正しい知識の普及やこころの健康づくりに寄与する。また、障害等の種類や有無を問わず、誰もが差別なく受け入れられ、安心して暮らせる社会の実現に貢献する。
12. **法や制度改正等に向けた政策提言**：精神科看護職は、専門職能人として社会の要請に応えられるよう、専門職組織を通じて対象となる人々の権利擁護や、精神科看護の水準向上、価値の発展のために政策提言等を行い、よりよい制度の確立に貢献する。

（日本精神科看護協会：精神科看護職の倫理綱領，https://jpna.jp/ethics）

っているわけではない。状況に合わせて、そのときどきで、今はどの原則が優先されるべきなのかを検討し、判断していかねばならない。そのためには、まず、実践のなかで感じたモヤモヤを言葉にして表現してみることが出発点となる。

看護師は、具体的な対応策を見出せずにモヤモヤが強まったが、モヤモヤのきっかけとなった場面、すなわち倫理的課題があったと思われる場面で、看護師として何をすべきだったのか、何に気をつければよかったのか、といったことを考える際に倫理綱領が役に立つ。ここでは精神科看護師の職能団体である日本精神科看護協会の倫理綱領（**表1 -14**）を紹介する。倫理綱領は、看護師としての自己の実践をふりかえる際の行動指針であり、精神科看護師の責任が明示されている。この倫理綱領を熟読し、看護師としてどうあるべきか、常に考え続ける姿勢でいることが重要である。

3 攻撃性や暴力への対応と倫理

次に倫理が問われる場面として、患者からの攻撃性や暴力に対峙する状況から、倫理的課題について考える。暴力は、「当事者だけの問題ではなく、その瞬間に終わるものでもない。そして暴力がいったん起これば、暴力をふるった側もふるわれた側も双方とも傷つく。どちらにも無力感や恥の意識、罪悪感といった否定的な感情が残り、人間に対する基本的信頼と自尊心がそこなわれてしまう」[9]というように、患者にとっても看護師にとっても、その後の関係性に大きな影響を与える事象である。

ここでは、暴力が発生した後に行った振り返りのミーティングで共有された内容を倫理的な視点で整理する。

事例 患者から受けた暴力に対する医療職の振り返り

患者：Bさん（女性）、年齢：55歳、診断名：統合失調症

Bさんが女性慢性期病棟に入院し、5年が経過した。グループホームへの退院が検討された時期もあったが、Bさんはそれを望まず、慢性期病棟での生活が長くなっていた。精神症状には波があり、調子が悪いときには看護師に対する攻撃的な言動が増える。

Bさんにはゴミを床頭台の中にしまい込むといった行動があり、腐った食品なども含まれるため衛生的にも問題で、異臭がすると同室者からのクレームがある。そのため、受持ち看護師が定期的に環境整備を支援しているが、毎回のようにゴミを捨てようとする看護師を怒鳴りつけ、看護師の腕を叩く行為があり、看護師の腕にあざが残ることもある。そのため、どの看護師もBさんを受持つことに消極的だった。

ある日、環境整備を担当した看護師がBさんに「ゴミ収集は迷惑だからやめるように」と注意したところ、Bさんは突然看護師の髪を引っ張り、看護師の顔面を平手打ちした。驚いた看護師は大声で助けを求め、Bさんを押し返そうとしたが、髪を掴まれたままだったのでしばらく取っ組み合いになってしまった。その後、応援に駆けつけたスタッフの介入によって事態は収束したが、Bさんは一時的に急性期病棟に移動し、行動制限を受けることになった。

この出来事を受けて、病棟では振り返りのミーティングが開催された。当日、Bさんを担当した看護師、同じチームの看護師、主任や師長、主治医、担当ケースワーカーが参集し、次のような意見や考えが共有された。

- ゴミ収集癖はどうにもならないものという諦めの気持ちが強く、Bさんへの対応がマンネリ化していたこと
- 一向に改善しない状況に、Bさんへかかわることに否定的な思いがあったこと
- 当日は朝から不機嫌だとわかっていたが、いつもの調子で注意を促したこと
- 攻撃性や暴力の課題があることを知りながらも、それに対する具体策の検討を先延ばしに

していたこと（怖さもあったので、表面的にかかわっていた）
・少ない人員配置のためマンパワーが不足していたこと
・多職種間でも暴力的な患者と認識していたが、その対応を積極的に話し合ってこなかったこと
・暴力に対峙した際の安全確保の方法を身につけていなかったこと……など

これまでの患者Bさんとの関わりから、看護チームはBさんに暴力のリスクがあることがわかっていたはずなのに、それでも暴力が発生してしまった。慢性期病棟では、患者と看護師のかかわりが長い分、馴れ合いの関係になることがあり[10)]、そのことが患者の人権が尊重されない関係性に発展してしまう場合がある。ここでは、先述した倫理綱領（**表1 -14**参照）から、看護師としてどのような行動をとるべきだったかを説明する。

●倫理綱領から看護師としてどうあるべきかを検討する

振り返りのミーティングで共有された内容から課題を整理すると、次の２点があげられる。

①慢性期病棟での長いかかわりのなかで、Bさんへの対応がマンネリ化し、Bさんへのかかわりに否定的な思いを抱くようになってしまい、Bさんの人権を尊重した看護の提供が難しい状況に陥っていた。

②Bさんの攻撃性や暴力を予防するための具体的なケアおよび暴力発生時の対応を医療チーム内で検討できていなかった。

先述した日本精神科看護協会の倫理綱領では、いついかなるときでも、対象となる人々の基本的人権を尊重し、個人の尊厳を傷つけることなく、権利を擁護すること（人権尊重）や、対象となる人々の自己決定を尊重しつつ、最善の利益に基づいてともに考え、最善と思われる看護を提供すること（善行）が行動指針として規定されている。

Bさんへのかかわりは、Bさんの人権を尊重したものであっただろうか、最善と思われる看護だっただろうか。Bさんが看護師に暴力をふるったことは容認できないが、暴力が発生した背景には倫理的な課題があったことを受け止め、看護師としてどうあるべきかを振り返ることが次の暴力予防へつながっていく。

まず、Bさんの人権を尊重した最善とは何か。本来、看護師は患者の権利を守る人権擁護者として存在するが、業務優先となり機械的で流れ作業的な援助となり[11)]、それを意識していたとしても、一人ひとりにかかわる時間が限られているため、ゆっくりかかわることが難しいときもある。背景には、看護師の人員不足や看護師が安心して患者にかかわることができない環境要因が考えられるが、漫然と環境整備が行われていたことついても問題意識をもつ必要がある。Bさんはグループホームへの入所についても消極的だったが、それはどうしてなのだろうか。Bさんはこれからどういった人生を送りたいと考えているのだろうか。Bさんの希望をていねいに確認すること

ができていただろうか。こういった疑問をもちBさんにかかわり続けることができれば、Bさんにとっての最善がみえてくるように思う。

また、Bさんの攻撃性や暴力を未然に防ぐためには、そのリスクの評価や、実際に暴力のリスクが高まったときの対応についても、看護師は実践能力を高めていく必要がある。

●「暴力を予防する」という視点に立つ

暴力に対峙する際、専門職として「暴力を予防する」技術を用いることが肝要である。その道標の1つとして、包括的暴力防止プログラム（comprehensive violence prevention and protection program：CVPPP）が参考になる。

CVPPPは、「ケアとして真剣に当事者のことを助ける、person-centeredにその人とかかわる」ことを基本的理念とし、包括的に（comprehensive）、暴力を（violence）、予防（prevention）、そして防止（protection）するためのプログラム（program）とされる[12)]。

CVPPPには8つの原則（**表1 -15**）が示されており、単に暴力を抑制するための技術ではなく、person-centeredに人にかかわることを目指すプログラムであることが強調されている。

つまり、事例の場合、Bさんの視点に立って、Bさんの経験する世界を理解しようとする姿勢が重要である。Bさんが暴力をふるう直前、看護師からゴミ収集について注意を受けたときに、Bさんは何を感じていたのだろうか。「ゴミ収集」と表現されたことが、Bさんにとってはとても納得のいかないことだったのかもしれない。

事例の振り返りでは、攻撃性や暴力の課題に対する具体策の検討ができていなかったこと、暴力に対峙した際の安全確保の方法を身につけていなかったことが共有されたが、CVPPPの研修を受けることも一助となりうる。これは、「専門職の責務として、個々人が看護実践、および継続した学習を行い、看護にかかわる能力を維持・向上できるよう努力する（日本精神科看護協会の倫理綱領）」ことにも通ずる。

表1 -15　CVPPPの8つの原則

原則①	助けに行くための包括的な技術
原則②	当事者・スタッフが安心・安全になるためのもの
原則③	当事者は「人
原則④	ケアのための方法
原則⑤	最も非拘束的な方法をとる
原則⑥	あきらめるのではなく理想を考える
原則⑦	落ち着くことができるスキルの獲得
原則⑧	CVPPPが環境をよくする

（下里誠二：CVPPPの理念．最新 CVPPPトレーニングマニュアル-医療職による包括的暴力防止プログラムの理論と実践、中央法規出版，2020より改変）

精神障害のある人の尊厳が尊重され、差別や偏見のない社会づくりに寄与する

わが国では、2014年1月に「障害者の権利に関する条約」(障害者権利条約；国連総会で2006年に採択された障害のある人に関する初めての国際条約)が批准された[4)]。「すべての障害者によるあらゆる人権及び基本的自由の完全かつ平等な享有を促進し、保護し、及び確保すること並びに障害者の固有の尊厳の尊重を目的とする(第一条)」ことが明記されている[13)]。

この条約では、障害に基づくあらゆる差別の禁止と、誰も排除されず、全員が社会に参画する機会をもつ社会的包摂(ソーシャル・インクルージョン)について定められている。「障害等の種類や有無を問わず、誰もが差別なく受け入れられ、安心して暮らせる社会の実現(日本精神科看護協会の倫理綱領)」に向けて、看護専門職である私たち、一人ひとりに何ができるのかをしっかり考えていく姿勢が求められている。

引用文献

1) 厚生労働省　社会・援護局：我が国における精神保健医療福祉政策の動向，chrome-extension://efaidnbmnnnibpcajpcglclefindmkaj/https://www.mhlw.go.jp/file/06-Seisakujouhou-12200000-Shakaiengokyokushougaihokenfukushibu/0000096971.pdf
2) 厚生労働省：精神保健及び精神障害者福祉に関する法律第三十七条第一項の規定に基づき厚生労働大臣が定める基準，https://www.mhlw.go.jp/web/t_doc?dataId=80136000&dataType=0&pageNo=1 より2023/01/05検索
3) 阿保順子：身体拘束；特集　精神医療改革事典．精神医療，100号，848，2020
4) 厚生労働省「身体拘束ゼロ作戦推進会議」：身体拘束ゼロの手引き，2001，www.fukushihoken.metro.tokyo.lg.jp/zaishien/gyakutai/torikumi/doc/zero_tebiki.pdf
5) 松永力，五味渕隆志，分島徹，岡崎祐士：身体拘束における静脈血栓塞栓症の臨床的研究，精神医学，51(8)：739-746，2009
6) 東奈央：精神科医療における身体拘束の現状と課題　精神医療における身体的拘束　人権からの考察，精神神経学雑誌，122(12)：946-954，2020
7) 日本精神科病院協会：行動制限最小化委員会の業務のためのマニュアル，2022，www.nisseikyo.or.jp/about/hojokin/images/2021_45_manual.pdf
8) 日本精神科看護協会：精神科看護職の倫理綱領，https://jpna.jp/ethics より2023/01/05検索
9) 寶田穂他：第10章安全を守る B緊急事態に対処する ②暴力．系統看護学講座専門分野Ⅱ精神看護の展開 精神看護学②、第5版，p.166，医学書院，2019
10) 木村美智子：精神科慢性期病棟における看護師が認知する看護ケアの魅力とその構成概念，日本精神保健看護学会誌，23(1)：61-69，2014
11) 近藤美也子，井上誠：精神科看護師が認識する倫理的問題と倫理原則の視点を踏まえた倫理的問題解決のあり方，看護実践学会誌，31(1)，2018
12) 下里誠二：CVPPPの理念．最新 CVPPPトレーニングマニュアル-医療職による包括的暴力防止プログラムの理論と実践、p.5～13，中央法規出版，2020
13) 外務省：障害者の権利に関する条約，https://www.mofa.go.jp/mofaj/gaiko/jinken/index_shogaisha.html より2023/01/05検索

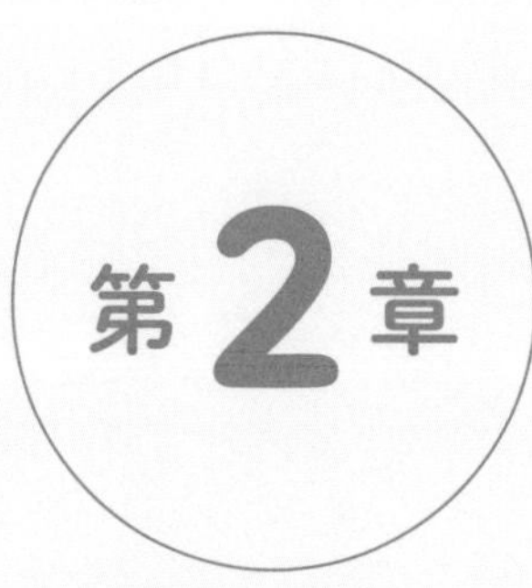

病院内で安定を促す看護

第1節　生物学的側面の理解と技術

1. 安心・安全感を導くケア：ポリヴェーガル理論
2. アドヒアランス
3. リラクセーション

第2節　心理・社会的側面の理解と技術

1. ペプロウの対人関係理論に基づく看護
2. 認知行動理論に基づく看護
3. コミュニケーション
4. 集団（グループ）を対象とした看護

第1節　生理学的側面の理解と技術

安心・安全感を導くケア：ポリヴェーガル理論

病む人にとって安心・安全感とは

人は自分自身が危険に晒されると察知したり、危険に直面したときに特徴的な行動をみせる。ある者は、目の前の困難に立ち向かい、あるいは危険な事態を避ける行動をとる。ある者は、苦しみながらじっと耐え、またある者は、他者との関係において支援を得ようとする。これらはいずれも防衛的な行動と解釈でき、安全な状況に身を置き安心したいという思いから発生している。

一方で、医療現場で客観的に患者を観察している看護師にとって、患者のこのような行動が問題行動にみえることがしばしばある。たとえば、危険を感じている患者が、その状況を制圧すべく怒りを含んだ言動を発したり、何としてもその場から逃げ出したいと落ち着きを失い興奮しているようにみえたりすることがある。逆に、過剰に依存的になったり、寡黙に心を閉ざし、コミュニケーションが取りづらくなる場合もある。

自身の安全を求めるようとする行為は、心理学者のマズロー（Abraham H. Maslow）の欲求階層理論においても裏づけられる。マズローは人の欲求を５段階の階層で説明しており、低階層の欲求が満たされることで次の段階の欲求が現れることを提唱した。まず階層の基盤に位置するのは生理的欲求であり、生命維持に必要な欲求が満たされると、次に、安全欲求が出現する[1)]。この安全欲求とは身体的、精神的にも安全で安心な環境を求めるものである。より高い次元の欲求へと続くためには、生理的欲求と安全欲求の両方が満たされることが重要なのである。

この章では、患者が、自ら安全であると実感できる人的環境をつくる看護についてポリヴェーガル理論（The polyvagal theory）をもとに概説する。この理論では、患者にとって安全とは、看護師の客観的な観察に基づく物理的な脅威が取り除かれることではなく、本人が「安全である」と実感することであって、これを「安全感」とよぶ。一般的には「安心」と称されることが多いだろう。

事例　緊急入院後にせん妄を発症した患者

患者：Aさん（男性）、年齢：80歳、認知症は否定

Aさんは、発熱と咳を主訴に来院後、肺炎の診断で呼吸器内科病棟に緊急入院した。入院初日の深夜、Aさんが「ここじゃない、ここじゃない」と言い、点滴ルートを自ら抜いてベッドから降り、廊下に出ようとしているところを看護師が発見した。どうしたのか尋ねたところ、Aさんは「どうして俺の家がないんだ！おかしいじゃないか！」と大声で叫び出した。自分のベッドに戻って休むように看護師が説得してもAさんは看護師の手を払い除け、抵抗した。そこで、看護師は当直医に連絡し、他の看護師にも協力を求めて、Aさんを3名でスタッフステーション横の個室に移動し、ベッドからの落下防止のため身体抑制を行った。看護師はAさんのフィジカルアセスメントを実施し、主治医に報告した。診察の結果、Aさんはせん妄と診断された。

【フィジカルアセスメント】

- **気道**：閉塞（－）
- **呼吸**：呼吸数20回/分、呼吸音は右背側に副雑音（＋）、SpO_2 92%、気管偏位（－）、経静脈怒張（－）、
- **循環**：血圧150/92mmHg、心拍数110回/分、不整脈（－）、四肢の冷感（－）、冷汗（－）、蒼白（－）
- **中枢神経**：意識レベル JCS Ⅰ-2・GCS E4V4M6、瞳孔の左右差（－）・対光反射（＋）・共同偏視（－）、麻痺（－）
- **体温**：38.9℃
- **外観**：外傷所見（－）
- **検査**：胸部レントゲンで右下肺野に肺炎像（＋）、腹部レントゲンに異常所見（－）、
- **血液検査**：WBC19650/μL・CRP2.0mg/dL

【診断】　肺炎に起因した低酸素によるせん妄（過活動型）

【治療】　酸素投与の開始、抗菌薬の点滴、SpO_2センサーを装着して持続観察を開始

column

意識の観察

意識障害は、意識の清明度が低下する意識混濁および意識混濁に異常な精神症状が加わる意識狭窄と意識変容に分けられる[2)]。

- **意識混濁**：覚醒レベルが低下する障害であり、代表的なスケールはJCS（Japan Coma Scale）、GCS（Glasgow Coma Scale）で測定できる。
- **意識狭窄**：意識野の広がりが狭められた広さの障害
- **意識変容**：注意が意識野に集中せず他の方向に向く方向性の障害

せん妄は、軽度～中等度の意識混濁に精神症状が加わる意識変容である。

翌朝になるとAさんは落ち着いて会話ができるようになっていた。看護師が夜間のことを覚えているか尋ねると、Aさんは自分が抑制されていることに驚くと同時に「……夢じゃないと思うんだけど。早く家に帰らなくちゃと思ったんだよね。でも真っ暗で、恐ろしくなって……。誰かに道を聞きたかったけど誰もいなくて、……どこかから、早く家に戻ってくださいって声が聞こえた気がしたんだよね。でも、3人の知らない人に抑えられて、どこかに連れて行かれたのを覚えている。本当に怖かった」と語った。

Aさんの事例では、せん妄状態のAさんが真実のこととして実感している（"経験している"ともいう）世界と看護師が客観的に観察しているAさんの状態との間には認識の相違がみられる。夜間のAさんは自分が入院して治療を受けているという認識がない。さらに、暗闇のなかで混乱していたが助けてくれる人もみつからず恐怖を抱いた。そしてAさんを保護しなければと看護師が判断して行った行為をAさんは理解できず、恐怖感が増大した。

このような場面は、臨床においてしばしばみられるだろう。しかし看護師が、患者の「怖い」思いを想定し、患者が安全・安心を感じられる介入を行うことで状況は変化する。ここでは、患者が安全・安心を実感できるためにポリヴェーガル理論を活用した看護を紹介する。

この理論は、ポージェス（Stephen W. Porges）によって提唱された。人が危険を察知したとき、その反応には、生理学的状態、社会的行動、心理的体験があり、健康に影響する。この理論ではその一連の機序について神経生物学的な説明を提供している[3)]。神経生物学的とは、脳と末梢神経との情報を結ぶ自律神経系の機能を指す。看護師が患者とのかかわりのなかで自律神経系の治療的な神経経路を優位に活性化させることで「安全である」という信号を送ることになり、患者を落ち着かせることができると考えられる。

 「安全」を識別する神経生物学的機能

人は自分に危険が迫っていることを察知すると自律神経に情報が流れ、防衛反応としての行動が現れる。逆に、「安全である」という情報が得られるとその防衛反応を示す必要がなくなる。これらの反応には3種類の自律神経系のシステムが関与している。まず、交感神経が優位になると、原始的な生物にもみられる『闘争・逃走反応』が現れる。また、副交感神経の背側迷走神経系が優位になると『凍りつき反応』が現れる。そして哺乳類、とくに人間に発達した腹側迷走神経系が優位になると『向社会的行動』が現れる（**図2-1**、**図2-2**、**表2-1**）。

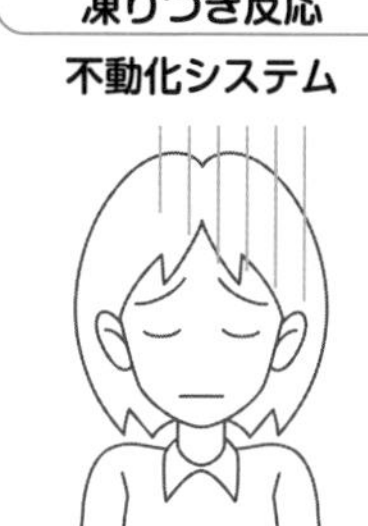

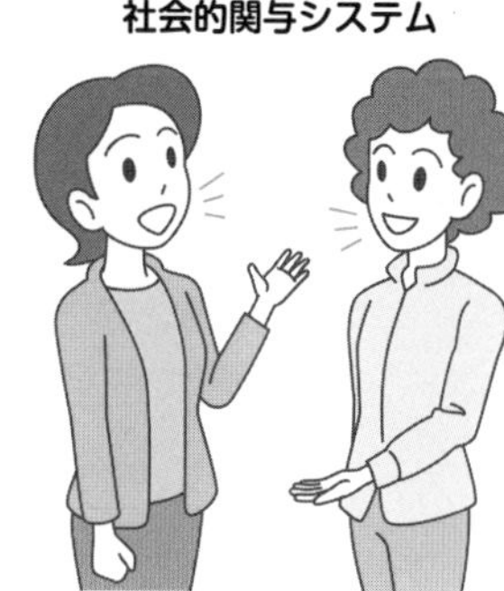

図2-1　ストレッサーに対抗する3種類のメカニズム

[1] 闘争・逃走反応（可動化システム）

危険を察知したとき交感神経が活性化することで、ストレス要因に素早く反応できる態勢をとる。闘争反応は積極的に対立する姿勢をとり、逃走反応ではその場から立ち去って回避しようとする姿勢をとる。このとき、そわそわして、じっとしていられなかったり、疑い深く見まわしたりして落ち着きを失っている[4)]。さらに生理学的には、気管支拡張、呼吸数の増加、心拍数の増加、血管収縮、発汗、消化管機能の抑制といった全身の反応が起こっている。

[2] 凍りつき反応（不動化システム）

人は、闘争したり逃走したりすることができず、生命の危険に瀕したときに凍りつき反応を示す。具体的には窓の外や虚空をみつめたり、虚ろな目をしていたり、平坦で無表情な顔、話しができず、不安な状態で身じろぎ一つしないといった様子がみてとれる[5)]。このときの生理学的反応では、気管支収縮、呼吸数の低下、心拍数の減少、血管拡張、胃腸機能の亢進が起こっている。

[3] 向社会的行動（社会的関与システム）

腹側迷走神経系が活性化すると、人とのつながりや相互交流を進めようと『向社会的行動』が活発になる。たとえば、慰めたり、慰められたりする能力、話したり聞く能力、提供したり受け取ったりする能力などが活発になり、人とのつながりを求める[6)]。しかし、この行動に先立ち、腹側迷走神経系は社会交流の可否について無意識に瞬時に判別する役割ももっている。この神経系は、脳幹から生じ、顔面の表情や声を支配する神経と結びついていることから、相手を見て、声を聞いて、相手の態度を感じることで直感的に相手が危険なのか、安全なのかを判別する。そして安全であると

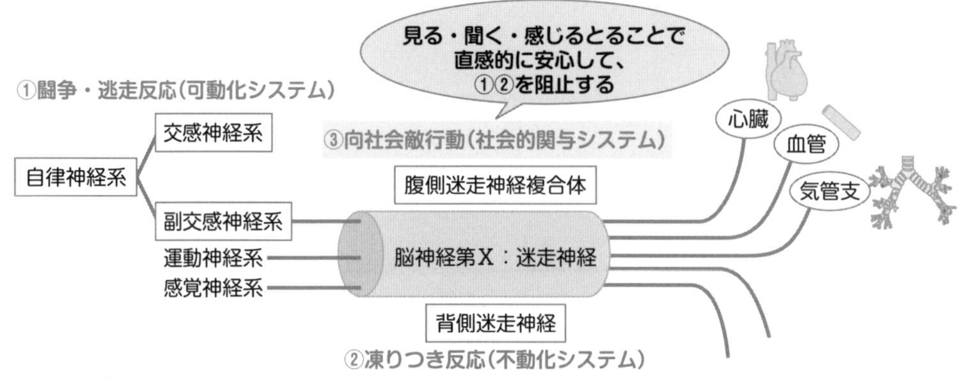

図2-2　ポリヴェーガル理論における3つの神経系[7]

(阿部美香：集中治療室でせん妄状態の患者が安心できるケア方法の開発 - 患者の経験を基盤とした評価, 順天堂大学大学院医療看護学研究科看護学専攻博士論文：2022より改変)

表2-1　ポリヴェーガル理論による神経系の働きと反応[8]

自己防衛行動	闘争・逃走反応	凍りつき反応	向社会的行動
システム	可動化システム	不動化システム	社会的関与システム
機能する神経系	交感神経系	背側迷走神経系	腹側迷走神経複合体
生理学的反応	呼吸数の亢進 心拍数の上昇 血圧の上昇 胃腸機能の低下	呼吸数の低下 心拍数の低下 血圧の低下 胃腸機能の亢進	規則正しい呼吸数 規則正しい心拍数 過覚醒と過鎮静の制御

(津田真人：ポリヴェーガル理論を読む－からだ・こころ・社会, p.180, 星和書店, 2019より改変)

感じると先の［1］と［2］の2つの防衛反応が抑制され、その人とのつながりを深める社会的行動へ向かうことができる。この神経系は横隔膜より上の臓器に分布しており、生理学的には恒常性が保たれる。

ポリヴェーガル理論は、心的外傷後ストレス障害(PTSD：post traumatic stress disorder)の治療を中心に精神療法に活用されてきた。現在では、PTSDに限らず他の精神障害者や、健康な人を対象とした対人援助にかかわるさまざまな場面で適用可能であると考えられている[9]。

column

精神科でもフィジカルアセスメント

せん妄のように身体疾患が原因で精神症状が出現する場合や、精神疾患を治療中の患者に身体合併症が生じる場合もある。また、心身の機能は相関関係にあり、切り離せるものではない。精神を病む人の看護でも精神機能のアセスメントだけでなく、フィジカルアセスメントは必須である。

③ 安全感をもたらす看護

看護師が患者の社会的関与システムに働きかけて、向社会的行動を促すことで、安全感をもたらすことができる。このときに重要なポイントとなるのは、患者が、看護師の働きかけによる刺激を安全だという合図として受け取ることができるかどうかである。このことを意識して看護師は患者の『見る』・『聞く』・『感じる』の３つの知覚に働きかけるとよい。患者が看護師を見て、声を聞いて、看護師の態度から何かを感じて、安全感を得るために、具体的にどのように患者に接したらよいのかを以下に説明する。

[1] 患者の顔の正面から、視線を合わせる

目的▶患者に看護師を認識してもらい、看護師が患者に関心をもっていることを伝える。

相手が自分を歓迎しているのか、関心をもっているのか、いないのかを見極めるとき相手の視線の向け方は意味をもつ。優しく視線を合わせることは、好意的で交流しようという意図を明らかにし、安全であるという合図を送ることになる。

ポイント

看護師が患者に関心をもっていることを患者に認識してもらうためには、さりげなく見るだけでは効果が薄い時がある。患者の顔の正面に自分の顔をもっていき、視線を合わせ、しっかり見るようにすることが、患者に気づいてもらうためには大切である（**図2-3**）。しかし患者が、何かを怖がっている場合や、落ち着きがない場合は無理に視線を合わせることで緊張が増し、防衛的にさせてしまうことがある。このようなときは無理に視線を合わせようとせず、看護師の表情がリラックスしていて、穏やかにかかわることがが重要となる。

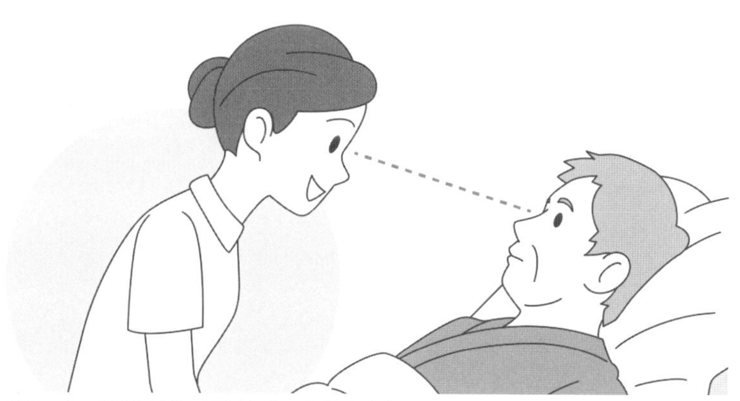

図2-3　患者の顔の正面から、視線を合わせる

[2] 話し声は抑揚をつけてやわらかく、はっきりと

目的▶声で患者を怖がらせないように、かつ看護師の声を聞きとりやすいように配慮する。

母親が幼い子どもをあやすような、抑揚、リズム、強弱などの韻律に富んだ人間の声は、相手に届きやすく、安全であると感じるときの神経系の反応を起こしやすい。一方、韻律がなく常に大きな声、常に高い声や低い声は、相手を責めるときや恫喝するときのように攻撃的あるいは機械的であり、相手に恐怖を感じさせる（図2-4）。また、聞き取りにくい声は患者が認識しづらく、疑心暗鬼にさせてしまうことがある。

ポイント

看護師がマスクなどを装着している場合は、相手に声の調子や表情が伝わりにくいため、より一層意識して、患者に伝わっているかを確認する必要がある。

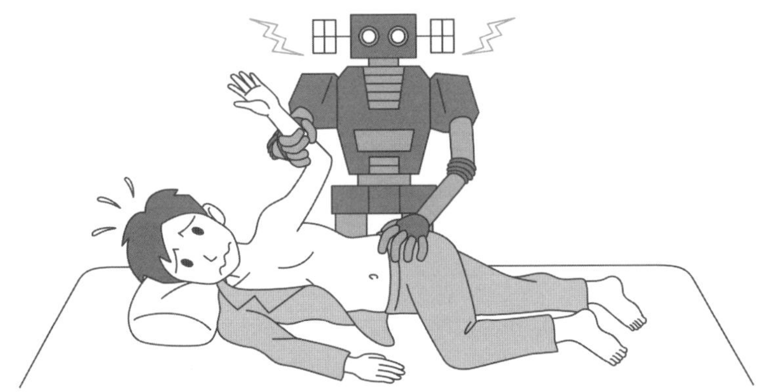

図2-4　調子が一定で機械的な声は危険を感じさせる

[3] 身体に触れる前に[1][2]をして安全の合図を送る

目的▶不意に身体に接触する行為は、患者を驚かせ、身の危険を感じさせるため、患者を驚かせない接触となるように心の準備をしてもらう。

身体的接触は物理的、心理的に距離が近づく行為である。しかし、最も両者間の物理的距離が近づくが故に、逃げることができないという危険を感じさせることもある。患者の身体に触れて観察やケアをする場合や、転倒防止などのために身体に触れる必要がある場合、真っ先に身体に触れることは、危険の合図を送ることにもなる。そのため、身体に触れるときは、安全感を生み出す合図、[1]視線を合わせること、[2]穏やかな声をかけることをまず実践してから接触することが必要となる。

ポイント

もしも患者がすでに不安な言動や表情をしている場合や、統合失調症で自他の区別（自我境界）が曖昧な場合は、不意に身体に触れることで恐怖心を強めてしまう。このような患者への身体への接触は慎重に行う。

[4] 患者の経験を想像して共感的な態度を示す

目的▶看護師自身が安心して落ち着いた状態であり、話し方や仕草が自然であるようにする。

患者が看護師の接近を安全かどうか識別する際、[1]～[3]の言動だけでなく、看護師のあらゆるところを知覚して識別している。看護師の不自然で緊張した態度や仕草、話し方、表情なども患者には何らかの合図として伝わっている。看護師が患者がどのような人かという情報を知らず、患者の言動について何も理解できないままかかわろうとすると、看護師自身に戸惑いや不安を引き起こす可能性がある。患者はその様子を合図として受け取り、この看護師は危険であると判別してしまう可能性がある。逆に、患者の置かれた状況や経験を理解することができていれば、ある程度落ち着いて患者に接近することができるようになり[10]、安全感を生み出すきっかけとなる。

ポイント

患者の置かれた状況や経験の理解に近づくために、患者がどのような経験をしているのか、いろいろな話を聞いて情報を集めてみよう。しかし、患者のなかには他者に話したくなかったり、うまく表現できなかったりする者がいる。そのようなときのために、家族からの情報収集のほかに出版された手記や、一般論として理論などを活用して患者の経験を想像し、思いを馳せよう。

4 精神機能に障害のある人の経験

看護師が意図的に実践すべきポイントとして患者の経験を想像してかかわることをあげた。その方法は、患者がどのような気持ちや思い、願いを抱いているのかを直接尋ねて確認するのが理想的である。そのためには言語的コミュニケーション技法を熟知しておくことも必要であろう。ところが、精神機能に障害のある人の場合は、被害的に現実をみたり、病的体験を信じていたり、集中して考えることができず、自分の経験を言葉にして表現することが難しい場合があり、必ずしも言語的に話をすることができるとは限らない。こうした状態は、精神に障害の既往がなくても災害や生命にかかわる危機的な出来事に遭遇して混乱している人も同様である。

[1] 統合失調症を発症し妄想を抱きながら生活する人の経験

内沼は、妄想知覚論[11]のなかで統合失調症を患い、幻覚、妄想を呈しながら現実世界で生活している人の精神内界について説明している。統合失調症の患者は、認知機能をはじめとする精神機能が障害されているがゆえに現実の世界を歪んで認知することが多い。歪曲された世界を真実だと信じて疑わず､その世界のなかで生きている。彼らは病的な世界のなかで誰かに監視されて不安になったり、行動を支配され、自分では抗うことができないでいる。これは客観的には妄想や幻覚、させられ体験とよばれる症状である。

患者は精神機能に病的な部分があっても、他者からの介入で現実的な刺激に触れることで、残された健康的な部分が機能し、自分が信じ込んでいたのとは別の現実の世界があることにも気づける。しかしこのとき、患者にとっては、自分が信じている世界と実像とが異なるかもしれないことで、何が真実かわからず混乱し、恐怖を感じることがある。

[2] 身体疾患の治療中にせん妄を発症した人の経験

身体疾患の治療中にせん妄状態となった患者の経験[12]では、治療過程において一時的な意識変容が生じ、現実を正しく認知することができず、怖い体験として治療後も影響が残存することがある。

彼らは病室の環境や医療スタッフなどを誤認し、幻覚や妄想と入り混じって何が現実で何が夢かわからず苦悩しているが、誰も救い出してくれないという孤独感や恐怖感をもっていることが明らかになっている。さらに、患者のなかには、いつもとは異なる自分の精神状態に気づいている人もいるが、それゆえにこのような状況の自分は果たしてどうなってしまっているのかと恐怖を強めている場合がある。このように恐怖を抱いた患者が興奮し、ベッドから離れようとしたり、装着中の医療機器を外そうとするといった問題行動を示すことは珍しいことではない。

事例　Aさんの経験のアセスメント

Aさんは高齢であり、肺炎を発症しており、血中酸素飽和度が低下したことでせん妄状態となり、現実を正しく認知することができなくなっていた。家に帰りたいが、暗闇のなかで今いる場所もよくわからず、頼れる人もおらず怖がっていた。看護師を自分の味方とは思えず、制止に抵抗した行為は闘争・逃走反応であろう。

翌朝には現実検討能力が回復しているようだったが、抑制されている戸惑いと前日の不可解な気持ちや怖さが残存し、その体験を解消できていない様子であった。しかし、この時点では看護師に対して穏やかに話ができるようになっており、向社会的行動が可能な状態になっているように感じられる。

精神機能に障害が生じたことで恐怖や不安を抱く経験をしている患者に対して、いかに安全だと感じてもらうことができるかが大切になる。意識、注意、思考や認知機能の障害などの精神機能障害が生じている患者との言語的コミュニケーションは、伝えたいことがうまく伝わらず、行き違いが生じやすい。看護師が患者の腹側迷走神経系に働きかけ、恐がる必要はない、１人ではないといった合図をうまく伝えることができれば、直感的に安全、安心を感じさせることができるだろう。看護師がせん妄状態の患者に対して、ポリヴェーガル理論の社会的関与システムを意識した態度で接したところ、回復後の患者から安心できた経験が語られたことを示した研究[7)]はその一例である。

column

リエゾン精神看護

精神看護の実践の場は、精神科だけではない。精神科以外の診療科の患者に対しても、精神的ケアは必要である。精神科以外の診療科において、精神科の知識や技術を用い、心身を統合的に治療とケアを行う分野をコンサルテーション・リエゾン精神医学といい、看護についてはリエゾン精神看護とよばれている。

総合病院の複数ある診療科のなかで、コンサルテーション・リエゾンチームに最も多くの介入依頼をしているのは、救命救急センターと集中治療室などのクリティカルケア部門である[13)]。リエゾンチームへの依頼内容で最も多い症例は、せん妄であった[14)、15)]。

リエゾンナースは、卓越した知識と技術で、精神障害者だけではなく、あらゆる患者、さらにその家族の精神的ケアを行うことができ、看護師のメンタルヘルスを維持・回復するための活動も行っている。

引用文献

1）Maslow, A.H, 小口忠彦訳：改訂 新版人間性の心理学, 産能大学出版, p.61～67, 2003
2）福井顯二：Ⅰ意識障害、第３章精神機能とその異常, 標準精神医学, 第６版, p.51～52, 医学書院, 2015
3）Porges, S.W., 花丘ちぐさ訳：ポリヴェーガル理論入門－心身に変革をおこす「安全」と「絆」, p.22, 春秋社, 2018
4）Dana, D., 花丘ちぐさ訳：セラピーのためのポリヴェーガル理論, p.29～31, 春秋社, 2018
5）前掲書４）p.27-29
6）前掲書４）p.31-34
7）阿部美香：集中治療室でせん妄状態の患者が安心できるケア方法の開発－患者の経験を基盤とした評価, 順天堂大学大学院医療看護学研究科看護学専攻博士論文, 2022
8）津田真人：「ポリヴェーガル理論」を読む－からだ・こころ・社会, 180, 星和書店, 2019
9）花澤寿：ポリヴェーガル理論からみた精神療法について、千葉大学教育学部研究紀要, 67：329～337, 2019
10）阿部美香ほか：救急部門で働く看護師の自殺企図患者に対する認知形成のプロセス, 日本精神保健看護学会誌, 23（１）：101-111, 2014
11）内沼幸雄：妄想世界の二重構造性, 精神経誌, 69：707～734, 1967
12）阿部美香ほか：せん妄状態にある患者の精神内界に関する文献レビュー, 医療看護研究, 16（２）：１～９, 2020
13）渡邊公聡：救命救急センターでのコンサルテーション・リエゾン精神科診療における高齢患者に関する検討, 最新精神医学, 23（６）：509-517, 2018
14）近藤忠之：精神科リエゾンチームの役割と活動, 医療, 73（８／９）：417～420, 2019
15）松坂雄亮ほか：長崎大学病院精神科リエゾンチームの活動報告, 九州神経精神医学, 61（２）：104～110、2015

参考文献

・日本救急看護学会：救急初療看護に活かすフィジカルアセスメント, へるす出版, p.31～32, 2018
・Porges, S.W.：The polyvagal perspective, Biological Psychology, 74（２）, 2007

第1節　生理学的側面の理解と技術

アドヒアランス

① アドヒアランスとは

近年、服薬継続の成否は、患者の薬物治療に対する姿勢が大きく影響していると考えられており、アドヒアランスという概念が重要視されている。アドヒアランスとは、自らの意思で治療方針に賛同し、主体的に行動することである。以前は、「順守」を意味するコンプライアンスが主流となっていたが、医療は患者に一方向的に提供するものではないという考えから、現在ではあまり用いられなくなった。また、英国から広まったコンコーダンスは、患者が主体的に行動して、治療方針を医療従事者と共同して決定するという考え方であり、『患者の主体性』を強調する部分ではアドヒアランスと同義であるが、わが国ではアドヒアランスの概念がより広く活用されている。

② アドヒアランスのアセスメントと服薬ケア

アドヒアランスに影響する要因には、「社会経済」「保険医療システム」「疾患」「治療」「患者」の５つがある[1)]。そして、それらの要因のいくつかに何かしらの問題が生じると、アドヒアランスが不良な状態（ノンアドヒアランス）となる。そのため、処方どおりの継続的な服薬ができない患者に対しては、ただ単に内服を促すのではなく、まずは彼らの訴えをよく聴き、上手くコミュニケーションを図ることが望ましい。そして、ノンアドヒアランスをまねくような要因がないかをアセスメントし、患者の希望を看護ケアに反映していくことが大切である（**表2 - 2**）。

③ 精神科薬物療法における共同意思決定

精神科医療では、「精神保健及び精神障害者福祉法に関する法律（精神保健福祉法）」に基づき、強制治療が実施される場合がある。そして、このような場面では、医療従事者の患者に対する回復への願いと真摯に向き合えない後ろめたさとの間にジレンマ

表2-2　アドヒアランスに影響する要因と服薬ケア

	社会経済/保険医療システム	疾患/治療	患者
要因	医療者と患者・家族との関係性、インフォームドコンセント、服薬指導、医療チームの連携、通院時間、医療費、社会資源の利用	既往歴や併存疾患、併存薬状況、治療期間、治療計画の複雑さ、有害事象、患者の目標と治療内容の不一致	心理的要因、病状や治療への理解度、患者の治療への期待感、患者の闘病意欲、身体・認知機能
服薬ケア	▶医療チーム内での情報共有とケアの統一化を図る。何でも話せる信頼関係を構築する。多様なコミュニケーションツールを駆使した説明を心掛け、医療用語はできるだけ使用せず平易な言葉でかかわる。 ▶患者の治療やその姿勢について家族の思いを聞く。家族のサポート体制の強化を図る。通院を継続し易くする方法を一緒に考える。 ▶ケースワーカーと連携し患者が必要としている地域や行政などのサービスを提案する。主治医や患者と相談し、ジェネリックや薬価が安い薬剤への変更を検討する。	▶個人の状態に応じた治療プログラムの修正（服薬方法の工夫を含む）を行う。いつでも相談して良いという声掛けをしておく。 ▶アセスメントや評価を可視化し、フィードバックを行う。患者や家族と一緒に目標を考え設定する。 ▶精神科薬と併存薬との飲み合わせを確認する。副作用や対処方法について一緒に考える。処方回数や剤形の工夫をする。血中濃度（リチウム、カルバマゼピン、バルプロ酸）や肝機能などの血液データを観察する。	▶精神状態のモニタリングを行う。今後の治療の見通しを確認し提示する。 ▶動機づけを高めるための励ましをしつつ、心理教育の提供や相談を行う。共感、受容、ペーシングなどのカウンセリング手法を用いて患者や家族とコミュニケーションを図る。 ▶患者のライフスタイル（今大切にしていることや考え）を尊重し、出来ていることに対しては評価を行いフィードバックする。

が生じやすい。しかし近年、治療方針は患者や家族と対等な話し合いのなかで決定していくという共同意思決定（shared decision making：SDM）の重要性が高まっており、それは、そのジレンマを和らげるための糸口となり得る。

ここでは、SDMの４つの必須構成要素、①医療者と患者が関与、②両者が情報を共有、③両者が希望の治療について合意を形成、④実施する治療についての合意[2)]を用いた、統合失調症患者の非告知投与の事例を示す。

事例　統合失調症患者の非告知投与のケース

患者：Aさん（女性）、年齢：30歳、診断名：統合失調症

音楽大学に進学して間もなく、「悪口を言われている」「盗聴されている」などと不可解な言動が出現したため、両親はAさんを精神科病院に連れて行った。ところが、Aさんがどうしても入院は嫌だと泣くので、両親は可哀そうに思い医師の忠告に反して入院を見合わせた。しかし帰宅後、Aさんは処方薬の内服を拒み、次第に両親への暴力や近隣への罵声などの不穏言動が増えていった。限界を感じた両親は、再度精神科病院への受診を試みたがAさんの抵抗が激しかったため、騙しだまし、心療内科クリニックに連れて来た。両親は、自宅で処方された薬をAさんの食べ物に混ぜてみたが、「毒を盛られている」とかえって不穏になったため、予防注射と偽って注射薬を打ってほしいと希望していた。

❶医療者と患者が関与するための支援

・**両親への支援**：まず看護師は、両親の思いを傾聴し不安な気持ちの表出を促した。すると、父親は「娘が包丁を持って外に飛び出すので、夜も眠れずに疲弊している」と語った。また母親は「いっそ、娘を殺して自分も死のうと考えてしまうことがある」と話したため、一旦、非告知投与に期待する両親の思いに共感・受容した。そしてこれまでの労を十分にねぎらったうえで、「非告知での薬剤の投与がAさんの病識や治療意欲をかえって損ねてしまう可能性があるため、Aさんが自らの意思で納得する治療法を選択できるまでAさんを交えて一緒に話し合ってみませんか」と提案した。すると両親は涙ながらに「お願いします」と返答した。

・**患者への支援：**次に看護師はAさんに、「聞こえないはずの音や声が聞こえて困っていることがあったら教えてほしい」と伝えると、うつむいたまま「悪口を言われている」「盗聴されている」「怖い」と語ったので、まずはAさんの不安な気持ちに共感した。すると少し視線を合わせることができたので、その怖さが日常生活にどの程度支障を来しているのか、本当はどのような生活を送りたいと考えているのかについて尋ねた。沈黙後、「声が邪魔して、ピアノが弾けない」と返答があったため、処方薬を内服しない理由を尋ねると、「身体が重くなって自分じゃなくなる」とのことであった。そこで、まずは困りごとを上手に伝えられたことを評価し本人に返した後、「一緒にそのことを先生に相談して、Aさんがまたピアノを弾けるようになるための治療方法について考えてみませんか」と提案すると、自ら医師の待つ診察室へ入っていった。

❷両者が情報を共有するための支援

看護師は、Aさんの困り事と両親の思いや希望をAさんや両親の前で医師に伝えた。すると医師は、Aさんと両親にAさんの病的体験がなぜ起きているのかということや、薬物治療の必要性、内服薬と注射薬のメリットとデメリットについてゆっくりとていねいに説明した。その後しばらく沈黙が続いたため、看護師は不明な点の有無をAさんと両親に確認しながら、「先生は、飲み薬のメリットは、効果と副作用のバランスを微調整できること、そしてデメリットは、飲み忘れてしまいやすいことだと言っています」「それから注射薬のメリットは、決められた日に注射を打てば毎日の内服は必要ないということであり、デメリットは飲み薬と反対で微調整が難しいことだそうです」と、再度、提供できる選択肢を整理して双方に伝えた。

❸両者が希望の治療についての合意を形成するための支援

両親は「娘の気分や体調で内服できなくなる可能性が心配なので、やはり注射薬のほうがよいと思った」と話した。そして看護師は、「Aさんは薬の副作用を心配していたので、微調整が可能な内服薬を勧めたい」という考えを伝えた。主治医は「内服薬で様子をみて、飲めない日が続くなら注射薬を検討してはどうか」と提案した。その後もAさんは沈黙であったため、看護師は「治療をする・しないの選択肢も含めて、もう少しよく考えることもできる」とAさんに提案した。そして主治医もそれに賛同し、「ただし、その間に症状が増悪し自分や他人を傷つける可能性があると判断した場合には、嫌だと思うがAさんを守るために入院してもらうことがある」と付け加えた。

❹実施する治療についての合意のための支援

看護師はAさんに、わからないことや心配なことがないか尋ねつつ、再度、Aさんの意思を確認すると、「どちらでもいい」との返答があった。そこで、Aさんが話し合いの結果、選択肢の幅を広げることができたことを評価して本人と両親に返した。両親にも、再度、Aさんにとって今いちばん適していると思う治療について確認すると、「最初は注射薬という選択しかなかったが、娘の言葉を聞いて、今は彼女の気持ちを尊重し内服薬を試してみてもいいのかなと思い始めた」と話された。そのため、Aさんにまずは内服薬で治療を開始し、飲み心地が悪ければ自分で中止するのではなく、早めに受診をして主治医と相談するよう提案すると、無言であったが拒否はされなかったため薬物療法が開始となった。

急性期の現場で、より強い拒否や抵抗を示す患者にSDMを行うことは決して容易ではない。そして、たとえ時間をかけて話し合っても、結局は患者の意思が医療に反映されず失望するということも少なくない。しかし、SDM実践における意図したコミュニケーションのプロセスがあるのとないのとでは、その後の患者の医療に対する感じ方や治療者との関係性に大きな違いが生まれる。そのため、看護師はSDMを行うことが難しいと判断されたときほど、SDMを行うタイミングを見計らい積極的に患者との話し合いをし続けていく支援が大切となる。

主な向精神薬

向精神薬とは精神に作用する薬の総称で、主な向精神薬は抗精神病薬、抗うつ薬、気分安定薬、抗不安薬、睡眠薬の５種類に大別される。

[1] 抗精神病薬

統合失調症の治療に欠かせない薬剤で、1950～70年代に開発された第１世代の定型抗精神病薬と1980年以降に開発された第２世代の非定型抗精神病薬がある。

前者は、脳内前ドパミン作動性神経のシナプス小胞からドパミンが過剰に放出され、後ドパミン作動性神経のドパミン受容体に働き過ぎるために生じる陽性症状（幻覚・妄想・強い興奮など）を、ドパミン受容体を遮断することで抑制する作用をもつ。

後者は前者の作用だけでなく、脳内前セロトニン作動性神経のシナプス小胞からセロトニンが過剰に放出され、後作動性神経のセロトニン受容体に働き過ぎるために生じる陰性症状（感情鈍麻・意欲低下・過鎮静など）を、セロトニン受容体を遮断することで抑制する作用も併せもっている（**図2-5**）。

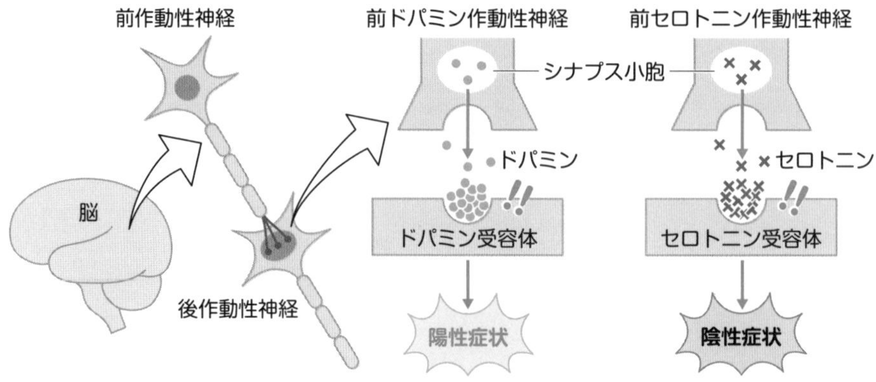

図2 - 5　抗精神病薬の作用機序

抗精神病薬は、せん妄・衝動性・妄想性が強い他の精神疾患（双極性障害・難治性うつ病）にも用いられる。

①第１世代：定型抗精神病薬

定型抗精神病薬は、その成分の化学構造のタイプでブチロフェノン系、フェノチアジン系、ベンザミド系などに分類される。副作用が強すぎるため、現在では、第２世代抗精神病薬でのコントロールが難しい場合や経口摂取が困難な場合（注射薬あり）で使用されている（**表2 - 3**）。

②第２世代：非定型抗精神病薬

定型精神病薬の強すぎる副作用を改良し開発され、統合失調症に対する薬物療法の主流となっている。SDA（セロトニン-ドパミン遮断薬）、MARTA（多元受容体作用抗精神病薬）、DSS（ドパミン受容体部分作動薬）に大別される（**表2 - 4**）。

◉看護のポイント：医師に上手く思いを伝えられない患者が少ないため、とくに薬物療法の開始時や変更時には、患者の困りごとに真摯に寄り添い忠実に記録に再現し、対処方法を考える起点とする。

[2] 抗うつ薬

セロトニン（気分）、ノルアドレナリン（意欲・疼痛緩和）、ドパミン（快楽）などを受け取るそれぞれの脳内後作動性神経のシナプス受容体は、通常、それらの伝達物質が多く放出し過ぎると、前作動性神経に信号を送り、放出を抑える。しかし、うつ病になるとその受容体に誤作動が生じ、神経伝達物質を減らす必要がなくても信号を送り放出量を減らしてしまう（**図2 - 6**）。さらに、前作動性神経終末にある、余分に放出された神経伝達物質をリサイクル（再取り込み）する回収口（トランスポータ）は、

表２-3　代表的な定型抗精神病薬：一般名（商品名）

薬剤名	特徴	注意点
ブチロフェノン系 ハロペリドール（セレネース）、チミペロン（トロペロン）など	ドパミンD_2（D_2）受容体を強力に遮断するため、陽性症状に効果がある。	D_2受容体遮断が強力で逆にD_2が不足し過ぎると、錐体外路症状（パーキンソンニズム→小刻み歩行・安静時の振戦、アカシジア→四肢のムズムズ・静座不能、ジスキネジア→口をモゴモゴするなど表情筋に関する不随意な運動、ジストニア→頚部・体幹・舌のねじれや突っ張り）・高プロラクチン血症（生理不順、乳汁分泌、骨粗しょう症）・悪性症候群（高熱、発汗、筋強剛、ミオグロビン尿）などの副作用が生じやすい。
フェノチアジン系 クロルプロマジン（コントミン/ウインタミン）、レボメプロマジン（ヒルナミン/レボトミン）など	D_2受容体の遮断が控えめなので陰性症状・錐体外路症状・高プロラクチン血症・悪性症候群などの副作用がでにくい。	アドレナリンα_1（α_1）・ヒスタミンH_1（H_1）・ムスカリン性アセチルコリンM_1（M_1）受容体まで遮断してしまうため、抗アドレナリン性（副交感神経劣勢で生じる症状：起立性低血圧、性機能障害など）・抗ヒスタミン性（抗アレルギーの薬を内服したときのような症状：眠気など）・抗コリン性（副交感神経優位で生じる症状：便秘、口渇、消化器症状など）の副作用が出現しやすい。
ベンザミド系 スルピリド（ドグマチール） 高用量300mg/日～など	定型抗精神病薬のなかで最も副作用が少なく、即効性がある。	定型精神病薬の中で最も作用が弱い。 スルピリドは 低用量50～150mg/日で抗潰瘍作用、中用量150～300mg/日で抗うつ作用として使用されることがある。

表２-４　代表的な非定型抗精神病薬：一般名（商品名）

薬剤名	特徴	注意点
SDA リスペリドン（リスパダール）、パリペリドン（インヴエガ）、ペロスピロン（ルーラン） ブロナンセリン（ロナセン）	ドパミンD_2（D_2）受容体とセロトニン5-HT_2A（5-HT_2A）受容体を遮断。D_2受容体遮断の方が強いため陽性症状に強い効果がある。頓服薬として、せん妄の興奮にも用いられる。	α_1・H_1・M_1受容体も遮断するため、抗アドレナリン・抗ヒスタミン・抗コリン性の副作用がある（表２-３　フェノチアジン系の注意点を参照）。D_2受容体遮断が強いため、非定型抗精神病薬の中では、錐体街路症状・高プロラクチン血症・悪性症候群などの副作用が出現しやすい（表２-３「ブチロフェノン系」の注意点を参照）。
MARTA（マルタ） クロザピン（クロザリル）、オランザピン（ジプレキサ）、クエチアピン（セロクエル）	D_2受容体や5-HT_2A受容体の遮断が緩やかなので副作用が少ない。リラックス作用のあるセロトニン受容体を刺激するので鎮静作用が強い。	D_2受容体やの遮断が緩いため、陽性症状への効果は低い。5-HT_2ｃ受容体遮断（食欲改善・体重増加）が強いため糖尿病には禁忌。クロザピン（クロザリル®）は症状改善に乏しい統合失調症に用いるが、無顆粒球症などの重大な副作用があるため入院管理下でのみの処方となる。
DSS アリピプラゾール（エビリファイ）、アセナピン（シクレスト）、ブレクスピプラゾール（レキサルティ）	ドパミンの放出が多い時にはD_2受容体を遮断、ドパミンの放出が少ないときにはD_2受容体を刺激するように働き、副作用が小さい。	数日から４週間以内に発症する急性アカシジアや３か月以上経って発症する遅発性アカシジアの副作用があるが、薬剤の中断で６週間以内に発症する離脱性アカシジアもあるため、じっとしていられない・ムズムズ感といった不快症状が出現しても自己中断はせずに早めの受診を促す。鎮静作用が弱いので陽性症状が強い患者には適さない。

通常通り機能し続けるため、シナプス間隙に浮遊する伝達物質は益々減少し気分低下や意欲低下が生じる。

抗うつ薬の主要な薬理作用は、『セロトニン・ノルアドレナリン・ドパミンの再取り込み阻害』である。効果は約２～４週間後に現れ、発現までに時間を要する。種類は第１世代（初期に製造）～５世代に大別される。セロトニンの調整に作用する薬剤はパニック障害やPTSDにも用いられる。

①第１世代：三環系抗うつ薬

効果は強いが、副作用（とくに抗コリン性の副作用）も非常に強い。一部、夜尿症・悪夢・糖尿病の神経障害性疼痛への適応がある。過量では、致死的な不整脈やてんかんをきたす。代表的な薬剤は、**イミプラミン**（**トフラニール**）、**アモキサピン**（**アモキサン**）、**アミトリプチリン**（**トリプタノール**）、**クロミプラミン**（**アナフラニール**）である。

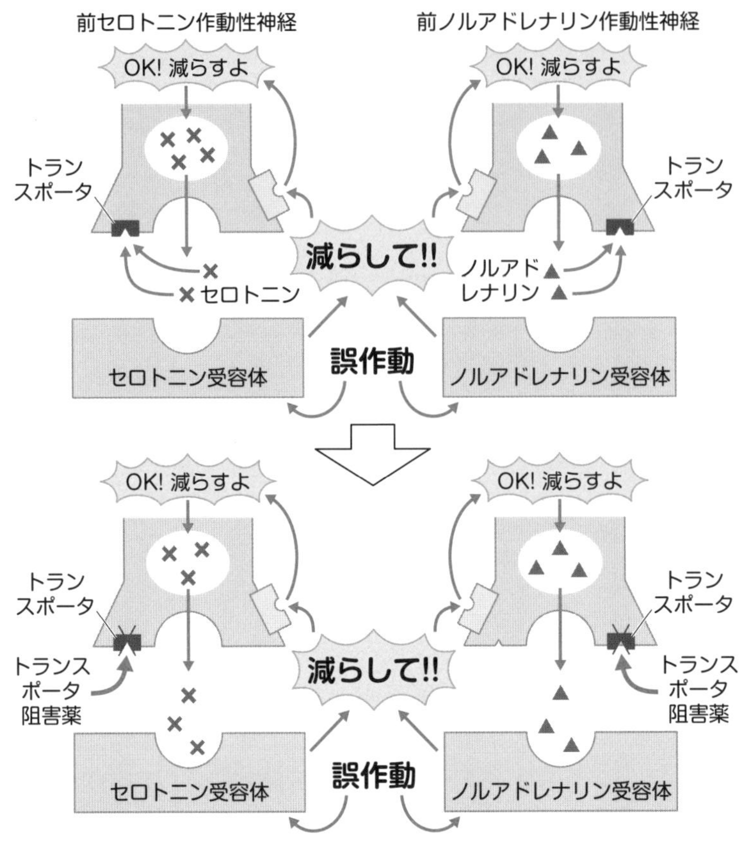

図2 - 6　抗うつ薬の作用機序

②第2世代：四環系抗うつ薬

副作用を少なくしようと三環系抗うつ薬を改良した薬剤である。副作用は少なくなったが、その分効果も極端に弱くなってしまったため、現在では抗うつ薬として使用されることは少ない。しかし、催眠作用が強いので眠前薬として用いられることが多い。代表的な薬剤には、**ミアンセリン**（テトラミド）、**マプロチリン**（ルジオミール）がある。

③第3世代：SSRI（選択的セロトニン再取り込み阻害薬）

セロトニンの再取り込みだけを阻害しセロトニンを増やす特徴のある薬剤である（**表2 - 5**）。他の受容体への影響がほとんどなく、副作用が少ない。軽症あるいは中等症のうつ病に対する第一選択薬とされることが多い。強迫神経症、パニック障害、社会不安障害にも効果がある。

④第4世代：SNRI（セロトニン・ノルアドレナリン再取り込み阻害薬）

SSRIの効果と副作用のバランスを保ちつつ選択的にセロトニン再取り込みを阻害する。加えて、選択的にノルアドレナリン再取り込みも阻害することでシナプス間隙

表2-5　代表的なSSRI：一般名（商品名）

薬剤名	特徴	注意点
フルボキサミン（ルボックス、デプロメール）	大用量での使用が可能であるため、強迫性障害の患者に適している。	他剤への影響が多いので併存薬との飲み合わせに気をつける（例：ロゼレム・ワルファリン禁忌）。
パロキセチン（パキシル）	効用が強いため、SSRIのなかでは最も高頻度で使用される。	効果が強い分、副作用も強い。妊婦への使用は避ける。
セルトラリン（ジェイゾロフト）	SSRIのなかで最も副作用が弱いため、重症度が低い患者や、副作用に気をつけたい患者（心疾患などの合併症がある患者など）にも使用できる。	効果が弱いため、重症度の高い患者には適さない。
エスシタロプラム（レクサプロ）	セロトニン選択制が高いため、初期投与量から効果を発揮する。効果と副作用のバランスが最もよい。	薬価が高い。QTの延長がある患者には禁忌となっている。使用前には心電図を実施する。

のセロトニンとノルアドレナリン（意欲や疼痛緩和に作用）を増量する薬剤である。SSRIで効果が得られない場合や、意欲低下や慢性疼痛を伴ううつ病に有効である。効果発現まで1週間程度と早いのが特徴である。代表的な薬剤には、**ミルナシプラン（トレドミン）**・**デュロキセチン（サインバルタ）**、**ベンラファキシン（イフェクサーSR）**がある。ミルナシプラン以外は、高度の肝障害や腎障害患者には禁忌となっている。

⑤第5世代：NaSSA（ノルアドレナリン作動性・特異的セロトニン作動性抗うつ薬）

α_2受容体が刺激されて前シナプスからのセロトニンやノルアドレナリンの放出量が減らされないように、α_2受容体を保護することでセロトニンやノルアドレナリンの放出自体を増やす薬剤である。眠気や食欲増進の副作用が強いが、不眠や食欲低下を伴ううつ病には最適である。効果発現はSNRIと同様にその他の抗うつ薬より早く1週間程度である。代表的な薬剤には、**ミルタザピン（リフレックス、レメロン）**がある。

⑥その他の抗うつ薬および抗うつ作用のある向精神薬

- **トラゾドン（デジレル、レスリン）**：抗うつ薬であるがその効果は低く睡眠薬として使用されることが多い。
- **スルピリド（ドグマチール）**：抗精神病薬であるが、中用量で抗うつ作用がある（**表2-3**「ベンザミド系」の注意点を参照）。

◉看護のポイント：SSRIやSNRI、NaSSAは、効果が出る前にセロトニン症候群（不安、混乱、イライラ、錐体外路症状、自律神経症状など）や賦活症候群（パニック発作、不安、焦燥感、易刺激性、攻撃性など）が出ることが多い。また「薬を飲んだら返って具合が悪くなった」と服薬を自己中断し、離脱症状（イライラ感、焦燥感、不安感、不眠など）を引き起こすことがあるため、服薬に対する不快感が出現した際には、自己中断せず早めの受診を促す。

[3] 気分安定薬

躁病相とうつ病相をもつ双極性障害の気分の上がり下がりの振れ幅を小さくし安定させる薬剤（**表2-6**）。作用機序はまだはっきりと解明されていない。①炭酸リチウム（リーマス）、②バルプロ酸ナトリウム（デパケン）、③カルバマゼピン（テグレトール）、④ラモトリギン（ラミクタール）の４種類に大別され、急性期の躁病相期、急性期のうつ病相期、再発予防期と３つの病相期への適応の有無で使い分けがされる。

・**その他の気分案定作用をもつ薬剤**：非定型抗精神病薬、たとえばMARTAの**オランザピン（ジプレキサ）**、DSSの**アリピプラゾール（エビリファイ）**は、定常期の躁病相期、定常期のうつ病相期、再発予防期に効果がある。

◉**看護のポイント**：炭酸リチウムは腎臓の尿細管にダメージを与え、水分の再吸収を妨害するため脱水を起こしやすい。そのため、脱水兆候をセルフチェックするための方法について指導する。セルフチェックの方法：①親指の爪を反対の親指で押して離す→赤みが戻るまで３秒以上かかる、②手の甲をつまみ上げて離す→つまんだ痕が消えるまで３秒以上かかる、など。

[4] 抗不安薬

日常生活に支障をきたすほどの不安感、緊張感、イライラ感などの症状を和らげる薬剤。ベンゾジアゼピン（BZ）系抗不安薬と非ベンゾジアゼピン（非BZ）系抗不安薬に大別される。

表2-6　代表的な気分安定薬：一般名（商品名）

薬剤名	躁病相期	うつ病相期	再発予防期	特徴	注意点
炭酸リチウム（リーマス）＊微量元素	●	●	●	双極性障害の第一選択薬、衝動性を抑えるので自殺リスクを下げる効果がある。	リチウム中毒（消化器症状・手指振戦・中枢神経症状・腎機能障害・尿崩症など）が生じるリスクがあるため、用法用量に注意が必要。また定期的に血中濃度を測定する。
バルプロ酸ナトリウム（デパケン）＊抗てんかん薬	●		●	イライラ感に効果があり、躁病相とうつ病相を頻繁に繰り返すラピットサイクラーに適応する。肝排泄にて腎疾患患者にも使用できる。	吐気、食欲不振などの消化器症状が高頻度で出現しやすい。重大な副作用に肝機能障害、高アンモニア血症、汎血球減少があるため、血中濃度測定時には肝酵素とアンモニア値も測定する。
カルバマゼピン（テグレトール）＊抗てんかん薬	●		●	副作用が多いので、他の薬剤で効果が得られないときに使用されることが多い。	過鎮静、体重増加の副作用が出やすい。全身症状を伴う重篤な麻疹（Stevens-Jhonson症候群）のリスクがあるため皮膚症状を注意深く観察する。
ラモトリギン（ラミクタール）＊抗てんかん薬		●	●	躁病相に効果がないので、使用されるケースがかぎられるが、副作用が少なく、妊婦にも使用できる。	中毒性表皮壊死融解症（TEN）やStevens-Jhonson症候群、無菌性髄膜炎のリスクがある。発熱からTENなどが発症することもあるので、全身状態を注意深く観察する。

①BZ系抗不安薬

脳内抑制性伝達物質であるGABAが、GABA受容体（ω_1受容体：催眠作用、ω_2受容体：抗不安・筋弛緩作用など）に結合して作用することで、過度な不安感、緊張感、イライラ感などの脳の異常な働きを抑える薬剤。GABA受容体は、BZ受容体と隣接してセットになっており、BZ系抗不安薬がBZ受容体にアゴニスト（作動薬）として働くと、GABAの作用をより強める。半減期の長さ（短時間型・中間型・長時間型）や抗不安、催眠、筋弛、抗痙攣作用に対する力価によって使い分けがされる（**表2-7**）。短時間型の薬剤は依存を起こしやすいため長期間の服用は避ける。長時間型は持ち越し効果（作用が残り過ぎること）を生じやすい。強迫性障害や解離性障害への有効性は低い。

②BZ系以外の抗不安薬

- **SSRI**：セロトニン量の低下に関連した不案に効果がある。
- **タンドスピロン（セディール）**：セロトニン5-$HT_{1}A$部分作動薬で、セロトニン容体への刺激が不足して生じる不安に用いる。
- **ヒドロキシジン（アタラックス-P）**：神経症における不安や緊張を和らげる効果がある。
- **抑肝散**：イライラや不安などの神経の高ぶりに効果があり、乳幼児から高齢者まで幅広い年齢層で使用できる。

◉看護のポイント：BZ系薬剤の抗不安薬や睡眠薬とアルコールの成分は類似しており、併用するとアルコールの酩酊作用や薬の作用を過剰にしたり、一時的な記憶障

表2-7　代表的なBZ系抗不安薬：一般名（商品名）　（×：極弱　△：弱　▲：中　○：強　●：極強）

	薬剤名	抗不安作用	催眠作用	筋弛緩作用	抗痙攣作用	ピーク	半減期（h：時）
短時間型	トフィソパム（グランダキシン）	×	×	×	－	1h	0.8h
	クロチアゼパム（リーゼ）	△	△	△	－	1h	6h
	フルタゾラム（コレミナール）	△～▲	△	△	－	1h	3.5h
	エチゾラム（デパス）	○	○	▲	－	3h	6h
中時間型	クロルジアゼポキシド（バランス/コントール）	▲	○	△	－	3h	10～20h
	アルプラゾラム（ソラナックス/コンスタン）	▲	▲	△	－	2h	14h
	ロラゼパム（ワイパックス）	○	▲	▲	▲	2h	12h
	ブロマゼパム（レキソタン、セニラン）	●	▲	○	▲	1h	1h
長時間型	オキサゾラム（セレナール）	△	△	△	△	8h	56h
	メダゼパム（レスミット）	△～▲	▲	△	△	1h	50～120h
	ロフラゼプ酸エチル（メイラックス）	▲	▲	△	▲	1h	122h
	メキサゾラム（メレックス）	▲	▲	△	－	2h	76h
	クロナゼパム（リボトリール、ランドセン）	○	○	▲	○	2h	27h
	フルトプラゼパム（レスタス）	○	▲	▲	－	6h	190h
	ジアゼパム（セルシン、ホリゾン）	▲	○	○	○	1h	57～90h

害や呼吸抑制を引き起こしたりすることがある。そのため、BZ系薬剤使用時にはアルコールとの併用が危険であることを説明する。

[5] 睡眠薬

不眠症などで睡眠が必要なときに睡眠状態を引き起こし持続させるための薬剤。ベンゾジアゼピン(BZ)系睡眠薬、オレキシン受容体拮抗薬、メラトニン受容体作動薬に大別される。

①BZ系睡眠薬

BZ系睡眠薬はBZ系と非BZ系睡眠薬に分類される(**表2-8**)。前者は、脳内抑制神経伝達物質であるGABAの作用を強めて催眠効果を引き起こすが、作用が強い分、易転倒性、浅眠、せん妄、依存、耐性が強いため、使用が避けられることが多い。半減期で、短時間型、中時間型、長時間型に分類される。後者は、ω_1受容体(催眠作用)に選択的に作用することで催眠効果を誘発するため、余計な受容体に作用しない分、副作用は少なめであるが出現するので注意を要する。ω_2受容体(抗不安・筋弛緩作用)には作用しないので、不安焦燥がある不眠には適していない。

②オレキシン受容体拮抗薬

通常、覚醒と睡眠を調整する神経伝達物質であるオレキシンがオレキシン受容体と結合すると覚醒システムが作動する。オレキシン受容体拮抗薬は、オレキシンとオレキシン受動体の結合を阻害することで睡眠を誘発する(**表2-9**)。BZ系副作用(易転倒性、浅眠、せん妄、依存、耐性など)が少なく、入眠障害や中途覚醒に効果がある。また、せん妄の予防・治療にも活用できるため、高頻度で使用される。

③メラトニン受容体作動薬

メラトニンは、通常、脳内の松果体という部位から20時頃に自然に産出され、深夜にピークで明るくなると産出が止まるホルモンである。メラトニン受容体作動薬は、脳の睡眠中枢に作用して、メラトニンが自然に産出される時刻にメラトニンの分

表2-8　代表的なBZ系睡眠薬：一般名(商品名)

成分別分類	作用時間別分類	薬剤名
BZ系	短時間型	トリアゾラム(ハルシオン)、エチゾラム(デパス)、ブロチゾラム(レンドルミン)、ロルメタゼパム(エバミール、ロラメット)、リルマザホン(リスミー)
	中時間型	フルニトラゼパム(ロヒプノール、サイレース)、エスタゾラム(ユーロジン®)、ニトラゼパム(ベンザリン、ネルボン)、クアゼパム(ドラール)
	長時間型	ハロキサゾラム(ソメリン)、フルラゼパム(ダルメート)
非BZ系	超短時間型	ゾピクロン(アモバン)半減期7.5～10時間、ゾルピデム(マイスリー)半減期5～10時間、エスゾピクロン(ルネスタ)半減期1～3時間

泌を強くすることで自然に近い睡眠へと誘導する薬剤である（**表2 -10**）。あらゆる睡眠障害に効果を発揮する。メラトニン受容体作動薬の作用が過剰になったり、過少になったりするためフルボキサミン（デプロメール、ルボックス）との併用を避けて使用する。

◉看護のポイント：BZ系睡眠薬では、急に服薬を中止すると、以前より強い不眠（反跳性不眠）が出現するため、自己中断しないよう伝える。睡眠薬内服中の高齢者では、転倒転落の危険が高まるため、夜間の歩行時はナースコールを押すよう指導し歩行時は付き添う。

表2 - 9　代表的なオレキシン受容体拮抗薬：一般名（商品名）

成分別分類	作用時間別分類	薬剤名	ピーク	半減期（h：時）	特徴
オレキシン受容体拮抗薬	短時間型	レンボレキサント（デエビゴ）	1.5h	50h	副作用が増強するためイトリコナゾール（抗真菌薬）やクラリスロマイシン（抗菌薬）との併用時は減量が必要。長期間投与による体内の蓄積はない。
		スボレキサント（ベルソムラ）	1.5h	10h	副作用が激しく増強するためイトリコナゾールやクラリスロマイシンとの併用は禁止である。長期間投与による体内の蓄積がある。

表2 -10　代表的なメラトニン受容体薬：一般名（商品名）

成分別分類	作用時間別分類	薬剤名	ピーク	半減期（h：時）	特徴
メラトニン受容体作動薬	超長時間型	メラトニン（メラトベル）	—	2.7h	6～15歳の患者のみ使用可。神経発達症に伴う入眠困難の第一選択薬である。
		ラメルテオン（ロゼレム）	1.5h	1 h	効果が出るまでに2週間間程要するため他剤と併用して用いる。持越し効果が大きいので症状出現時には減量する。

引用文献

1）石田悟：主な向精神薬と副作用，吉浜文洋編：精神科ナースが行う－服薬支援 臨床で活かす知識とワザ，p.11～19，中山書店，2010

参考文献

・World Health Organization：Adherence to long-therapies：evidence for action. World Health Organization, 2003, https://apps.who.int/iris/handle/10665/42682，2022年11月20日検索
・C Charles, et al.：Decision-making in the physician-patient encounter：revisiting model. Soc Sci Med Sep, 49（5）, p651-661.1999.
・田代誠：統合失調症への治療拒絶・強制的介入をめぐる倫理的課題，清水哲郎監修・執筆：教育・事例検討・研究に役立つ看護倫理 実践事例46，p.391～396，日総研出版，2014
・中谷真樹，精神科でこんなことをしていませんか？－医療週間や'ご法度'を再考 非告知投薬をしていませんか？，精神科治療学，34（8）：875～879，2019
・廣川聖子：アドヒアランスとは何か，吉浜文洋編：精神科ナースが行う－服薬支援 臨床で活かす知識とワザ，p.20～24，中山書店，2010
・中村千里：アドヒアランスとは，特集 がん患者のセルフケアを支えるアドヒアランス，がん患者，27（7）：663～667，2022
・三井督子：精神科病院においてSDMを実践するということ－教育という観点から，特集 精神科薬物療法と看護の仕，精神科看護，49（9）：051～057，2022
・堀田英樹：精神科における薬物療法の理解，坂田三允編：新ナーシングレクチャー 精神疾患・高齢者の精神障害の理解と看護，p.50～67，中央法規出版，2012
・稲田健：本当にわかる精神科の薬はじめの一歩 改訂版 －具体的な処方例で経過に応じた薬物療法の考え方が身につく，第2版，羊土社，2019
・竹内尚子：ここが知りたかった 向精神薬の服薬指導，第3版，南江堂，2013
・天沢ヒロ：Essence for Resident 気になる向精神薬，医学書院，2019
・杉田尚子ほか編：これだけは押さえたい 改訂2版―精神科の薬 抗精神病薬・抗うつ薬・睡眠薬……はや調べノート，第2版，メディカ出版，2022
・田邊友也：的を絞った教え方の'コツ'，副作用を通じて考える薬物療法看護，精神科看護，46（6）：012～026，2019
・武井麻子：薬物療法，系統看護学講座 専門分野Ⅱ 精神看護学（1）精神看護の基礎，p.265～288，医学書院，2021

第1節　生理学的側面の理解と技術

リラクセーション

① リラクセーション

リラクセーションとは、「再び緩める」という意味である。リラクセーションを意識的に用いることで、ストレス（stress）で緊張した心身にリラックス反応をもたらすことを目的とする。ストレス状態により交感神経の働きが優位となっている状態から、副交感神経の活性化を促すことにより、自らの力で心身の安定を取り戻していくことにリラクセーションの効果がある。気分転換や不安に思うとき、考え事が多くさえない気分のとき、眠れないときなど、さまざまな場面でリラクセーションを取り入れることが可能である（**図2-7**）。

看護援助におけるリラクセーションは、生理学的側面のストレス対処法の1つである。健康問題を有する人がリラクセーションを活用することで心身をよい状態に整えることができる。つまり、リラクセーションはセルフケアの支援につながる。

ストレスには「よいストレス（eustress）」と「悪いストレス（distress）」が存在する。たとえば、課題を前にしたとき、それを取り組むことが意欲や向上心をかき立て、

リラクセーションのおすすめポイント

どんなときに？
- 寝付けないとき　目が覚めたとき
- 病気や治療が心配なとき・不安なとき・緊張するとき
- 日頃、心身の安定を保つために
- ストレス解消に

実施後の効果は？
- イライラや気分の悪さがしずまる
- 気持ちが落ち着く
- リラックスする
- 手足がポカポカする

練習したときの効果は？
- ストレス対処法に活用できる
- 心身の健康に役立てられる
- 病気への考え方が柔軟になる
- 免疫力を高め、自然治癒力が向上する

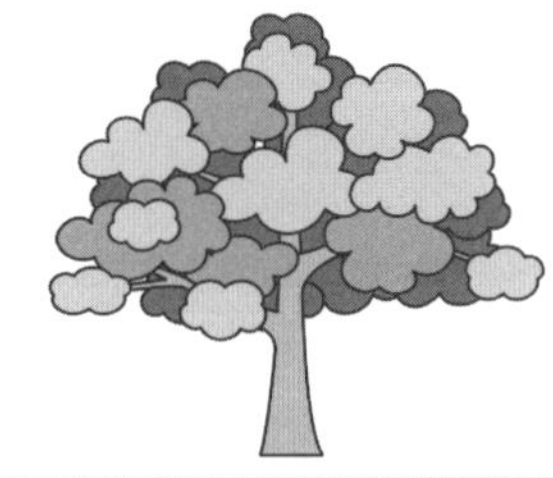

リラクセーション効果	
呼吸	深く、ゆっくり
脈拍数	減少
血圧	通常の値
手足	温かい
筋肉	緩む
心の状態	落ち着く・安定する

図2-7　リラクセーションのすすめ

（小板橋喜久代，荒川唱子編：リラクセーション法入門－セルフケアから臨床実践へつなげるホリスティックナーシング、日本看護協会出版会、2013より改変）

ほどよい緊張感ややりがいをもつ。その人の成長につながる場合、その課題は前者となる。よいストレスは、心地よい適度な刺激、目標ともいえる。

一方、課題をプレッシャーに感じ、後回しにしたり避けたりし、やる気が削がれる場合、その課題は後者となる。悪いストレスは、過度の負荷や重荷といえる。

ストレッサー（例の課題）は知覚を介して大脳皮質へ伝わり、記憶に基づいて認知・評価される[2)]。個人がどう感じるかにより、同じストレッサーがよいストレスもしくは悪いストレスになりうる。現代社会はストレスが多く、気がつかないうちに慢性的にストレスを抱える状態になることが少なくない。休息をとる、家族や気のおけない友人と雑談をする、趣味や好きなことに没頭するなど、自分なりのストレス対処法を充実させておくことが大切である。

生体システムとしての調節機能

[1] 生物学的側面からみたストレス

私たちの身体には、心身のバランスを維持する調節機能が備わっている。日常生活における外的環境にはさまざまな刺激があり、その影響を調整し、一定の内部環境を保持している。この恒常性（ホメオスタシス）は、外的環境の影響を受けて自然に働くものであるが、過度にストレスを抱え、身体に緊張状態が続くとストレス反応により生体は影響を受ける。ここではまず、生物学的側面からみたストレスについて整理する。

ストレスは、私たちに不安・緊張を引き起こすストレッサー（stressor）、緊張から心身に生じるストレス反応、そしてそのプロセスを意味する。ストレスは元来、物理学や工学の分野の用語であり、「スチールのバネがたわみ、元に戻らない状態」を指し、「外から力が加わったときに物体に生じる歪み」を意味する言葉であった。このストレスの概念が医学や生理学の生物学的側面に導入された。人がストレス反応を外的環境のさまざまな物理的ストレッサー（寒冷、高温、熱傷、放射線、騒音など）、化学的ストレッサー（酸素、飢餓、薬物、過食など）、生物的ストレッサー（細菌、花粉など）、心理的ストレッサー（配偶者の死、離婚、試験など）[3)]により脅威にさらされると、ストレス反応として自律神経系、内分泌系、免疫系が働き、またその働きにより生体バランスを保つという基本的なストレスの考え方がある。

[2] ストレスと生体システム（内分泌系・自律神経系・免疫系）

ストレスの脅威にさらされたとき、一定の生体システムで脳・生理機能が働く（**図2-8**）。

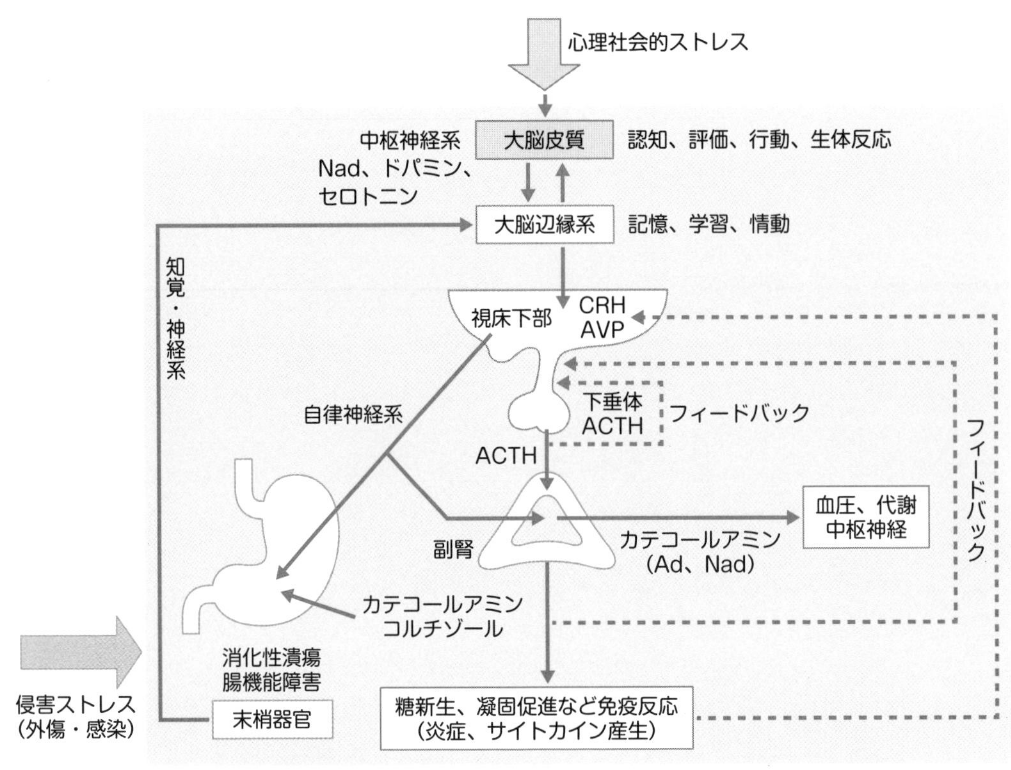

図2-8　ストレスの主要経路

（河野友信ほか編：ストレス診療ハンドブック，第2版，p.3，メディカル・サイエンス・インターナショナル，2003より一部改変）

ストレッサーの刺激は大脳皮質から大脳辺縁系に伝達され、ノルアドレナリン、ドパミン、セロトニンなどの神経伝達物質により不安、緊張、恐怖、怒り、悲しみなどの情動興奮を引き起こす。

また、内分泌系と免疫系では、大脳辺縁系から視床・視床下部に伝達し、副腎皮質刺激ホルモン放出ホルモン（CRH）は、副腎皮質刺激ホルモン（ACTH）、コルチゾールの分泌を引き起こす。

ストレッサーにより身体内でストレス反応を起こすホルモンをストレスホルモンとよぶが、その代表であるコルチゾールの分泌が副腎皮質から促進される。急性のストレスではコルチゾールの分泌が著しく増加し、血圧上昇、心拍数の増加、血糖上昇（糖新生）、脂質分解促進、さらにインスリン抵抗性、免疫（炎症）などさまざまな生態機能に影響を与える。過剰なストレスによりコルチゾールの分泌が続くと、脂質の蓄積、内臓型肥満、血中コレステロールの増加を引き起こし、海馬の萎縮や免疫力の低下に影響を与える[5)]。また副腎髄質からはアドレナリン、ノルアドレナリンなどのカテコールアミンの分泌が促進される。血圧上昇、心拍数の増加、血糖上昇、血液凝固能の亢進、代謝亢進、中枢神経覚醒作用、胃粘膜血流の低下などを引き起こす[6)]。

その他、アルギニンバソプレシン（AVP）は、炎症や出血などの侵害刺激により血

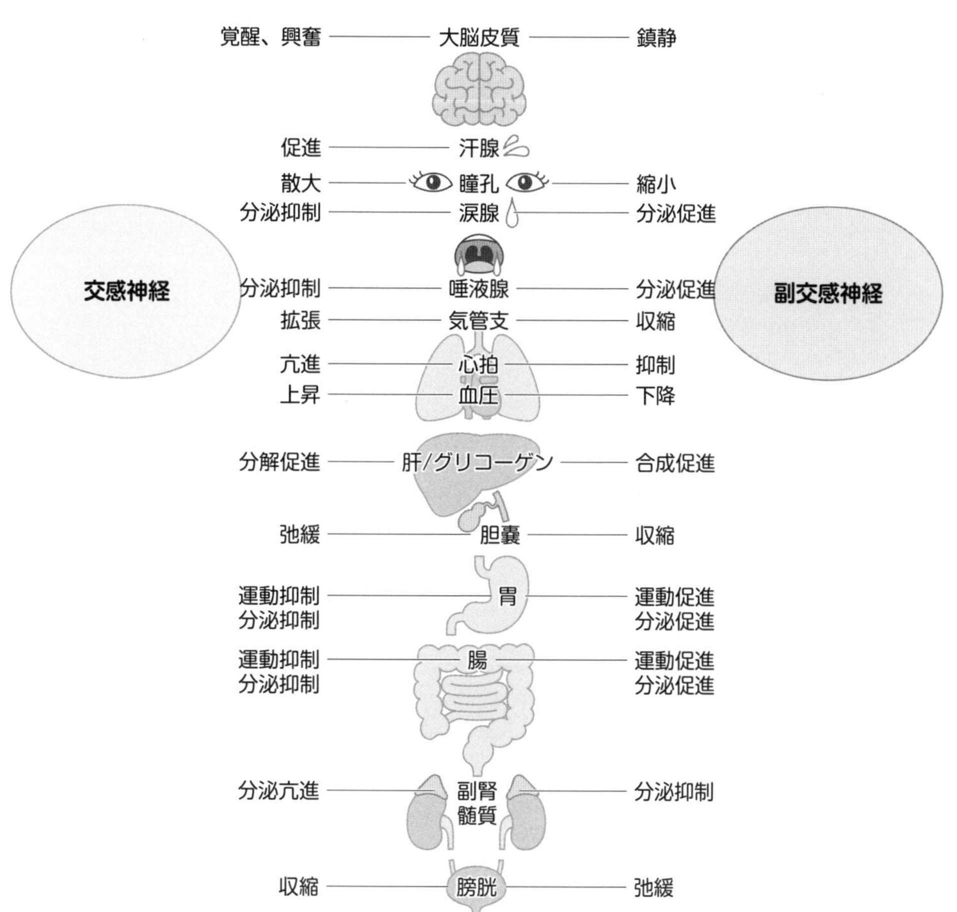

図2-9　自律神経系の働き

圧上昇などを引き起こす[7]。これらの内分泌系のストレス反応にはフィードバック機能が備わっており、通常は一定の生体バランスを保持する。

自律神経系の中枢は視床下部にあり、交感神経と副交感神経は身体の器官を支配している。強いストレッサーがかかると、交感神経が優位となりカテコールアミンが分泌される。また、ストレスが継続した場合には、交感神経の働きを弱めて副交感神経が機能する（**図2-9**）。

3 リラクセーション法

リラクセーション法は、いつ、どのようなときでも活用でき、一つひとつのリラクセーション法はシンプルである。しかし、リラックス反応の体験がなされるまでは、習得が必要になる。セルフケアとしてリラクセーション法を活用していくことに関心をもってもらい、それぞれの目標に向けて練習できるよう支援していくことが大切である。

リラクセーション法を実施する事前準備として、ゆったりとした服装、楽な姿勢、静かで落ち着いた環境などが必要である。観葉植物やアロマ、気持ちが安らぐ音楽などを用いるのもよい。

リラクセーション法を実施する際の心構えとして、「今、ここでのあるがままの自分」を受け入れていくことが重要になる。不安なこと、過去のことで思い浮かぶこと、周囲の物音や人の動きなど気にかかることも無理に取り払わず、そのまま受け入れながら、リラクセーション法に意識を集中していくよう働きかけていく。すぐにリラックス反応が体験できなくても、あせらず繰り返し練習していくうちに少しずつ習得できるようになることも説明する。配慮が必要な点は、活動的な時間帯、空腹時や食事直後などは避けること、簡単に手足を動かす運動やストレッチを行なってからリラクセーション法を終了することがあげられる。

ここで紹介する呼吸法、筋弛緩法(漸進的筋弛緩法)、自律訓練法などのリラクセーション法は、患者の身体疾患、精神疾患の状態によっては導入が難しく、工夫が必要である。また実施する際は、ホリスティック(全人的)な視点で患者に寄り添い、ともにリラックスして進めていくことを心がけることで、患者はリラクセーション体験が得られやすくなり、結果的にリラクセーション法の習得にもつながる。

[1] 呼吸法

①適応となる対象

腹式呼吸が効果的な者が対象となり、過換気症候群、パニック発作、不安、抑うつ状態、不眠、イライラ、筋肉に緊張のある者[8)]に効果が期待できる。

②呼吸法の機序

呼吸は自律神経系につかさどられて無意識に繰り返しているが、呼吸筋は随意筋のため意識的に調節することができる。深い呼吸である腹式呼吸により、意識的に横隔膜を動かすように呼吸すると、副交感神経の働きが優位になりリラックス反応が得られる。

③呼吸法の進め方(図2-10)

①座位では、背もたれから1cmほど開けて、ゆったりと深くいすに座る。臥床では、両膝を軽く曲げ、手は腹部に当てるか、体幹の脇で手の甲を上にする。

②目を軽く閉じて歯の食いしばりを解き、肩の力を抜く。

③意識を呼吸に向けて、自然な呼吸をゆっくりと繰り返す。

④続けて、腹部に手を当て、ゆっくり4秒程度かけて鼻から息を吸い、腹部を膨らませ、息を軽く止める。

⑤口をすぼめ、ゆっくり細く長く8秒程度かけて息を呼き、腹部を凹ませながら身体の緊張を緩める。

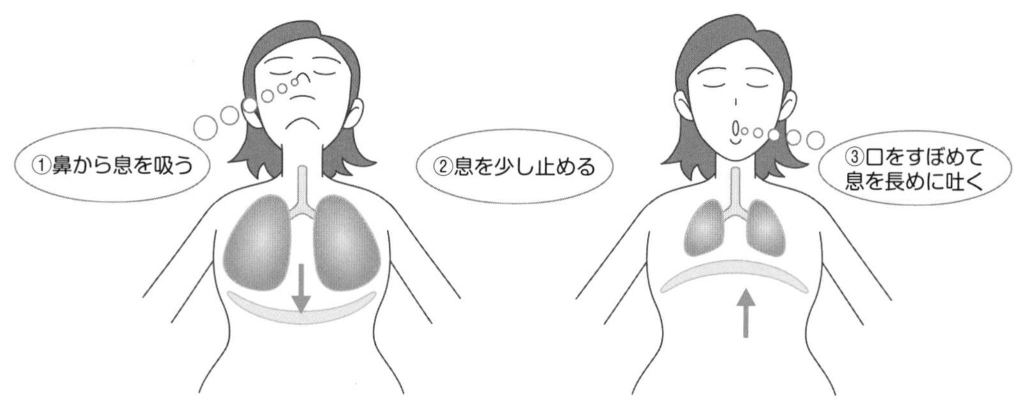

図2 -10　呼吸法の進め方

⑥その人のペースに合わせて、腹式呼吸をゆっくり繰り返す。

⑦気持ちが落ち着いてきたら、少しずついつもの呼吸に戻しながら目を開ける。

⑧手足をゆっくり動かし、軽くストレッチする。

④呼吸法のポイント

腹式呼吸は、リラクセーション法の基本となり、他の方法と組み合わせて使用される。とくに呼気に意識を向けて、ゆっくり、ていねいな呼吸を繰り返すことで自己コントロール感を保持しながら心身の機能が整い、不安・緊張を緩和させる効果がある。

[2] 筋弛緩法（漸進的筋弛緩法）

①適応となる対象

筋肉の緊張状態（肩こりや腰痛など）、不安、不眠、抑うつ状態、倦怠感、過敏性腸症候群、高血圧、恐怖症、吃語症の方に効果的であり、言葉を理解し、運動・筋肉系の随意運動が可能な者が対象[9)]となる。

②筋弛緩法の機序

不安・緊張状態のときに筋緊張は高まる。筋弛緩法は、筋肉を緊張させ、腹式呼吸を取り入れながら弛緩させていくことを繰り返し、リラックス状態に導く。筋緊張は自覚のないことが多いため、弛緩からリラックス状態を経験することで、その緊張部位に気づき、過剰な緊張状態にならないようなセルフケアが期待できる。

③筋弛緩法の進め方（図2 -11）

ジェイコブソン（Edmund Jacobson）が開発した16の筋群で練習していく漸進的筋弛緩方法が有名である。ここではその方法を用いたものを紹介する。

[前腕（外側）]

①臥床し、膝の下にクッションを入れる。もしくはいすにゆったりと座る。

②両手首を少し外側にしてこぶしを強く握る。両手と腕の外側に緊張を感じてみる。

③さらに力を入れてゆく。両手と腕の外側が強く緊張していることを感じてみる。

④両手の力を抜き、こぶしをふわりと広げる。筋肉が緊張したときと緩めたときの違いを感じてみる。

⑤身体全体をリラックスさせる。

[前腕（内側）]

①両手首を少し内側にしてこぶしを強く握る。両手と前腕の内側に緊張を感じてみる。

②さらに力を入れてゆく。両手と前腕の内側が強く緊張していることを感じてみる。

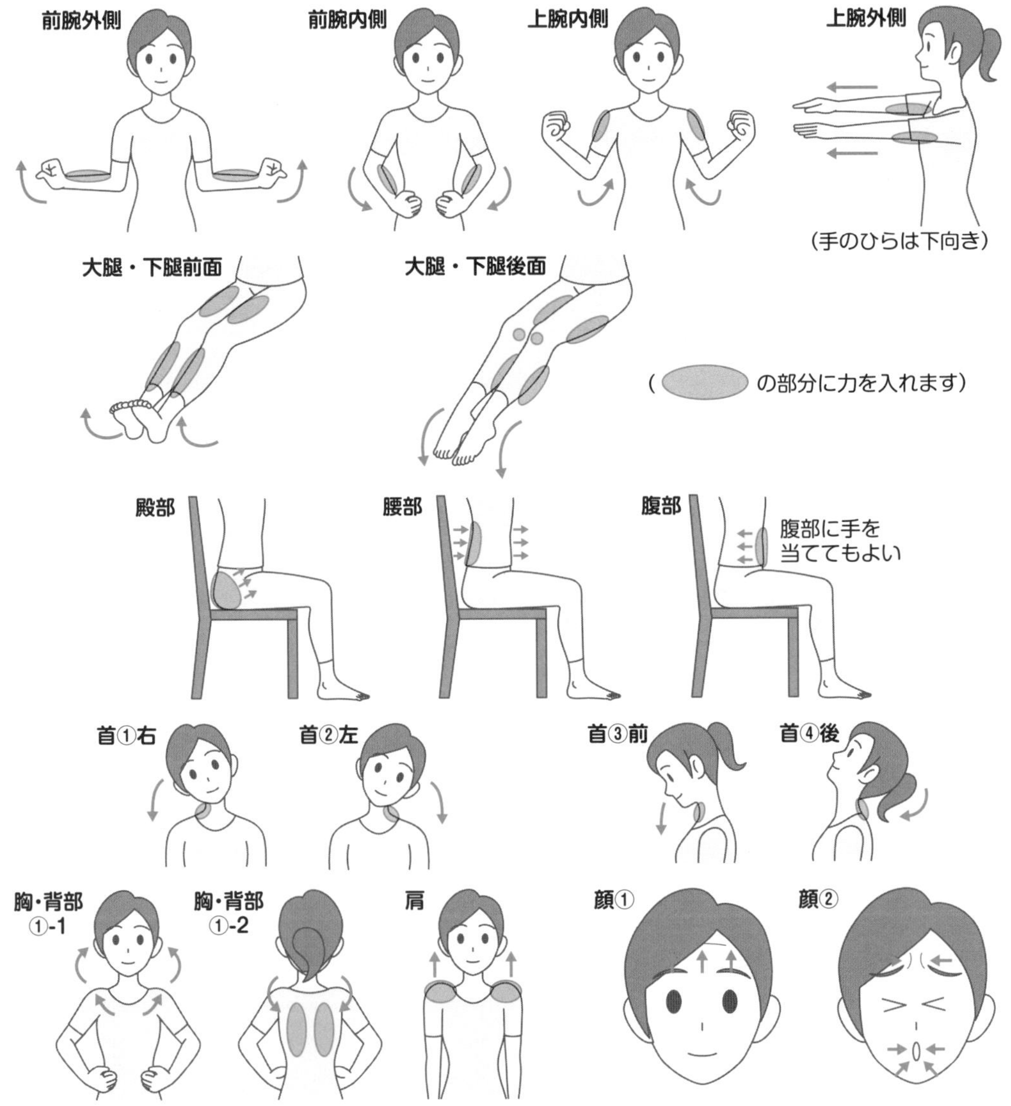

図２-11　筋弛緩法の進め方

③両手の力を抜き、こぶしをふわりと広げる。筋肉が緊張したときと緩めたときの違いを感じてみる。

④身体全体をリラックスさせる。

[上腕]（前腕と同じ手順を、以下の部位で行う）

①両腕を曲げて、上腕の内側（上腕二頭筋）を緊張させたのち、ふんわりと伸ばし、身体全体をリラックスさせる。

②両掌を下にして、床と並行に指を伸ばすようにして両腕を伸ばし、上腕の外側（上腕三頭筋）を緊張させた後、ふんわりと伸ばす（いすの場合には、腕を地面と平行に、身体の前へ伸ばす）。

[大腿・下腿（前面）]

①つま先を顔の方に向けて、踵を押し出し、向こう脛と足全体に力を入れたのち、リラックスさせる。

[大腿・下腿（後面）]

①足とつま先を床に向けて、ふくらはぎ、膝、大腿に力を入れて緊張させたのち、リラックスさせる。

続いて、殿部（殿部の筋肉をすぼめる）、腰部（腰をそらす）、腹部（腹筋に力を入れる）、胸・背部（胸を広げるように息を吸い、肩甲骨を寄せる）、肩（両肩を耳のほうに引き上げる）、首（右、左、後ろ、前を１つずつ傾ける）、顔（額に横しわをつくるように上へ引き上げる、眉間にしわを寄せて、ぎゅっと閉眼して口をすぼめる）の筋緊張と弛緩を行う。

④筋弛緩法のポイント

１つの部位を行なっているときには、他の部位はリラックスして行う。息を吸いながら７割程度の力で５秒ほど筋肉を緊張させ、息を吐きながら力を一気に抜き、20秒程度弛緩した状態を維持する。合間に身体全体をリラックスさせているときには、腹式呼吸を取り入れるとよい。

[3] 自律訓練法

①適応となる対象

10歳前後から実施可能であり、不安、抑うつ状態、不眠、倦怠感、疼痛コントロールのほか、呼吸器系疾患（過換気症候群，喘息）、消化器系疾患（便秘・下痢・胃炎・潰瘍・痙攣・過敏性腸症候群）、循環器系疾患（頻脈、不整脈、高血圧、四肢冷感、頭痛）、内分泌系疾患（甲状腺疾患や糖尿病）などのさまざまな健康障害をもつ人が対象[10]となる。自律訓練法は自己催眠のため習得は難しいが、身体機能への直接的な侵襲が少ないため、あらゆる状態の者に適応できる。

①自律訓練法の機序

自分に催眠の暗示をかけながらリラクセーションへ導く方法である。シュルツ(Johannes H. Schultz)による背景公式と第１公式〜第６公式の合計７つの公式の自立訓練法が活用されている。自律訓練法は、自分の意識を集中して身体の一部ずつに、効果が出るよう働きかける。

②自律訓練法の進め方（図２-12）

心の中で１つずつ唱え、その状態を感じ取っていく。ゆったりとした安楽なソファにもたれかかって座るか、横になり、楽な姿勢で行う。

- **背景公式（安静練習）**：「気持ちが落ち着いている」
- **第１公式（重感練習）**：「右の腕が重たい」「左の腕が重たい」「両腕が重たい」「右の足が重たい」「左の足が重たい」「両足が重たい」（利き腕、利き足から始める）
- **第２公式（音感練習）**：「右の腕が温かい」「左の腕が温かい」「両腕が温かい」「右の足が温かい」「左の足が温かい」「両足が温かい」（利き腕、利き足から始める）
- **第３公式（心臓調整練習）**：「鼓動が落ち着いている」を数回繰り返す。
- **第４公式（呼吸調整練習）**：「呼吸が落ち着いている」を数回繰り返す。
- **第５公式（内蔵調整練習）**：「お腹・みぞおちが温かい」を数回繰り返す。
- **第６公式（額部涼感練習）**：「額が涼しい」を数回繰り返す。

③自律訓練法のポイント

無理に誘導せず、筋緊張が緩んで重くなること、末梢循環がよくなって温かくなること、心臓が無理なく拍動してうること、楽に呼吸ができること、内臓の動きがよくなり、頭が涼やかになる様子を感じとっていく。

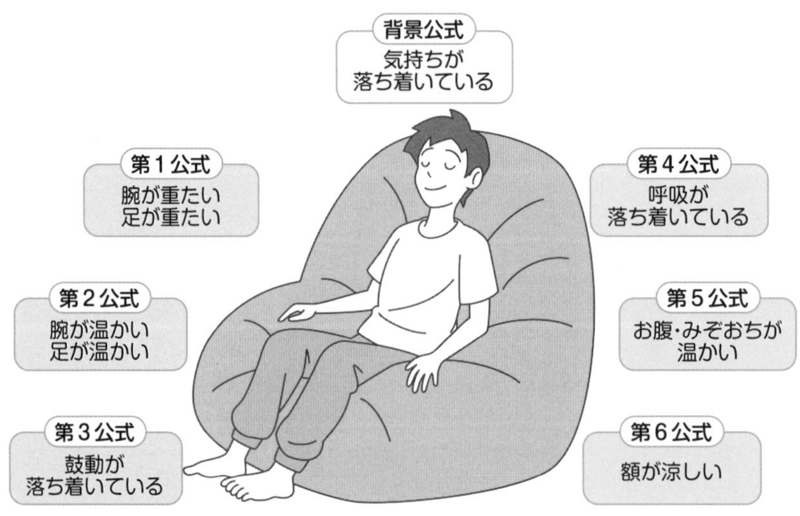

図２-12　自律訓練法の進め方

ホリスティックナーシング

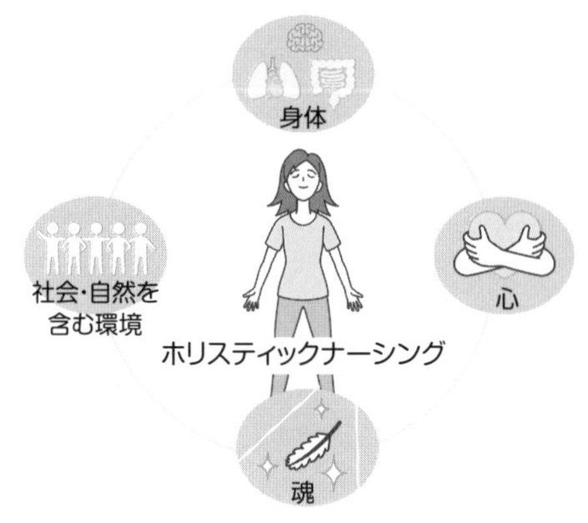

ホリスティックナーシング（全人的看護）とは、身体（body）だけでなく、心（mind）と魂（sprit）をも包括し、社会や自然環境との調和のなかで生きている全体的＝ホリスティックな存在としてケアする看護[11]のことである。病気や事故・災害などの影響により、長い期間の不快な症状、不安、緊張、恐れ、無力感などを抱く対象をホリスティックにとらえていく感性を養い、寄り添うことによりリラクセーションの看護による効果を高める。

事例　呼吸法を用いた精神科病棟での看護学生の実習事例

患者：Sさん（女性）、年齢：60代、診断名：うつ病、亡き夫と暮らしていた自宅で単身生活

学生A（３年生）は、実習で精神科病院の開放病棟に来た。リラクセーション法に興味をもって勉強してきたため、実習指導者に相談してうつ病の患者を受け持つことになった。

実習初日、受け持ち患者Sさんは優しい笑顔で学生Aと話しをしてくれた。Sさんはとても几帳面で、作業療法も休まず参加して、他の患者さんと楽しそうにアクセサリー作りや塗り絵を行い、ていねいに仕上げていた。ベッドサイドはきれいに整っていて、身のまわりのことで困っていることはなさそうである。Sさんの夫は、数年前に脳血管疾患で急逝し、自宅で単身生活を送っていた。その間Sさんは抑うつ状態がひどくなり、薬物調整目的で１か月ほど前に入院し、２週間後には退院予定となっている。

学生Aは、Sさんはセルフケアがほぼ自立しているし、退院後の生活もきちんと考えられていることから、自分に何ができるのだろうと悩んだ。実習指導者に相談すると、「Aさんは Sさんとよい関係にあるみたいだから、困っていることはないかを直接聞いてみたら？」とアドバイスをもらった。

実習３日目に、学生AはSさんに「ご自分でいろいろなさっていて、すごいなと思いました。何か困っていることはありますか？」と尋ねた。Sさんはにっこりとされ、うーんと考えながら、「困っていることはないのよ。あえて言うと、そうね、頭が痛くなるのと眠りが浅いことくらいかしら」と話した。夜間の看護記録にも、看護師が訪室したときに体動があることや朝早くからラウンジの熱帯魚を眺める姿が記載されていた。また、睡眠薬などを増やす予定はなく、Sさんもそれは望んでいなかった。学生Aは不眠に効くものとして呼吸法を選び、「うつや不安、緊張にもよいみたい。ご主人のことや今後のことについて考え事も多そうだし、いいかもしれない。Sさんに薦めてみよう」と考えた。

実習２週間目、学生Ａは、Ｓさんと木々の合間を散歩中にベンチに腰掛け、深呼吸を一緒に行った。Ｓさんは、「身体にきれいな空気が入ってきて、気持ちいい」とリラックスされているようだった。ゆったりとした時間に、心地よい沈黙が流れた。そして学生Ａは、腹式呼吸のやり方を伝え、呼吸法を進めていった。最後に手首、足首、首を回すなどの軽い運動で終えると、「ふーっ」とＳさんは息をついた。「いろいろ思い浮かぶのよ。主人のこと、子どもが小さなときのこと、家の植木のこと。不思議とね、あなたといるせいかしら、若いときの自分のことを思い返していてね」と話した。学生Ａは傾聴し、しばらくＳさんの話しを聞いていた。その日からは、散歩に行くたびに呼吸法の練習をとり入れていった。学生Ａは、寝る前にもやってみることを提案したが、Ｓさんは苦笑いをするだけであった。

実習３週間目、学生Ａは呼吸法のリーフレットを作成し、最終日にＳさんへ渡した。Ｓさんは、「呼吸法、くつろいでいるときにやるとほんと気持ちは休まるし、頭もスッキリしたのよ。何よりＡさんが一緒にやってくれて元気になりました。ありがとう」と笑顔でリーフレットを受け取った。そして「これからは寝る前にやってみますね。ひとりで呼吸法をやるのはなんだか寂しいね」ともらした。

実習終了後、Ｓさんは、「人のいる温かさっていうのはよいものですね。私は夫が生きているかのようにやり過ごしてきてね。でも実際は、家には誰もいなくて、不安ばかり。Ａさんは明るくて、元気で。私もそんな頃があったし、その元気がまだ心の中にあることを感じてね」と病棟の看護師に語った。

Ｓさんはこれまで妻として、また母親として家族を支えてきた。夫の急逝から単身生活となっても気丈に慎ましく頑張ってきたのだろう。退院日は近づいていたが、単身生活へ戻ることに心細さを抱えていたことから抑うつ感が継続し、眠りが浅くなっていた。学生Ａは、Ｓさんとのよい関係性を基盤に、自然な流れで呼吸法を取り入れることができた。また、Ｓさんは、呼吸法の練習の間、学生Ａに見守られながらこれまでのさまざまな思いを自分のなかで受け止め、自己信頼感を取り戻す経験をしていた。リラクセーション法はホリスティックに寄り添い、その効果を高める援助技法の１つである。

引用文献

1）小板橋喜久代，荒川唱子編：リラクセーション法入門－セルフケアから臨床実践へつなげるホリスティックナーシング，日本看護協会出版会，2013
2）河野友信ほか編：ストレス診療ハンドブック，第２版，p.6，メディカル・サイエンス・インターナショナル，2003
3）前掲書２），p.3
4）河野友信ほか編集：ストレス診療ハンドブック，第２版，p.３，メディカル・サイエンス・インターナショナル，2003
5）丸山総一郎編：ストレス学ハンドブック，p.15，創元社，2015
6）前掲書２），p.8
7）前掲書２），p.7
8）五十嵐透子：リラクセーション法の理解と実際，第２版，p.28，医歯薬出版，2015
9）前掲書８），p.55
10）前掲書８），p.81～82
11）日本ホリスティックナーシング研究会：ホームページ，http://www.jhna.jp より2023年３月５日検索

参考文献

・丸山総一郎編：ストレス学ハンドブック，創元社，2015
・Jerrold S.Greenberg（服部祥子監訳）：包括的ストレスマネジメント，医学書院，2006

第2節　心理・社会的側面の理解と技術

ペプロウの対人関係理論に基づく看護

① はじめに

信頼を基盤とした患者-看護師関係が成立していなければ、質のよい看護を実践することは難しい。ここでは、人間/患者理解に焦点を当て、人間を精神力動の観点から理解し、精神力動的看護という概念枠組みを提示したペプロウの患者-看護師関係を鍵概念とする理論を紹介する。

② ペプロウの看護理論

ペプロウ（Hildegard E. Peplau）は「精神科看護の母」とよばれる。ペプロウは、精神科医で社会心理学者であるサリヴァン（Harry S. Sullivan）の対人関係論やフロイト（S. Freud）の精神力動理論の影響を受けつつ、1940年代から、対人関係の理論を研究し、看護師の専門性の発展に尽力し、自身の精神科病院での看護実践から対人関係論を構築した米国の理論家である。この理論は分野を問わず、すべての看護実践で利用できるが、とりわけ精神科看護領域では援助の方向性や内容を考えるのに有用である。なぜなら、精神疾患患者は対人関係にまつわる問題を抱えることが多く、他者との関係性のなかで病状は良くも悪くもなる面をもつからである。1952年に『人間関係の看護論』を著わし、精神力動理論に基づく治療的な患者-看護師関係について述べている。彼女は、「看護とは有意義な、治療的な、対人的なプロセスである。看護は地域社会にある個々人の健康を可能にするほかの人間的諸プロセスと共同して機能する。（…中略…）看護とは、創造的、建設的、生産的な個人生活や社会生活をめざす、パーソナリティの前進を助長することを目的とした教育的手だてであり、成熟を促す力である」と定義している[1)]。「対人的プロセス」と表現されているように、左端に異なる目標と関心をもった二人が位置し、右端に共通の理解をもつ当面の問題を解決するために共同して働いている二人がいる[2)]（**図2-13**）。患者-看護師関係は、この一本の連続線上を動いている[3)]。

この理論の焦点は、患者と看護師は治療的な相互作用のなかで互いに成長するとい

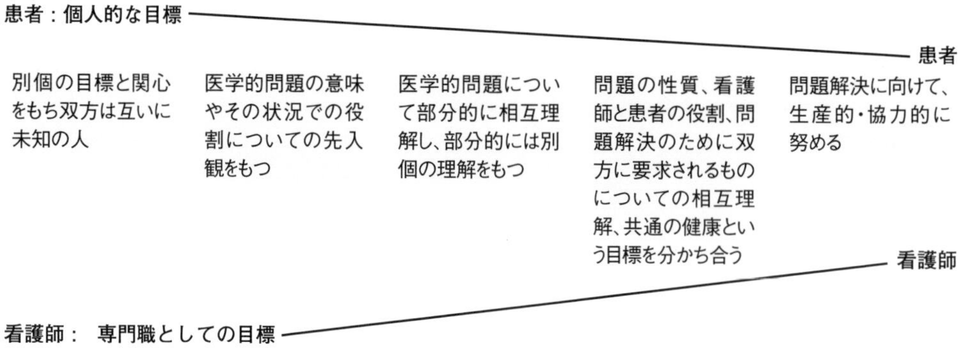

患者：個人的な目標

患者

別個の目標と関心をもち双方は互いに未知の人

医学的問題の意味やその状況での役割についての先入観をもつ

医学的問題について部分的に相互理解し、部分的には別個の理解をもつ

問題の性質、看護師と患者の役割、問題解決のために双方に要求されるものについての相互理解、共通の健康という目標を分かち合う

問題解決に向けて、生産的・協力的に努める

看護師

看護師：　専門職としての目標

図2 -13　患者-看護師関係の変化する様相を示す連続体

〔H.E Peplau（稲田八重子他訳）：ペプロウ人間関係の看護論，p.9，医学書院，1973より改変〕

う点である。看護師はプロフェッショナルとして成長・成熟していくことが、患者の回復に影響する。患者と看護師の相互作用とは、共同作業というかたちをとり、双方向的な関係である。だからこそ相互作用は、患者と看護師どちらにとっても成熟を促す力や教育的手段となり、患者と同様に看護師も関係をとおして成長・成熟を経験する[4)]。

さらに、看護の過程を、「看護師と患者が、互いを同等ではあるが異なる人間として、また問題解決にともに預かる人間として、知り合い尊敬しあうようになるとき、看護のプロセスは教育的・治療的なものになる」[2)]としている。この「治療的」とは、患者の回復を意図した言葉の使い方、声のかけ方、患者に向き合う姿勢を意味する。しかしながら、治療的かかわりには落とし穴がある。患者にかかわっていく間に感情が巻き込まれ、知らぬまに、すなわち無意識に看護師が患者に深く関与してしまうことで、病的行動パターンを永続化させ、慢性化への道を辿らせることである。したがって、患者との間にある程度の対人的距離をおく必要がある[5)]。程よい対人的距離は、患者-看護師関係における転移、逆転移を防ぐことにもなる。

またペプロウは、看護実践について、「方向づけ、同一化、開拓利用、問題解決のプロセスであり、看護師の役割は未知の人、無条件的な母親の代理人、カウンセラー、情報提供者、母親や兄弟の代理人、そして大人の役割をとりながら、患者自身の問題解決に寄与する」と述べている[6)]。さらに「健康へ導く一般的な諸条件はつねに人間関係の場にある」[7)]と強調し、患者と看護師は健康に向かって問題解決を目指す同志

column

転移と逆転移

精神分析学の創始者であるフロイトが発見した現象。転移は、患者の過去に体験した感情・欲求・葛藤・対人関係のパターンが医療者との間で現れることである。患者の両親や近しい人に向けられた感情や関係性が医療者との間に起こる。逆転移は、医療者が患者に対して特別な感情を抱くことである。どちらも患者との建設的な関係性に支障をきたすため、医療者は自身の感情のモニタリングや距離の見直しが必要になる。

であると主張している。

理論の特徴は、看護は患者-看護師の対人関係プロセスのなかで行われること、患者は学習する者であり看護師は教育的成熟を促す者であることである。理論に沿って患者-看護師関係を見直すことにより、その患者との治療的な関係とはどのようなもので、看護師に求められる役割は何であるのかについて検討することができる。また、この関係を構築する過程で、両者は精神的なあるいはパーソナリティの成長を促され、そのことが精神疾患患者の精神的健康の回復を支えることになる。なお、対人関係プロセスを構成するものは、患者と看護師という２人の人間、専門的な知識、専門的な技術、患者のニードの４要素である[8)]。

ペプロウは観察の重要性についても言及している。観察するとは、患者が言っていること、行っていることを見ること・注目すること・耳を傾けることであり、ここには患者の行動やジェスチャーを注視することと患者の気持ちを感情移入して観察することを含む。

患者-看護師関係の発展段階[9)-12)]

患者-看護師関係は、①方向づけの局面、②同一化の局面、③開拓利用の局面、④問題解決の局面の継続的な４つの局面から構成される（**図2 -14**）。これは入院から退院までの治療枠組みでもあり、行きつ戻りつしたり、重なったりしながら進んでいく。看護師は、患者が４局面のどこにいるかを的確に理解するか・しないかにより、援助の質は異なる。

①方向づけの局面

看護師は患者にとって未知の人として存在する。患者は自分が抱えている問題は何であるのか、必要な援助を看護師とともに明確にし、援助の度合いを認識していく過程である。患者のパーソナリティの成長に向けての方向づけも含む。看護師は、患者が自分の置かれている状況を理解できるように支援する。たとえば、患者が理解できる言葉でケアの目的を伝え、健康を取り戻すために患者がすべきことを説明する必要

column

サリヴァンの対人関係論

米国の精神科医サリヴァンは、精神医学を「対人関係の学である」と考えた。そして、治療者は傍観者（ただ傍で眺めている）や客観的な観察者ではなく、治療者自身が対人的相互作用に巻き込まれながら治療にあたるべきとし、関与しながらの観察の重要性を説いた。看護師は患者との相互作用が展開される場で援助を行い、患者が抱く感情に影響されながら関与し、患者を理解しようとしている。

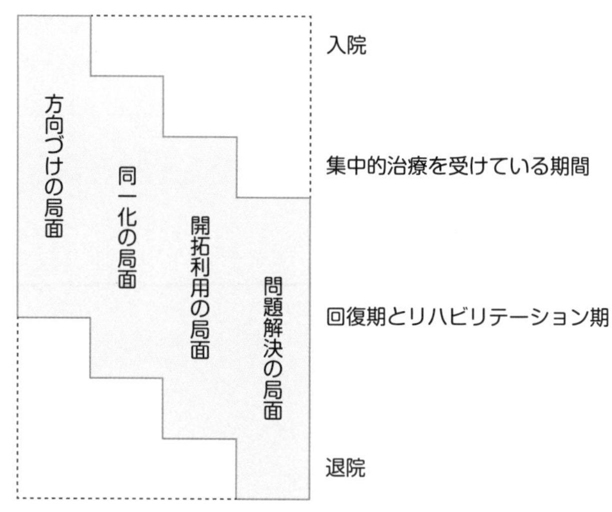

図2-14　看護師―患者関係における重なり合った諸局面
〔H.E Peplau（稲田八重子他訳）：ペプロウ人間関係の看護論，p.22，医学書院，1973より改変〕

がある。

②同一化の局面

患者がさまざまな行動をとりながら自分のニードの充足や問題解決の援助をしてくれる看護師を選び、接近し、信頼できるかどうかを確認し、その看護師と関係を密にしようとする。患者は看護師と、自分の問題について状況の見方や気持ちや考えを見直すために話し合い、依存から自立に向かう力を培う。看護師は無条件な母親の代理人としての役割を果たす。

③開拓利用の局面

患者は看護師との協同の働きにより、ニーズの充足や問題解決に向けて、自分の感情・思考・情報・行動を含めて問題の根源を探求し、可能な資源を利用する。また、自己決定や自己責任、潜在能力に対する自信を養い、セルフケアに関心をもつ局面でもあり、学習をとおして問題に取り組む姿勢ができてくる。看護師は必要な行動を遂行していくための情報提供者かつどのような資源を活用できるのかをともに考えるカウンセラーの役割を担い、資源の活用では患者の選択の際にリーダーシップをとる。

④問題解決の局面

患者は看護師の同一化から徐々に抜け出し、自立する能力を身につけ、さらにそれを強化する。患者は問題に一人で向き合い、新たに目標に向かって進んでいく最終局面である。看護師は、患者が社会的関係を拡げられる援助を提供し、患者が自分の人生に主体的に関わることができるように援助することが大切である。治療的対人関係の終結期ともいえるこの時期は、患者と看護師が各々自立することが求められる。

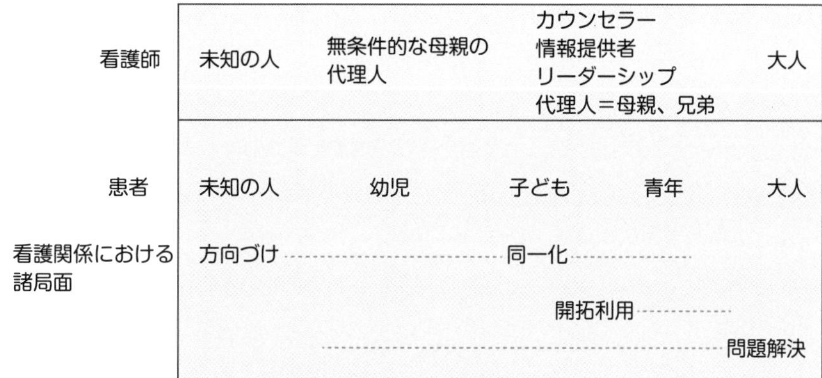

図2 -15　看護師－患者関係における諸局面と役割の変遷
〔H.E Peplau（稲田八重子他訳）：ペプロウ人間関係の看護論，p.58，医学書院，1973より改変〕

以上のように、患者は看護師との関係を通して精神の成熟度に合わせた人間関係を築き、病状が安定し、自分の問題に取り組むことができるようになる[9)]（**図2 -15**）。

看護師の役割

看護師に期待される役割は6つある[13)]。各役割の内容と精神看護の場面例を記す。

①未知の人の役割

患者が入院となり、初めて看護師に出会うとき、すなわち患者-看護師関係のスタート地点では、患者にとっての看護師も、看護師にとっての患者も未知の人である。初対面の人に与えられる尊敬や積極的な関心は、最初は没個性的なものであり、通常の礼儀と同じである。この時点での原則は、（1）患者を現在あるがままに受け入れること、（2）初対面の患者はあくまでも精神面では正常な人であるとの基盤に立って遇し、正常ではないとの証拠が判明しない限りこの基盤の上で患者との関係を保っていくことを意味する。

統合失調症を患うAさんを受け持つことになったとき、看護師BとAさんは、互いのことを観察しながらコミュニケーションをとるが、ここで看護師Bは、Aさんの人物像を捉えるために関心を寄せる。Aさんは何に困っているのかを探りながら、日常交わす挨拶などからAさんの言動の特徴を知り、内的世界の様相を想像する。先入観をもたずにAさんのあるがままの姿を受け入れ、礼節を保ちながらその言動の背景にあるものは何かと考えながらかかわっていく。同時に、Aさんも看護師Bのことをさりげなく観察しており、この看護師は信用できるのか、自分のことを考えてくれる人なのかなどを感じとったり見定めたりしている。

②情報提供者の役割

看護師は、自らを専門知識や技術行為の供給源と考え、患者や地域社会の人々の健康を増進するために必要な多くのことを提供している。看護師は、ある患者に実施した「限定されたケア」を常に明確に理解してもらうために、治療計画や処置行為について説明している。

統合失調症の発症から６年経過し、単身生活しているＣさんは週１日の訪問看護を利用している。交流ネットワーク狭く、普段かかわる人は近隣に住む両親のみで、自宅でゲームをしてこもりがちである。Ｃさんは昼夜逆転になることを気にしており、訪問看護の度に生活リズムを整える心がけやコツを聞き、散歩の回数を増やすことを看護師に勧められている。

③教育的役割

患者が今現在何を知っているかを出発点とし、患者が知りたい/利用したいと思っている医学的知識を中心に教育を展開する。ライフサイクルを通じて何度も起こりうる困難な問題に取り組む姿勢を育て、知識の伝授のみならず、患者に体験を振り返ってもらい、今後のことを一緒に考える。

今回の入院が３回目となる躁うつ病を患うＤさん。過去２回の入院はいずれも、服薬の自己中断が原因の症状再燃であり、そもそもなぜ薬を飲み続けなければいけないのか疑問に思っていた。退院後に服薬自己中断とならないよう、薬の効果、副作用、自分の調子の変化と薬とのつきあい方、服薬のメリットなどに関する服薬心理教育に参加し、Ｄさんが服薬の意義と継続のメリットを理解することを目指す。看護師は薬剤師などの他職種と協働して、服薬心理教育という教育的アプローチを実践する。

④看護におけるリーダーシップ機能役割

民主的な関係に基づいた看護をめざすために、患者は自分へのケアの一部、あるいは全体の計画立案をともに行い、自分の意思で実施することを許され、もっと主体的になるよう励まされることがある。

退院を近くに控えている30代の統合失調症を患うＥさん。退院後、忘れずに服薬できるかが心配ではあるが、仕事をみつけて働きたいと考えている。看護師は、服薬カレンダーの使用を紹介し、どのような働き方をしたいのか、デイケアの就労プログラムがよいか、就労継続支援Ｂ型事業所を望むかなど、Ｅさんに合った資源やサービスを提案し、話し合った。最終的にＥさんは、一般就労を目指して、まずは就労継続支援Ｂ型事業所を利用したいとのことで、精神保健福祉士と主治医へその旨伝えた。

⑤代理人の役割

感情転移を起こしている患者は、無意識のうちに看護師を患者にかかわりのある他の人とすり替えてみており、他の人と同様の感情を抱いてしまう。そのため、実際の看護師をその人自身としてみていない。たとえば、看護師をあたかも母親や兄弟など、過去に関係を築いた人々のなかの誰かのように感じ、看護師にその人（例：母親、兄弟姉妹など）に抱く感情を反映させた人間関係とする。この関係は必ずしも肯定的な関係とは限らず、拒否や怒りなどの感情となることもあり、この代理人の役割は、患者の心理的ニードによって決められる。

入院して１年になるＦさんは、看護師Ｇと話をしている最中、「看護師Ｇさんと話しをしていると、姉のことを思い出します。顔や背格好がすごく似ているわけではないんだけど、話をしているときの雰囲気とか表情から、姉みたいだなと思う。この病気になってから会っていないけど、姉はしっかり者で、いつも後ろにくっついていたことを思い出します。今どうしているかな……。何かあったら、相談していいですか」。Ｆさんには看護師Ｇが実姉のように映り、頼りにしている様子であった。

⑥カウンセラーの役割

患者は知らず知らずのうちに自分の考えや価値観、認知に基づいて状況を判断して困った状況に陥っているため、カウンセリングは、患者に自分の思考や認知などの傾向を気づかせる機能をもつ。看護におけるカウンセリングは、患者が病気からの回復に必要な条件に気づくことができるよう援助する。

うつ病を患うＨさんは、「家に帰れるのはうれしいけど、家事がちゃんとできるか心配です。夫や子どもに迷惑をかけるんじゃないかと考えると、申し訳ない気持ちになってきます」ともらす。看護師は、「うれしい気持ちと心配な気持ちがあるのですね。『迷惑をかけるかもしれない』を『手伝ってもらう』にしてみてはどうでしょう。今度ご主人がいらしたときに、そのことを伝えてみましょうか」と言葉をかけた。

5 プロセスレコード

プロセスレコードは、ペプロウが提唱した看護師と患者の相互関係における記録であり、オーランド（Ida J. Orlando）やウィーデンバック（Ernestine Windenback）によって、より洗練され発展してきた。一専門職の技術として患者との関係を確立し、その関係を患者と看護師双方が成長していく過程であるとの考え方に通じる。

プロセスレコードを記述する目的は、看護の手順を振り返ることではなく、看護師が「どのようなことを考えたか」「どのような考え方・行動の傾向があるのか」を考察し、自分自身を振り返ることである。看護師が知覚した患者の言動には、言語的・非言語的に表現されるものがある。看護師の反応は知覚された患者の言動から生じる思考と感情であり、看護師自身に生じた思考・感情をその場で意識にのぼらせ、言葉にすることは容易ではない場合がある。そのため、後で思考・感情を言語化する（記述する）ことで意識化し、その思考・感情が自分の行為にどのように影響したのかを検討する。五感を駆使して患者の言語的・非言語的表現を読み取り、感情や思考と自分が実際にとった行動や返した言葉との間に乖離がないかどうかを確認する。

注意点として、患者が発する言葉には隠された願望や憧れがはっきりと表現されていることがあるため、省略したりまとめたりせずに患者が話した通りの言葉を記すことである[14)]。また、自分と患者との間に起こっている互いの心理的・身体的反応を記録するため、実際のやりとりを再現して場面を再構成することにより、両者の相互作用の過程を明らかにできる。プロセスレコードは、かかわりのなかで、自分と患者を知るツールなのである。

場面の選択（**表2 -11**）は、患者とのかかわりのなかで気になった場面をあげ、患者の言動、看護学生である自分が感じたこと・思ったこと、自分の言動、考察、自己評価を記述する。患者とのかかわりを振り返り、客観的に見直すことにより、自分の感情や反応の仕方、自分の言動が患者に及ぼした影響、反対に患者の言動が自分に及ぼした影響を理解する。

実習中、「受け持ち患者と信頼関係が築けるだろうか」、「自分の一言で具合が悪くなったらどうしよう」などと思い、患者への返答の内容と仕方に戸惑う場面は生じてくるであろう。その場では、出来事の動きに気をとられ、患者の言葉や行動の背景にあるものや意味を考える余裕がなくなりやすい。一旦その場面を切り取り、冷静に眺めて、自分がとった言動と抱いた感情を振り返り、熟慮する振り返りが有効である。自分の言動と患者の反応を想起し、改めて見直すことによって、自分の対人関係の癖や傾向、患者の言動の特徴に気づく。振り返りは、自分がとった言動を見直し、その動機を含めての洞察となる。

自己評価では、①患者の感情や反応を正確に捉えられたか、②自分の感情や思考を意識できたか、③真摯に患者に向き合えたか、④対人関係プロセスにおける自分の傾向で明らかになったことは何かを評価の視点とすることを勧める。かかわりで難しかった点、返答に困った点、上手くいった点の理由を考えることをとおして、自分の働きかけの傾向に気づき、今後のかかわりのヒントを得られるであろう。

繰り返しになるが、看護は患者と看護師の相互作用からなる治療的過程である。看護師が考えたり感じたりしたことが、実践した援助にどのように作用したのかを看護の目的に照らし合わせて考える心がけが必要であり、これは看護師自身の自己評価と援助技術を向上させることになる。

表2 -11　場面を選択する際の目安

・なぜ言葉を返せなかったのか
・なぜ患者の思いに気づくことができなかったのか
・あのときの患者の言葉が気になる、腑に落ちていない
・私は患者の思いを真摯に受けとめていたのだろうか
・コミュニケーションが進み、知りたかったことを患者のほうから話してくれた、なぜ上手く展開できたのか
・患者の思いがけない発言に困惑してしまった

日時：　　年　月　日　時頃 場面：			
この場面を選択した理由：			
患者の言動	患者の言動から感じたこと・思ったこと	私の言動	考察
自己評価		指導者からのコメント	

図2 -16　プロセスレコードの様式

事例　プロセスレコードを用いた振り返りの例

受け持ち患者が、「食事をしていると、『女神様にお供えしなさい』という声が聞こえてきて……」と唐突に幻聴の話をし始めた。初めてそのような話をされたので、どうしよう、何て返そうとプチパニックになり、「そうなんですか～」とだけ返して話題を変えてしまった。なぜそのとき、幻聴の話を私にしたのかを考えなかったのか/考えられなかったのか、なぜ驚きと戸惑いの感情に圧倒されてしまったのか、治療的かかわりはどうだったのかなどを振り返った。

日時：20xx年11月1日10時頃
場面：デイホールでSさんとクリスマス会のポスターを作りながら会話をしていると、唐突に幻聴のことを話し出した。

この場面を選択した理由：幻聴のことを話されて、突然だったこととどう返したらわからず、流してしまった。その時の自分の気持ちとなぜその返答をしたのかを振り返りたいと考えたため。

患者の言動	患者の言動から感じたこと・思ったこと	私の言動	考察
①　楽しそうな表情で、もみの木を緑と茶色を使って集中して色塗りしている。 ④「そうだね。この年になっても(56歳)、クリスマスが近づくと、楽しい気持ちになってくるね。なんでだろうね。」色塗りしながら話す。	②　クリスマスが近づくと、どこか浮かれた気持ちになる。Sさんはどうかな。 ⑤　やっぱりそうだよね。クリスマスはそういう気持ちにさせてくれるんだろうな。何かクリスマスの思い出はあるのかな。	③「こうやってポスターをつくっていると、楽しい気持ちになってきませんか?」 ⑥「クリスマスにはどんな思い出がありますか。私は小学校3年生までサンタクロースがいると信じていて、朝起きたときに、ツリーにぶら下げられている大きな靴下の中にプレゼントが入っていて、うれしくて飛び上がっていた思い出があります。Sさんは、どうですか。」	②と③、⑤と⑥では、私が感じたこと・思ったことと発した言葉との間にずれや不一致はない。ただ、④の「なんでだろうね」の問いかけに対して、なんでなのか、少し考えて返してもよかったのかもしれない。 ⑥では尋問のような質問にならないように、まずは自分の思い出について話ができたことはよかった。
⑦「プレゼントがあるとうれしいよね」と笑顔でこちらに顔を向ける。「なんか夢の世界にいる感じがして。僕は中学生くらいまで、毎年24日に両親と妹と、チキンとケーキを食べていたよ。シャンパンも少し飲んだかな。クリスマスツリーも、小さいけど飾っていたね。懐かしくなるね」	⑧　そっか〜、家族団欒のような思い出があるんだな。家族に触れてくれたから、家族との関係を聞いてみよう。	⑨「家族で食事をしてクリスマスを一緒に楽しんでいたのですね。ご家族の方が病院にいらっしゃることはありますか」	⑦で自ら家族のことを話したため、それに乗じて、⑨で家族との関係を知るために問いかけている。間にクッションとなる言葉あってもよかったのかと思う。たとえば、「妹さんがいらっしゃるのですね。仲はよいのですか。私には兄がいて……」のような内容を伝えたほうがスムーズだったかもしれない。
⑩　表情が曇る。「ないね。妹とはもう何年も会っていないし、両親はだいぶ歳をとってきて、母親とはたまに電話で話すくらいだよ」	⑪　まずい!暗い表情になってしまった。家族のことは聞かないほうがいいのかな。でも、少しは話してくれるからもう少し聞いてみても大丈夫そうな気がする。	⑫「そうですか。直接会うことはないけれど、お母様にはお電話することがあるのですね。どんなお話をするのですか?」	⑪で問いかけがまずかったかと一瞬焦ったが、話をやめていない様子から、さらに家族のことを聞こうとして、⑫のような問いかけをした。
⑬「母親とは、そうだねぇ、他愛もない話ですよ。ご飯何たべたとか…。食事をしていると、『女神様にお供えものをしなさい』っていう声が聞こえるんです。夕飯のときが多い。声に聞き入っちゃうことがあって。そうすると、食べるのがとまっちゃうんです」と色塗りの手をとめて、ポスターをじっと見つめて話す。	⑭　えっ、幻聴? 受け持ち5日目で初めて聞いた。どうしよう、なんて答えればいいんだろう。本には何て書いてあったっけ……。黙っていたらだめだし、沈黙になるから、何か言わないと。	⑮「そうなんですか〜。そういえば、ポスターの色塗り進みましたね。次はどこを塗りますか?」とやや早口で声をかける。	⑬で最初は私の問いかけに対する返答だったが、途中から幻聴に話となった。「食事」がトリガーになったのだろうか。突然、幻聴の話をされて、沈黙を避けるために、とにかく何か返答しなければと焦っている。この焦りとどうしよう幻聴の話だという戸惑いのなかにすっかりはまり⑮の返答をした。患者はなぜ幻聴のことを話したのか、幻聴が聞こえるときの患者の気持ちはどうなのかまで考えが及んでいない。
⑯「その声はね……次は、どうしようかな、次は……家の色を塗ろうかな」とカラーペンを手に取り、再び塗り始める。	⑰　はあ、よかった。色塗りのほうに戻ってくれた。まだ幻聴のことを話したそうだったけど、話されてもわからないし。なんだか申し訳ない気持ちもある。	⑱「次は家ですね。かわいらしい家ですよね。何色にしますか?」と隣に座り続ける。	⑰で現実の世界の会話に戻り、どこかほっとしている自分がいる。

自己評価	指導者からのコメント
時々幻聴を体験している患者の思いがけない幻聴の話に対して、明らかに動揺した。何か答えなければとの焦りが強く、幻聴とその背景にある気持ちに心を寄せて、目の前にいる患者をしっかりと受けとめることができなかったと考える。幻聴の話を聞くことに徹してもよかったのではないか。幻聴の話になぜ自分は揺れたのか、なぜ自分では受けとめられないと及び腰になったのか、よくわかっていないので改めて吟味していきたい。今の自分には、患者を理解する、病状を理解するという姿勢が不十分であったことにも気づくことができた。	病状の理解はもっと深められといいですね。しかしながら、患者さんの気持ちに寄り添いたい気持ちが、今回の関係プロセスから伝わってきます。自己評価の視点も、ご自分の課題が明確でいいですよ。 ところで、ご自分でも気づいているようですが、どうしてそんなに幻聴に反応し、動揺したのでしょうか?　精神疾患患者に対する思いは、身体疾患患者に対する思いと同じですか?この患者さんとの関係で、どの点に注意すればもっと治療的になれるのでしょう。このレコードの内容を客観的に眺めてみましょう。

幻聴？
「お供えものをしなさい」と声が聞こえて…
母とは…何を食べた

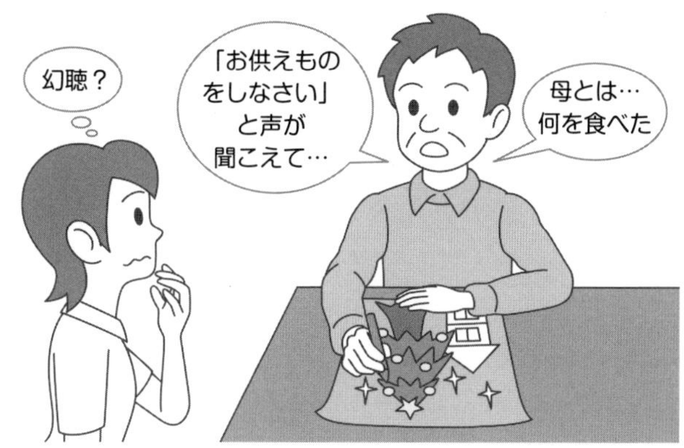

プロセスレコードを用いた検討を通じて、「そこに何が起きていたのか」を知ろうとすることは、自身の対人関係の取り方に直面することであり、ときに痛みを伴う体験になるかもしれない。ただ、「そこに何が起きていたのか」の理解なくして、「何をすべきか」は見えてこない。

引用文献

1）稲田八重子他訳，ペプロウ 人間関係の看護論，pp.15～16，医学書院，2016
2）前掲書1），pp.9～10
3）前掲書1），p.58
4）上鶴繁美監訳：看護学における理想思想の本質，pp.145～146，日本看護協会出版会，2003
5）アニタW.オトゥール他編，池田明子他訳：ペプロウ看護論 看護実践における対人関係理論，医学書院，p.174，2017.
6）金子道子：ヘンダーソン、ロイ、オレム、ペプロウの看護論と看護過程の展開，p.269，照林社，2000.
7）中村創，水谷緑：ペプロウの「対人関係理論」でアプローチするの巻，精神看護，22（2）：126～133，2019.
8）Hildegard E, Peplau：ペプロウの概念枠組み“対人関係：看護実践における適用のための理論的枠組”，看護研究，24（3）：203～216，1991
9）中山洋子著：ヒルデガードE.ペプロウ 看護における人間関係の概念枠組み，筒井真優美編：看護理論家の業績と理論評価，pp.115～128，医学書院，2020
10）ハワーズ・シンプソン（髙崎絹子他訳）：看護モデルを使う②ペプロウの発達モデル，pp.15～20，医学書院，2003
11）稲岡文昭：ペプロ―の看護理論-「人間関係の看護論」を中心に，馬場一雄他編：看護MOOK35，看護理論とその実践への展開，pp.14～18，金原出版，1990
12）南裕子監修，宇佐美しおり編：精神科看護の理論と実践 卓越した看護実践をめざして，p.18，ヌーヴェルヒロカワ，2010
13）前掲書1），pp.45～75
14）前掲書1），pp.323～326

2 認知行動理論に基づく看護

はじめに

人は同じような言葉を言われても、ある人は傷つき、ある人は傷つかないことがある。場合によっては、「ある言葉」が刺激となり、がんばろうと思う人もいれば、「ある言葉」により落ち込み、苦しむ人もいる。患者にとって、どのような問題が心の傷となるのか？　また、心に傷を負ったときのその患者の行動が、生活状況に影響し、大きな心の病気へとつながっているかを見極めることが重要である。

認知行動療法（CBT：cognitive behavioral therapy）は、「ある言葉」よりも「その言葉をどのように受け止めたか（認知）」に着目し、傷の原因と程度を患者と一緒にみつけて、解決を図る治療法である。CBTを利用した看護活動では、患者の「考え方」や「行動のとり方」を知り、その「考え（認知）」や、「行動」によって引き起こされる悲観的な思考や行動を理解することができ、考え方を一緒に考えて問題を整理し、極端な考え方や行動を修正していく。

ここでは、個人の「認知」が「気分・感情」、「行動」、「身体」に与える影響に着目した治療法である「CBT」について解説し、看護師がCBTを理解して看護活動する事例をみてみよう。

認知行動療法の歴史的背景

CBTの起源は1つではない。1953年にスキナー（Burrhus Frederic Skinner）らにより行動療法という概念が生まれた。「オペラント条件づけ」は、動物は、報酬と罰などにより自発的に行動を学習していくという理論である。

行動療法とは別に発展したのがアーロン・T・ベック（Aaron Temkin Beck）の「認知療法」である。ベックは、うつ病の患者の多くは、誤った「認知」を正しいものと確信しており、その誤った判断は深く根を下ろした習慣となっているが、そのことに患者自身は気づいていないということに気づいた。そして、この歪曲された非機能的な「認知」を機能的な「認知」へ変化させることがうつ病の患者の治療につながると考えた。また、「論理療法」のアルバート・エリス(Albert Ellis)も同様に「認知」やその認知を支える「信念」に着目した。

これら「行動療法」「認知療法」「論理療法」が自然なかたちで融合されて現在のCBTへと発展した。

認知行動療法の理論

CBTとは「個人の行動と認知の問題に焦点を当て、そこに含まれる行動上の問題、認知の問題、感情や情緒の問題、そして動機づけの問題を合理的に解決するために計画された構造化された治療法であり、自己理解に基づく問題解決とセルフコントロールに向けた教授学習のプロセス」[1)]と定義している。

CBTという治療法は、これをやればCBTだ、という1つの技術的介入ではなく、患者に楽になるための考え方をもたせ、患者自身が後悔することのない行動をとれるようになるために個々のアセスメントにより治療者が選択した技法をパッケージ化して提供する治療法でもある。

また、いつ、どこで、誰が、どれくらいの時間をかけて、何回位実施するかをあらかじめ説明する構造化された治療スタイルで、その戦略や内容(アセスメント)を患者と治療者が一緒に行う。治療者の説明(心理教育)により、患者は、自宅でのホームワークで治療実践を行う。この方法で、いずれは治療者がいなくなっても患者自身で治療ができるようになる(セルフコントロール)。

このように、CBTは、自己学習をするための教育と実践をするためのホームワークで成り立っている。治療者は患者の能力に応じたホームワークを患者に提示する能力が求められる。

認知行動療法のプログラムおよび技法

[1] 支持的精神療法

患者と協同的にCBTを実践していくために、患者との関係性づくりが重要となる。患者の気持ちに寄り添う精神療法として支持的精神療法があるが、わが国における支持的精神療法とは、「あらゆる精神療法の基礎という意味合いがあり、軽症例から重症例までを対象としている。適宜(あるいは習慣的に)薬物療法を行いながら、強い介入的な動きを避け患者を精神的に支えて自己回復ないし介入の機会を待つ診療を指している」[2)]とされている。

[2] ガイデッド・ディスカバリーとソクラテス式質問法

ソクラテス式質問法とは、古代哲学者ソクラテス(Sōkrátēs)が行った質問方式のことである。ソクラテスは、答えを自分では言わずに相手に質問を繰り返すことで誘導し、回答を引き出していく手法を取っていたことで知られている。

CBTではこのソクラテス式質問法を使い、なるべく治療者が患者に正解を言うことなく、寄り添う形で質問を繰り返し、答えに近づけるように誘導する。そのガイド役は治療者で、ガイドされる側が患者となる。これをガイデッド・ディスカバリー(guided discovery)とよぶ。

事例　ソクラテス式質問法

会社員1年目の伊藤さんは、学生時代は活発で友達も多く、将来はマスコミで働きたいと考えていた。今年、念願の出版社に入社することができたが、慣れないパソコン操作でミスをして先輩から大変怒られ、寝ないでパソコンの勉強をしたり、会社の仕事を家に持ち帰ったりしてがんばっていた。8月になり、先輩や同期から誘われても食事や飲み会に行かれなくなり、夜眠れなくなった。食事もおいしく感じなくなり、会社に行くのがつらく感じるようになった。「自分は仕事ができないダメな人間だ」と感じるようになり、会社を休み、精神科に来た。医師の診断はうつ病であったが、軽症だったため、休職はせず、精神科看護師と外来で話をすることとなった。

表2-12　ソクラテス式質問法

伊藤さん	看護師	スキル
会社で自分は仕事ができないんです。	伊藤さんは、自分が「仕事ができない人」だと考えてつらくなっているんですね。	共感
そうなんです。	それは、つらいですね。どうして仕事ができないと感じるのでしょうか？	共感・支持 ソクラテス式質問
ミスが多いんです。	実際にどのようなミスなのか教えてもらえますか？ それとどれくらい他の人よりミスが多いのか？	ソクラテス式質問 数値化、具体化
他の人より多いかはわからないですけど、皆私は仕事ができない人間だと思っています。	他の人と比較して多いわけではないのですね？　でも、伊藤さんはミスが多いと感じるのですね？ そして、会社の方たちに仕事ができな人だと思われているのですか？ そうだとしたら伊藤さんは会社に行くのがつらく感じますね。苦しいでしょう？ 言われたことはありますか？	ソクラテス式質問 共感・支持
言われませんが思っているはずです。 はい、つらいです。	誰からも言われていないのですね。でも、とてもつらそうに見えます。伊藤さんはこれからどうなっていたいですか？	共感・支持 ソクラテス式質問
そうですね、私は、今気持ちが焦ってしまっていて、ダメな人間になってしまっています。どうしたら仕事ができるようになるのか考えたいです。	わかりました。 今、伊藤さんは、自分に自信がなくなり、ミスした自分を責めてしまい、他の方ともうまくいっていないと感じ、将来へも悲観的に感じられています。少し落ち着いて今後すべきことを整理していきましょう。	共感・支持 患者の言葉をまとめて今後の課題を明確にする

看護師は、伊藤さんの話を傾聴し、共感と支持を繰り返し、本人の気持ちに寄り添いながら、どうすべきかをソクラテス式質問をした。伊藤さんは、話しているうちに、自分が焦っているのかもしれないと感じ、今後、自分は、「仕事ができるようになりたい」と意思を伝えることができた。

[3] アセスメントとCBTの計画

①治療と看護の方向性

患者の問題や困りごとは、どこからきているのか？ 「認知(考え方)」や「行動」において何か"変だな""大変だな"と思う観察項目をみつけ、病気、症状、知的レベル、生活歴などから、セルフケアはどのくらい影響しているのかをアセスメントし、患者の生活の自立度を上げるためのCBTプログラムを計画する。

基本的のCBTのプログラムの構造は、①心理教育、②認知的介入、③行動的介入、④再発予防がパッケージ化される。

①**心理教育**：今、患者に起きている問題の整理、病気や疾患の理解、認知行動療法など今から行うプログラムの説明が行われる。

②**認知的介入**：患者のしやすい考え方のくせ(認知のかたより、**表2-13**)を楽にするための技法で、患者のネガティブに信じている「認知」は事実に基づいているのか、患者の行き過ぎた考え方のくせや被害的な思考により引き起こされている「認知」なのかをさまざまな角度から検証し、患者にとって楽な認知に修正していく。

③**行動的介入**：問題を解決するための技法や、対人関係を良好にするためのSST(social skills training)やアサーショントレーニングなど、患者の行動を変容するための技法を用いて、患者のQOLが上がるように働きかける。

④**再発防止**：今後は1人でも再発しないようにセルフコントロールができるかを、今

表2-13 認知のかたより(アンバランス)

①感情的きめつけ	証拠もないのにネガティブな結論を引き出しやすいこと 「○○に違いない」 例：取引先から1日連絡がない。→「嫌われた」と思いこむ。
②選択的注目(こころの色眼鏡)	よいこともたくさん起こっているのに，ささいなネガティブなことに注意が向く。
③過度の一般化	わずかな出来事から広範囲のことを結論づけてしまう。 例：ひとつうまくいかないと、「自分は何ひとつ仕事が出来ない」と考える。
④拡大解釈と過小評価	自分がしてしまった失敗など、都合の悪いことは大きく，反対によくできていることは小さく考える。
⑤自己非難(個人化)	本来自分に関係のない出来事まで自分のせいに考えたり、原因を必要以上に自分に関連づけて、自分を責める
⑥"0か100か"思考 (白黒思考・完璧主義)	白黒つけないと気がすまない、非効率なまで完璧を求める
⑦自分で実現してしまう予言	否定的な予測をして行動を制限し、その結果失敗する。そうして、否定的な予測をますます信じ込むという悪循環。 例：「誰も声をかけてくれないだろう」と引っこみ思案になって、ますます声をかけてもらえなくなる。

〔厚生労働科学研究費補助金こころの健康科学研究事業「精神療法の実施方法と有効性に関する研究」：うつ病の認知療法・認知行動療法(患者さんのための資料)，p.13，https://www.mhlw.go.jp/bunya/shougaihoken/kokoro/dl/04.pdf より改変〕

までの学習内容を振り返り、今後の生活で活かせるように一緒に確認していく。

認知的技法と行動的技法の選択は、症状が重症または、知的の障害が重いほど行動の技法が中心となり、認知的技法は自分の考え方のくせを検討・理解可能な能力のレベルがある場合に選択する（**図2 -17**）。

②患者さんの状態を５つの領域にわけて考える「認知モデル」を知る

CBTを行ううえで重要なものは、ある出来事からどのような認知が考え出され、それにより気分・行動・身体反応に影響したかといった「認知モデル」を知ることである。「認知モデル」は疾患や患者により若干異なるが、基本は**図2 -18**のように描くことができる。この図を個々の患者の問題に当てはめてアセスメントを行う（**表2 -14**）。

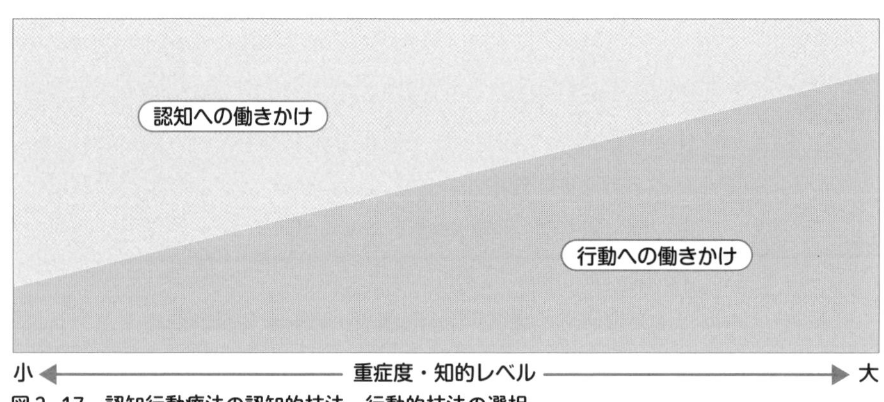

図2 -17　認知行動療法の認知的技法・行動的技法の選択

（アーサー・フリーマン（遊佐安一郎監訳）：認知療法入門，p.24，星和書店，1989より改変）

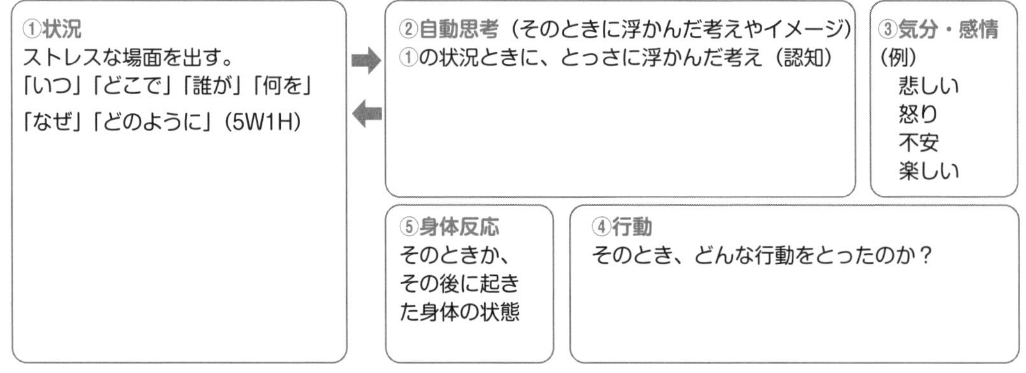

図2 -18　基本の認知モデル

表2 -14　認知モデルの構成要素

①状況（ストレスだと思う場面）	患者さんが、ストレスに感じた場面を、１つだけ取り出す。いつ、どこで、誰が、いつ、どこで、誰が、何を、なぜ、どのように、といった形式（5W1H）で記入する。
②認知（考え）	ものの見方や考え方のこと。①で出たストレスな場面でとっさに自動的に沸き起こる思考のことを「自動思考」とよび、その「自動思考」こそが本当のその患者のもつ「認知（考え）」であると考えられている。
③気分・感情	①の場面でどんな気分になったか？　「嬉しい」「楽しい」「不安」「怒り」「悲しみ」など自分のなかにある感情を探る。
④行動	①の場面で、患者はどのような行動を取ったのかといった「動き」や「発言」。
⑤身体反応	身体に生じるすべての反応。たとえば、心臓がドキドキした、胃が痛くなった、食事が摂れなくなった、不眠、など。

事例　伊藤さんの事例でアセスメントしてみよう

伊藤さんの考え方のパターンを認知モデルに当てはめて理解する。

看護師は、伊藤さんの起きたストレス場面を聞き、認知モデルに当てはめて考えてみた（**図2 -19**）。会社の部署では出版社の締め切りもあり、社内が忙しそうにしていた。そのとき、先輩より「伊藤さんは新人ですることがないから帰っていいよ」と言われて、「私は必要とされていない」「ミスをしたから先輩に信頼されていない」「この会社では自分は能力的に無理かもしれない」「将来的にどんなにがんばっても認めてもらえない」と考えて落ち込み、悲しくなった。また将来へ対して悲観的となり、家に帰り、何もできずに身体が重く食事ができず、夜も眠れなかったことを話してくれた。伊藤さんは、真面目な正直な人で、出版社に入ったらバリバリ働きたいと考えていたが、入社後すぐに周囲のスピードについていけないと感じ、焦っていた。先輩たちの知識量も多く、自分はまだまだ未熟だと感じ、趣味のテニスやカラオケも行かずに、休みの日も仕事を持ち帰るようになっていた。入社３か月して、ミスをして取引先に迷惑をかけてしまい、先輩に怒られ、「自分は仕事ができない」「上司や先輩に嫌われた」と感じるようになっていった。そして、自分は将来的にも会社の役に立つことは難しく退職したほうがいいのではとまで考え、怖くなり、ますます家に仕事を持ち帰り、勉強をし続け、夜も寝られない状態となっていた。

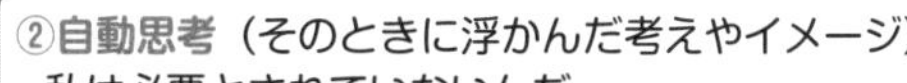

図2 -19　伊藤さんの認知モデル

column

うつ状態の３症状

1．自分に対して悲観的になる：自分はダメな人間だと過度に責める。
2．周囲との関係に悲観的：他人の気持ちを深読みし過ぎる（一種の“被害妄想”）。
3．将来へ悲観的

看護師は、伊藤さんはうつ状態になっており、①自分に対して、②他者に対して、③将来に対して悲観的なうつ病の症状（**column うつ状態の３症状**を参照）であるとアセスメントした。

また、看護師は、伊藤さんの「自分は仕事ができないダメな人間だ」と考えることが完璧思考の「認知のくせ」であり、ミスによりひき起こされている「認知（考え）」に気づき、周囲に相談し、解決するための方法を身につけることで伊藤さんが自信を取り戻し、仕事もできるようになるのではないかと考え、認知行動療法的な看護介入を試みることにした。

5 認知行動的介入

患者さんの「考え方のくせ（認知）」と「行動パターン」がわかったら、このどこを修正したら患者さんがより楽に生きていけるか、症状が軽減するか、ひいては病状が安定するかなどさまざまな点から看護介入を考える。

[1] 心理教育

CBTの目的は、患者自身が自己治療（self-therapy）ができるようになるためであるため、面接の初期から心理教育として、その疾患の情報とCBTの理論を伝え、セルフカウンセリングができるようにする。困っている症状や変えることは不可能と思えるつらい状況は、自分自身のせいではなく、障害や病気からくる考え方や行動パターンであることを伝え、その特有の思考や行動のパターンを改善する方法としてCBTを紹介し、患者に回復や軽減の希望をもたせ、治療への動機を図る。

事例の伊藤さんには、「自分は、仕事ができないダメな人間だ」と考え、つらくなっている気持ちを受け止めつつ、今の伊藤さんは、うつ状態の３つの認知である「自分」「他人」「将来」へ悲観的になっていることを確認し、その状態は性格ではなく、症状であるとうつ病の心理教育を行った。その、「否定的な認知」を前向きにするための「認知」への介入の方法があることを伝え、さらに伊藤さんの目標である「仕事ができるようになるためにはどうしたらいいか」を一緒に考えるための問題解決のための「行動」への介入方法があるということを伝えた。

⑥ 認知への介入

[1] 認知再構成

うつ病のCBTにおけるもっとも有効な技法の1つにネガティブな考え方に対して、いろんな角度から客観的に検証する方法がある。あるストレスな出来事から感じる認知は自動思考（自動的に沸き起こる考え）とよばれ、「事実」ではなく「仮説」とみなし、その自動思考に焦点を当て、「本当にそうなのか？」と検討し、現実的な思考へと導いていく。とくに、うつ病患者は特有の根拠のない否定的な思考をもっており、その思考（認知）が現実的な思考なのかをあらゆる角度から検証する。1つの場面を５Ｗ１Ｈで切り取り、そのときの気分・感情・自動的に沸き起こった認知を書き出し、最もつらい考え方（認知）を検討し、楽な考え方（認知）に変え、気分の変化を確認する。CBTでは、検討する前と検討後に気分を数値化し、その変化により気分の改善を看護師とともに患者は確認する。

事例　伊藤さんの事例の認知再構成

伊藤さんは、１つの失敗から「自分はダメな人間だ」と考えてしまい、自分を否定的に考えるようになっていた。伊藤さんによると、子どもの頃から完璧主義で、失敗するといつまでも落ち込むところがあったと話してくれた。看護師は、伊藤さんの完璧主義でミスをする自分を許せない「認知」に着目して、少しくらいのミスで「自分を責めない」「周囲から責められていると感じない」で仕事ができるようになる方が伊藤さん本来の能力が生かせるのではないかと伊藤さんに話し、認知再構成法を実施した。ストレスな場面として、先輩に帰るように言われた日のことを改めて話し合ってみると、**表2-4**のように記入され、「私は必要とされていない」と悲しさと不安でいっぱいであった「認知」が、看護師と話をしているうちに、「そういえば他の新人も帰されていた」「きちんと仕事をした日は評価された」「先輩も上司もいつも『ゆっくりやろう、期待しているよ』」と言ってくれていることなどが思い出された。気持ちが楽に感じられ、「少し自分に自信がなくなっていたのかもしれない、会社で

column

CBTの数値化

CBTは数値化、具体化し、漠然とした「問題」を紙に書いて視覚化する。気分や感情を質問するときは、「あなたの怒りの感情ですが、いちばん怒りの強いときを100%と考えると、このときの怒りの程度は何パーセントでしょうか？」と聞き、数値化する。それにより、話をする前とした後を比較し、自身の状態の変化に気づいてもらうように促す。

意地悪されているわけでもないですし、頑張ればまだまだ挽回できるような気もしてきました」と今後に意欲を示す発言も出された。

表2-15　伊藤さんの認知再構成

状況	気分・感情(%)	自動思考	別の考え	結果(%)
会社の部署全員が締め切りが近いため、バタバタと動いていたところで、「伊藤さんは新人だし、もうお願いすることないから帰っていいよ」と先輩から声をかけられた。	①悲しみ(95%) ②不安(98%)	私は必要とされていない(column参照)。 ミスをしたから、先輩から信用されていないんだ。 この会社では、能力的に難しいのかもしれない。 きっとどんなに頑張っても認めてもらえないに違いない。	①この日は新人は私以外にも帰された。 ②私がきちんと仕事ができたときは、いつも評価してくれている。 ③上司も先輩も「ゆっくりやろう。期待しているよ」と言ってくれている。	①悲しい(10%) ②不安(40%) ③今後の意欲(80%)

※数値が下がっていることを評価する。

column

認知再構成

認知再構成法では、最も自分を苦しめる考え(認知)を1つ選び、その認知を検証する。最も苦しめている認知はホットな思考とよばれる。

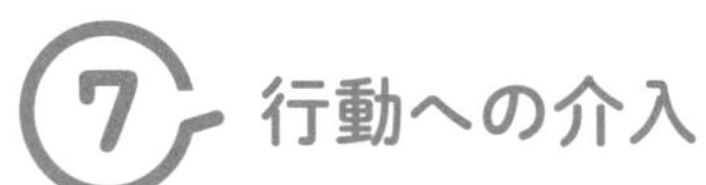

7 行動への介入

[1] 行動のモニタリングと行動活性化

うつ状態のときは休息が必要だといわれることがある。重度の場合には休息が重要だが、うつ状態を回復していく治療経過のなかでは、その人が感じる「楽しい」「達成感のもてる」活動を増やすことで気分が良好となり、認知にもよい影響を及ぼす。

CBTの認知モデルでも示したとおり、「認知」は、行動・気分・身体に影響し、さらに患者にとってのよい「行動(活動)」は、患者の認知・気分・身体へよい影響を与える。そのことに着目し、患者が自分のどの「行動」が自分の「うつ状態の気分」または、「ポジティブな気分」に影響しているのかに気づくため、「行動」を観察して、よい行動を増やすように働きかける技法を行動活性化とよぶ。

[2] 問題解決療法

CBTでは、患者自身が自分の力で問題を解決できることを治療目的とする。問題解決療法(problem-solving therapy)は、うつ病の治療法として開発され、ネズ(Arthur M. Nezu)らにより発展させたCBTの1つの治療プログラムである。

問題解決療法では、うつ病者は問題解決能力が欠如しており、ストレスとの関連として問題解決を考え、問題自体に焦点化し対処することが有効としている。問題解決療法のプロセスは、①ポジティブな問題思考認知を身につけることと、②段階的な問題解決のスキルを身につけることとし、認知と行動の両方にアプローチをかけるとしている。

具体的な技法は、①問題志向的である、②問題を明確化、公式化する③解決策を案出する、④意思決定する、⑤解決法の導入と検証といった5つの段階に分類される。

事例　伊藤さんの問題解決療法

看護師は、伊藤さんの希望である「ミスをしないで仕事をするにはどうしたらいいのだろうか？」という問題に取り組むこととした。問題解決技法を用いて、問題を整理した（**表2-16**）。話合ううち、「ミスをしない」というのはそもそも難しく、たとえミスをしても気持ちを切り換えて、ミスを早くリカバリーできるようになることが重要なのではないかと考え、「ミスしたときこそ、前向きになる」という目標に変更した。解決策を看護師と一緒に考え、ミスしたことが発覚したら、①大きく深呼吸、②コーヒーを飲みに行く、③先輩のところへ行き、大きな声でミスしたことを報告し、謝罪。そのうえでリカバリーするための先輩のアドバイスを聞く、④翌日会社を休む、といった解決策をあげ、一つひとつ検討していった。

検討した結果、ミスに気がついたら、大きく深呼吸して気持ちを整え、先輩のところへ走

表2-16　伊藤さんの問題解決技法

①現在抱えている問題、取り組むこと ミスをしたときに気持ちを切り替えることができない。 ➡ミスをしたときこそ、前向きになる。
②考えられる解決策リスト 1）一度、ゆっくりと深呼吸する。 2）コーヒーブレイクする。 3）すぐに先輩のところへ行き、開き直って大きな声で「すみません、ミスしました。反省しています」と謝罪し、アドバイスをもらう。 4）翌日、会社を休む。
③解決策リストの長所と短所 1）長所：手軽にできる。 短所：深呼吸しているのを見られたら変な人だと思われるような気がする。 2）長所：落ち着いて考える時間ができるかもしれない。 短所：お金がかかる。「ミスしてサボっている」と思われるかもしれない。 3）長所：怒られるかもしれないが、先輩の好みだと思う。 短所：先輩が機嫌が悪いと怒られる。 4）長所：会社から少し離れてみることができる。 短所：会社に迷惑、有給消化することになる。罪悪感が出る。
④今回実行する解決策 1）のあと、勇気を出して3）を実行。
⑤実行計画 ミスが分かった段階で、大きく深呼吸をする。そのあと、すぐに先輩のところへ行き、自分のミスを報告し、大きな声で謝罪し、リカバリーすることを伝える。「アドバイスがあったらください」と怒られるのを覚悟で、開き直って大きな声で伝えてみる。
⑥実行したことへの評価 先輩に怒鳴られたが、終わってから「よくやったね」とほめられた。「ミスを重ねて一人前だよ」と笑って言われた。今までにない達成感が得られた。

り、大きな声で「ミスをしました！　すみませんでした」と報告し、先輩からリカバリーするためのアドバイスを聞くことにした。ここでは、先輩が怒るのも想定したうえで、そのことに慣れていくことも計画した。次の外来で、伊藤さんは「あの後、すぐに会社でミスしちゃいました。計画どおり、大きく深呼吸して、先輩に大きな声でミスを報告して謝ったんです。先輩は『何やってんだ～』と怒鳴りましたが、ていねいに修正すべき点を教えてくれて、焦りましたがなんとか締め切りまでに間に合いました。先輩から『よくやったね』とほめてもらいました」と、ミスしても認められた経験とそれによる達成感を報告した。

8 看護への適応

看護師が実施するCBTは、さまざまな利点が推測される。看護ケアは、患者の困りごとに寄り添い、症状管理、生活支援、対人関係を良好にするための支援などが主な仕事であるため、相談されたその場で認知再構成や問題解決のための技法を取り入れやすい職種といれる。

また、CBT-informed-careといったCBT理論に基づいたケアとして構造化せず、CBTの考えや技法を取り入れたケア方法や短時間CBTといった10分間でできるCBTも臨床研究がされ、看護領域に取り入れやすいかたちとされ注目されている。

とくに、精神障害者の地域生活を支援する訪問看護師は、うつ病、統合失調症、双極性障害の病気のコントロール、睡眠障害、パニック障害、強迫性障害、摂食障害、身体症状の軽減や回復、職場は学校などでの身近な場面での困りごとや対人関係スキルの向上をCBTの技法を取り入れて看護ケアすることが可能な職種である。CBTは、症状消失の目的だけでなく、患者の自立への大きな一歩に貢献できる可能性が考えられる。

引用文献

1）坂野雄二：認知行動療法の基礎知識－認知行動療法の基本的発想を学ぶ，こころの科学，121（5）：14-21，2005
2）堀越勝ほか：精神療法の基本－指示から認知行動療法まで，p.260，医学書院，2012
3）厚生労働科学研究費補助金こころの健康科学研究事業「精神療法の実施方法と有効性に関する研究」：うつ病の認知療法・認知行動療法（患者さんのための資料），p.13，https://www.mhlw.go.jp/bunya/shougaihoken/kokoro/dl/04.pdf

参考文献

・大野裕：認知療法・認知行動療法治療者用マニュアルガイド，星和書店，2010
・Beck.A.T.（大野裕訳）：認知療法－精神療法の新しい発展，岩崎学術出版，1976
・Arthur M. Nezu（高山巌訳）：うつ病の問題解決療法，岩崎学術出版社，1993
・岡田佳詠：看護のための認知行動療法，医学書院，2011
・堀越勝：ケアする人の対話スキルABCD，日本看護協会出版社，2015

3 コミュニケーション

はじめに

看護のどの領域においても支援対象とのコミュニケーションは重視されており、とくに精神科領域では、疾患の特性からその重要性はいっそう強く認識されている。相手が看護師の言動をどのようにとらえ、解釈するのか、看護師のどんなかかわりが相手の精神状態を不安定にしてしまうのかについては、臨床経験を積んだ看護師であってもなお解消できない気がかりとなっている。また、その人が示す言動への予測が困難なために、双方の関係性の発展や支援を障害していることも多いように思われる。

ここでは、コミュニケーションの理論や技法について述べたあと、薬物依存症の患者の事例によって実際の援用について説明を加える。依存症の患者と接する機会は、それほど多くないと思われるが、薬物、アルコールやギャンブルなどへの依存は増えており、コミュニケーションの実際を考えるうえでは有用としてとりあげている。

2 「話すのは苦手だけど聞くのは得意」は本当か

コミュニケーションをなぜとるのか。看護師の仕事のなかで、人に会い、人と話すということはその多くを占める。ときには積極的に話しかけ、ときにはじっくりと相手の話に聞き入ることが要求される。しかし、聞くことは意外に簡単ではない。カウンセリングや相談は援助する側の主導で進めていくような印象があるが、支援者の役割は相談者（患者、当事者）の話を聴くことである。相手の言いたいことを適切に把握するには、全身全霊、要するに、本当に集中して聴くという姿勢が求められる。

「きく」には、音は同じでも内容が異なる３種類がある（**表2 -17**）。

入院時のアナムネ聴取や、学生であれば実習の初期に患者から必要な情報を効率的に聞き出そうとする場合には、「訊く」という態度は必要かもしれない。しかし、患者の病気やそれに関するさまざまな思いを理解するためには、患者の話をただ聞くだけではなく、患者の本当に言いたいことを能動的に聴いていくことが必要である。ここからは、看護師の人間関係の基礎としてよく援用されているロジャーズ（Carl

表2 -17　3種類の「きく」

訊く	矢継ぎ早に質問する。訊問。相手は反感や反発を感じるかもしれない。
聞く	相手の話を耳だけで聞いている。相手が本当に言いたいことは把握していない。
聴く	耳を突き出し、まっすぐな心で言葉の意味だけでなく言葉の背後にある、真に言おうとしていることを聴く。

表2 -18　ロジャーズの中核三条件[1)]

一致	セラピストはカウンセリングの場面で感じたり考えたりすることにみずから気づき、それを否定しないこと。
受容	クライエントが経験しているあらゆることをクライエントの一部として受け入れ尊重すること。
共感	クライエントの経験したことをあたかも自分の経験のように感じながらもセラピスト自身の経験とは混同しないこと。

（佐藤純：看護に役立つ心理学の知識，渡邊敦子ほか編著：対人関係とコミュニケーション―依存症・触法精神障害者への支援から考える，p.26～27，北樹出版，2020より改変）

Rogers）のカウンセリングの理論を、実際の事例を参照しながら解説していく。

3 ロジャーズの来談者中心療法と中核三条件

ロジャーズはアメリカの臨床心理学の実践と理論の大家であり、もとは精神分析を学んだが、精神分析による解釈では患者がよくならないということに気づき、来談者中心療法を開発した。来談者中心療法は、人は本来的に自己実現しようとする力があるとの考えがもとになっている。

ロジャーズは臨床の実践を通じて、何が危険であり、癒しが起こるためにはどこに向かって進んでいけばよいのかを知っているのは常にクライエントであるとの考えから、カウンセラーはクライエントが自分自身に内在する資源を探索し、発見するのを援助することが必要であるとした。

看護師がカウンセリングを行うということに違和感を抱くかもしれないが、患者は看護師に対し、さまざまな臨床場面において聴いてもらいたいこと、相談したいことが多い。面談室で１対１でのカウンセリングというかたちにならないにしても、話を積極的に聴いていくというカウンセリングの技術は身につけておきたい。ここでは、カウンセラーは看護師、クライエントは患者にあたるとして話を進めていく。

ロジャーズは、クライエントが回復に向かい建設的な変化をしていくための６条件を示しており、そのなかでも根幹となる「一致」「受容」「共感」は中核三条件として知られている（**表2 -18**）。

column

アナムネ

ドイツ語の「既往歴」を意味するアナムネーゼを、わが国では略してアナムネとよんでいる。入院患者に対し、まず看護師が、本来の意味である既往歴、つまりこれまでの病歴や今回の現病歴の経過を聴き、患者の理解や、患者や家族との関係の構築、今後の治療方針などに向けて必要な情報を得ることを目的としている。

[1] 一致とは何か

私たちは相手の話のなかに、自分では「違う」「わからない」という否定的な感情を抱いたことがあっても、相手の気分を害することを恐れ、それを相手に表明しないままにしてしまうことは珍しくないだろう。対話の間に湧きおこった否定的な感情を歪曲したり、否認したりして否定的な感情を意識しないままになってしまうかもしれない。看護師が患者の話に対して、意義を唱えることなどあってはならないとの考えもあるかもしれない。

しかし、聞き手に何らかの違和感を与えるような言動は、話し手の問題を含んでいる可能性があり、それを話題にあげることが、クライエントに建設的な変化をもたらすには必要なのである。カウンセラー自身に沸いた感情を何らかのかたちで表現すること、すなわち自分の内面と相手に伝える内容が同じということが一致なのである。

ところが、一致の態度でいることは難しい。とくにクライエントに否定的な感情をもつことは、セラピストにとって受け入れがたいことである。「一致をめざすということは、結局いかに不一致であるかに気づくということ」といわれるように、一致しようとするのではなく、自分が不一致の状態であることに気づこうとする態度が重要なのである。不一致の態度であったとしても、そのことに気づき、否定的な感情を抱いているというを肯定的に受け止めていくことが、自分が不一致の状態であることに対して一致した態度を示しているのである[2)]。

[2] 受容とは何か

受容は重視すべきカウンセラーの態度と考えられていると同時に、相手のことを認めるという簡単な技法であるととらえられることも多いが、実は難しい。なぜなら、人は相手に対して、「あなたはこういう点がよいが、こういう点では悪い」という選択的な評価的態度をとりがちだからである。受容はそれとは正反対の態度である。それはクライエントの「よい」、ポジティブな、成熟した、自信のある、社会的な感情の表現を受容するのと全く同じくらいに、彼の「悪い」、苦しい、恐怖の、防衛的な、異常な感情の表現を受け入れることである[3)]。

受容は、患者が精神疾患によって異常な感情をもち、風変りな行動を起こしたとしても、患者が自分自身の体験をもつことを許すことである。クライエントの体験を無条件に、一貫して暖かく受け止めていく、相手を尊重する態度である。しかし、完全な受容は不可能であり、無条件性は程度の問題である。また、受容は何でも相手のいうとおりになることや、支持や励ましと誤解される場合がある。受容は、相手のいうことに同意、同調することや、苦しみなど相手にとっては重大なものであってもその存在に気がつかなかったり、重大さを考慮できずに、励ます、元気づけるということとは異なる。

[3] 共感とは何か

共感は、これも相手の言い分に単に同意、同調するものではなく、as if(あたかも〜のように)の感覚である。人は自分自身をとおして感じ、体験している。同じ場所で同じものを見ていても、人によって異なることを感じ、体験しており、個々の体験はそれぞれにとって独自の現実なのである。あるイギリス人の臨床家は、「put oneself in someone's shoes(人の靴を履く)」という言葉で「〜の立場で考える」という共感的理解を表現した[4]。ハイヒールを履いた人は足元が不安定だが、背が高くなったようで見える景色も広がる。一方、スニーカーでは足元は安定しているが、ハイヒールのときのような景色は見られない。カウンセラーは相手の靴を履いて、そこから見える景色を想像してみる。カウンセラーはいつも履いている靴の履き心地との感覚の比較によってクライエントから見えている景色を把握する。このようにカウンセラーはクライエントの靴の履き心地はわからないため、「as if…」の感覚を忘れないでいることが大切なのである。

事例　コミュニケーション(中核三条件)の実際

氏名：Sさん(男性)、年齢：30代、診断名：薬物依存症

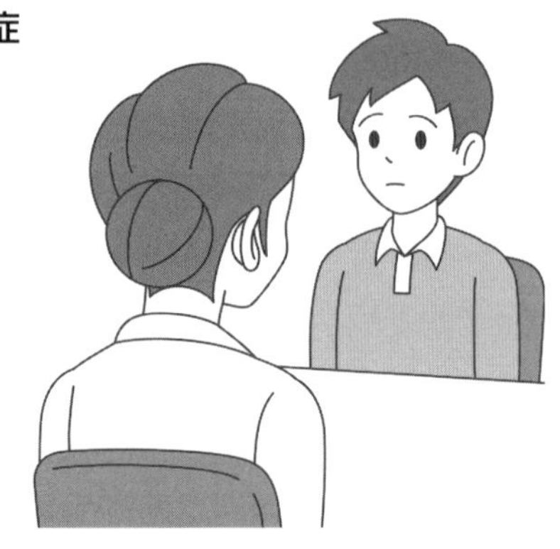

F県Y市に、会社員の両親のもとに出生。出生時、発育において問題なし。心身の病気もなく、中学・高校での出席状況は良好、学業成績は普通であった。

高卒後、他県の大学に進学するが、入学1か月ごろから同級生との関係がうまくつくれないことで次第に孤立し、寮にひきこもりがちになる。ほとんどの科目において授業の欠席がかさみ、1年生の前期ですでに未収得単位が多数となり退学を決めた。実家に帰るが、幼少期より両親や兄弟との関係はよいとはいえず、アパートを借り、日中から深夜にかけて飲食店やキャバクラでのアルバイトをして何とか生計を立てていた。

20代半ばでアルバイト先の知人から覚せい剤を勧められて使用し、一度覚せい剤の所持使用のために逮捕されているが、執行猶予となっている。その後は、アルバイトの継続が次第に困難となり、8年前に、当事者の運営する回復支援施設への入所と同時に生活保護受給となった。

現在まで精神科医療機関の受診と、精神科デイケアへの定期的な通所を行っている。内服薬の自己管理がうまくいかないことがたびたびあったため、月に1回向精神薬を筋注している。内服が継続できなかった理由として、「薬が自分をコントロールしているように思えるから」と看護師に答えている。

デイケアでは、所属するグループのなかで他のメンバーへの配慮を欠かさず、プログラムを積極的に進行するという自分の役割をこなしている。しかし、覚せい剤の使用はなくなっても、飲酒やパチンコでの散財が断続し、ゲームの課金も重なって経済的にギリギリの生活となってしまうことがあった。さらに、デイケアのほかの同年代のメンバーが継続的にアルバイトをし、旅行に行くと先を越された感じがしている。

これまでも金銭管理がうまくいかないことがあり、通院先が生活保護費を直接受理し、精神保健福祉士Mさんが S さんの来所時に毎回少額ずつ手渡すということを何度か行っていた。S さん自身が「自分はもう大丈夫だから」と申し出て金銭の自己管理を再開しても、しばらくしてまた出費が増えて通院先が管理するということを繰り返していた。

現在もパチンコによる出費がかさんで通院先による金銭管理となり、1日500円をMさんから受け取っている。その範囲におさまるように節約しているが、年末年始を迎えるにあたり1日の受け取りの増額を申し出た。しかし、自転車での交通違反があって現時点では金額が未定の罰金をこの先取られることにもなっており、増額は認められない、とMさんから厳しくいわれたという。

ある日、看護師 K さんと以下のようなやりとりがあった。

S①：Mさんに、ずっと1日500円で我慢してきたから800円にしてほしいって言ったの。でもダメだって厳しく言われちゃった。

K①：え？　どうして増額したいの？　何に使うの？

S②：年始には少し遠いところに初詣に行きたいし、この間安売りスーパーで買った安い缶詰食べたらおいしくなくて、ステーキくらい食べたいと思ったから。

K②：どういう理由で大丈夫だと思うの？

S③：3か月くらいパチンコを我慢しているし、1日500円でもやりくりできていてもう僕は大丈夫そうだから。我慢したご褒美があってもいいと思うし。

K③：でもさ、S さんはこれまで何回も、大丈夫だって言って増額して、そのあとパチンコやら必要のないものを買ったりしているじゃない？　私からすると、またかっていう感じだけど。

S④：今度は大丈夫だと思う。

K④：……前もそんなふうに言っているのを聞いたけどね。こないだの自転車の信号無視の罰金、いくらになるの？

S⑤：まだわからない。

K⑤：金額によってはやりくりできなくなっちゃうんじゃないの？

S さんは、現状では失敗を繰り返す可能性を自覚し、増額を諦めた。この場面では、あなたならなんと答えるだろうか。「今は増額できる状態ではない」、あるいは理由を確かめずに S さんの思いに同調し、「あなたが大丈夫と思うのなら可能」という答えもあるだろう。下線部では、S さんの発言によって看護師 K さんの内面に湧いた疑問や思いが表出されている。

「一致」というと、明確な言葉ではっきり伝えるかのような印象を受けるかもしれない。相手の言動から強い違和感を抱いたならそのような「一致」もありうるが、素朴な疑問をもったらそれとなく確認する、ということもまぎれもない「一致」である。そのようなかかわりで相手の内面が顕在化し、相手も自分で口にすることによって内在化していた問題の自覚が可能になる。

金銭管理の失敗を繰り返すSさんに、まだ臨床経験に乏しい看護学生であれば、「だらしない」「増額を求めるなどもってのほか」などの否定的な感情が湧くかもしれない。経験が十分な看護師であっても、依存症の人は○○だから、と分類するようなかたちで患者を評価することがあるかもしれない。

看護の理論家であるトラベルビー（Joice Travelbee）は、看護師と患者とのかかわりの初期の段階で、十分な情報に基づかず、経験を基盤として相手を判断してしまうことは共感を妨げ、その後の援助も非現実的なものとなるとしている[5)]。

トラベルビーによると、共感は「対象から離れていながら相手とともにある」ことを示し、分離性は冷たい客観性ではない。共感とは、人とのつながりをつくる際に相手への感情に溺れることなく親密さを体験することである。一方で、相手への個人的な感情を無にすることは、実際には極めて困難である。重要なのは、相手に対して形成した判断に気づくよう努力することであり、そうすることによって否定的な判断の影響を少なくすることはできる。

看護師は、内省によって自分自身の行動を洞察することは重要である。この場面では、Sさんの現状から増額は弊害のほうが大きいのは明確だが、Sさんの要求にはそれなりの思いがある。もし、看護師が否定的な感情やそれに基づく判断を下すことによって、十分に聴くための相互作用の機会をなくしてしまっては、Sさんが自分の問題に気づき、要求どおりにはならないという現状の理解に至るのは困難になってしまう。トラベルビーは、共感は多くの要因によって動機づけられるが、相手を理解したいという願望によって発展するとも述べている。

column

トラベルビーの“治療的自己活用（治療的な自己利用）”

治療的自己活用とは、看護場面における患者と看護師との相互作用のなかで、看護師が自分自身を意識的に有効利用し、治療的なかかわりを形成しながら患者の望ましい変化をもたらしていく能力のことである。看護師が自分自身を治療的に用いるには、自己洞察や自己理解が不可欠であり、自分の行動が相手にどのような影響を与えるのかを知り、相手の行動や心理状態を予測する能力が必要となる。

治療的自己活用は、患者に対する親切心、やさしさのような思いを示すのとは異なる。患者に対するそれらの思いは大切であるが、それだけでは患者の問題の深層を理解することはできない。知識や技術をもち、それらを駆使しながら患者との関係性を築き、その過程で自分の内面に生じる感情や情動を関係性の流れのなかに取り入れながら、適切なケアを意識的に可能にしていくということが求められている。

Sさんはデイケアでは周囲に配慮ができ、プログラム進行には積極的であるが、その点をよしとし、金銭管理が困難なことや増額を要求してくることに対しては悪いことで否定するというような態度は、1人の人間を分裂してとらえていることになる。受容とは、よい点と同じくらい悪いと思われる点を受け入れることであり、相手を1人の人間としてとらえ、心を配ることなのである。

4 アサーション—自他尊重の自己表現

実習で受け持っている患者に、自分で下膳ができるのに「受け持ちなのだからあなたが代わりに持って行って」と言われた。同時に引率の先生から、指導看護師の事情でバイタルサイン測定の報告が遅れているのだが、「もうお昼なのにまだ報告していないの？」と理由も聞かずに注意された。

日常でも、スーパーのレジに並んでいて割り込みをされたり、レストランで注文とは違う料理が出てきたり、必要のない商品を強く勧められて断るのに困ったということがあるのではないだろうか。このようなとき、相手を傷つけず、自分に負担がかからず、かつ自分の思いを伝えるにはどうしたらいいだろうか。

人間関係のもち方には、大きくは次の3つのタイプがあるといわれている[6)]。

[1] 非主張的自己表現

- 他者を優先し、自分のことは後回しにする。
- 自分の気持ちや考えを表現しない、し損なう。
- 曖昧な言い方、言い訳がましく言う、消極的な態度、小声。
- 自信がなく不安が強い状態で、それを隠して卑屈な気持ちになっていることもある。

非主張的自己表現とは、自分の気持ちや意見を言わない不正直な自己表現である。このような表現のとき、「自分はやっぱりだめだ（劣等感）」「どうせ言ってもわかって

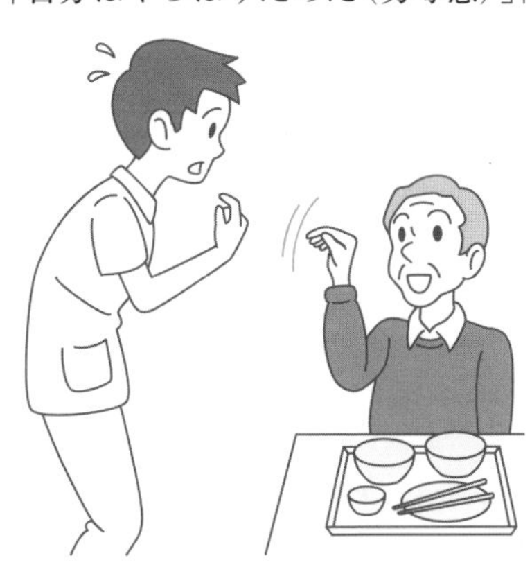

もらえないだろう（諦め）」「譲ってあげた（恩着せがましい）」「人の気も知らないで（恨みがましい）」という思いがある。看護の場面では、対等でオープンな人間関係を築きにくくし、必要な情報が共有されず失敗の原因になる可能性も含む。

[2] 攻撃的自己表現

- 相手の気持ちを害す、見下す、不必要に支配する。
- 非難する、威張る、強がる、侮辱する、皮肉を言う、八つ当たりをする。
- 操作的で、自信満々で堂々としているように見えるが防衛的で、必要以上に威張り、強がっているが自分に正直ではない。

攻撃的自己表現とは、相手の言い分や気持ちを無視して自分の言い分を押しつける表現である。このような表現をする人は、「自分がいちばん、あなたはダメ（相手より優位に立とうとする）」、パワハラやセクハラ（地位や権力を使って弱い立場の人に自分の意向を押しつける）という状態にある。看護の場面では、相手の気持ちや意見を受け止めないために人間関係が破綻し、ギスギスした上下関係となり、やはり必要な情報が共有されず、失敗の原因になってしまう。

[3] アサーティブな自己表現

- 非主張的、攻撃的な自己表現と異なるのは、相手もアサーティブに発言することを奨励すること。
- 相手との意見の食い違いや葛藤がある場合は根気よくお互いの意見を出し合い、譲り譲られながら納得のいく結論を出す。

アサーティブとはアサーションという動作が遂行可能であることを示すことである。アサーションは、日本語では「主張」「断言」と訳されるが、ここでのアサーションは、互いに率直に自分の気持ちや考えを伝え、それを聴き合うという意味になる。これができている状態をアサーティブという（**図2 -20**）。

コミュニケーションの後味がよく、意見が異なっても双方が納得できる結論の発見や、異なる意見を知ることで自分の可能性が広がり、深い理解に基づく人間関係がもたらされるというメリットが考えられる。これにはまず、思いや気持ちを意識的に自覚する（自己確認）が必要である。

アサーションは、1950年代のアメリカで、対人関係に悩む人や自己表現が苦手な人のためにカウセリングの一手法として開発された。人種差別撤廃運動のなかで非暴力活動を主張する人々、被差別者となった女性やフェミニストのカウセラーらが注目し、人権回復と自己信頼の獲得と、誰もが自分の考えや気持ちを表現してよいという

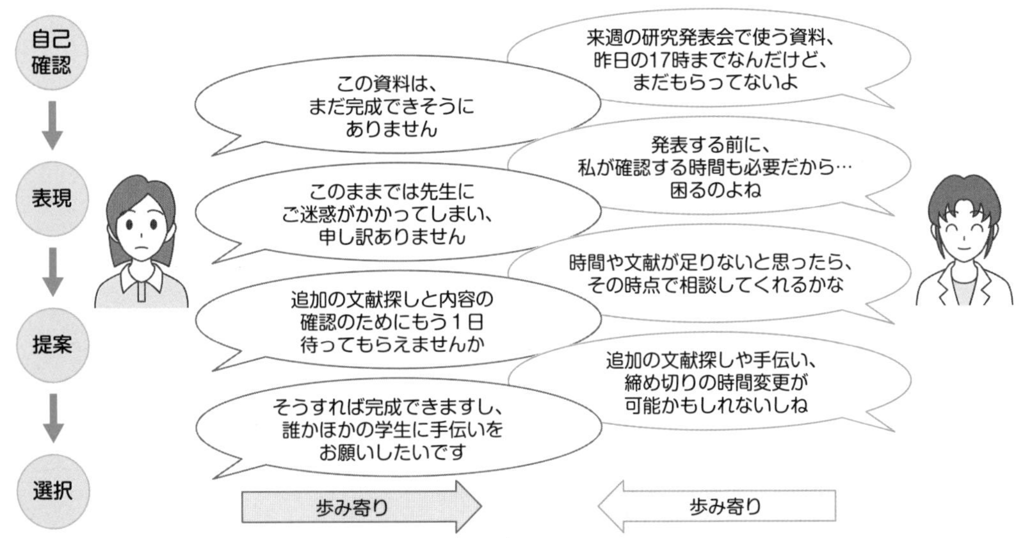

図２-20　アサーティブなやりとりの基本

表現の自由と権利の視点からとらえなおし、一訓練法として拡大した。わが国では1981年に平木典子氏がアサーションを日本人に適したかたちに翻案、紹介した。

最近は、看護師をはじめ福祉職、介護職、教師やカウンセラーなど対人関係によるストレスが多い職種においてアサーションのニーズも高まっている。支援における自己犠牲や自分の限界を超えた他者の優先で「燃え尽き症候群」に陥る可能性もあり、支援者の人権の保護や精神的健康の維持のためにアサーションが重視されている。

5 コミュニケーションスキル

精神科の患者のよりよい予後や生活のためには、受療、とりわけ服薬の継続が重要な課題である。しかし、患者が医師の処方どおりに服薬する割合はおよそ50%と推測され、その理由は飲み忘れや疾患や治療に対する理解不足、薬物の副作用に対する不安、医療者への不信感、薬物によって自分がコントロールされている感じによる拒否感などさまざまである。

医療者、治療に対して抱く感情においては、服薬の指示を遵守するよう医療者が注意をしたり、懇切ていねいに説明、説得したりしても、患者が積極的に受療を行うどころか、服薬したくない気持ちが理解されないとの思いを強くし、お互いの間の溝が深まってしまうだろう。

筆者は訪問看護で患者から「実は内服していない」と打ち明けられたことは珍しくなく、処方してくれている医師に申し訳ないので、内緒にしてほしいといわれることもあった。症状の悪化が懸念されるからと内服を勧める前に、患者が尊重されている

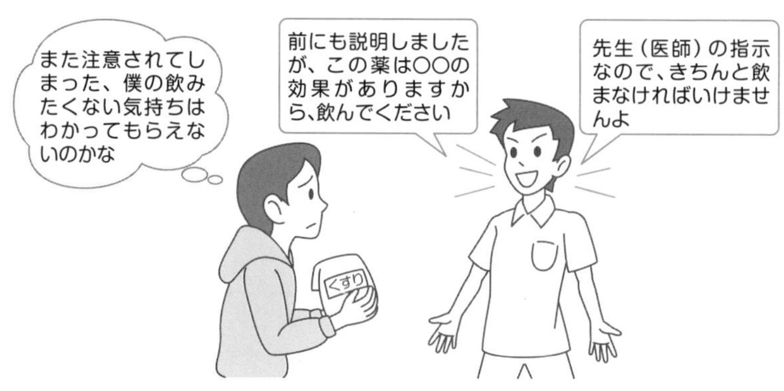

と感じるようなかかわりをすることがまず重要である。そのような配慮のもと、患者の思いや考え方、生活パターンについてよく聴き、それに基づいた治療を提供することが、患者の予後や生活にとっては、長期的には有効であると考えられる。

人が行動や習慣をもつための支援に必要なのは、行動の背景となる知識を得るための「教育的介入」、行動する技術を得るための「行動的介入」、行動への前向きさを得るための「情緒的介入」がある。これら３つが揃うのがよいが、患者の思いに対する情緒的介入を適切に行うことで、知識や行動に関する介入が活かされる。患者と医療者の対等な関係により双方の信念の調和を目指すには、看護師の専門的なコミュニケーションの実践が必要である（**表２-19**）。

コミュニケーションの実践には、上述した中核三条件やアサーションの技術を援用していただきたい。Ｓさんの事例では、薬物療法として月１回の筋注を施されている。薬に対する抵抗感からの拒薬があるため、医師との話し合いで筋注となったことを了解してはいるが、殿部への筋注は、痛みと自尊心の低下をともなうということをたびたび口にしている。現状はすぐに変えられなくても、Ｓさんの気持ちを理解しようと対話することが、長期的には回復を支えることになると考えられる。

表２-19　看護師が専門的な行動（専門性）をもつために必要なこと

知識の獲得	患者と対話する際に必要となる知識
技術面の向上	患者と対話する際に必要な対話技術
情緒面の改善	患者と対話することに前向きな理念

引用・参考文献

1）佐藤純：看護に役立つ心理学の知識，渡邊敦子ほか編著：対人関係とコミュニケーション―依存症・触法精神障害者への支援から考える，p.26～27，北樹出版，2020
2）本山智敬：一致をめぐって，村山正治監修：ロジャーズの中核三条件，カウンセリングの本質を考える１，p.7～19，創元社，2016
3）坂中正義：無条件の積極的関心とは，村山正治監修：ロジャーズの中核三条件，カウンセリングの本質を考える２，p.11～20，創元社，2016
4）三國牧子：共感的理解をとおして，村山正治監修：ロジャーズの中核三条件，カウンセリングの本質を考える３，p.4～13，創元社，2016
5）Travelbee,J.（長谷川浩ほか）：人間対人間の看護，p.198～208，医学書院，2020
6）平木典子：三訂版　アサーション・トレーニング―さわやかな〈自己表現〉のために，p.19～20，金子書房，2021

第2節　心理・社会的側面の理解と技術

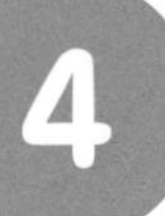

集団（グループ）を対象とした看護

集団とは

次のなかで、「集団」はどれか。また、このとき集団と判断した根拠は何か。

1．百貨店で１時間のタイムセールに群がる客
2．A大学看護学科３年生
3．夕方の電車に乗り合わせた乗客
4．駅前で議員候補者の演説に耳を傾ける聴衆

この世に生まれ落ちてから命絶えるまで、人は何らかの集団や複数の人々にかかわっている。人の中で育ち、学び、対人関係を築きながら社会生活を送っている。家族のなかで子どもを育て、学校で学び、友人をつくり、スポーツで競い、同僚や上司と仕事を行い、趣味仲間と集い、どの発達段階においても誰かとかかわっている。人は社会的動物であるといわれる所以である。

人の暮らしの歴史をみると、狩猟・採集時代から家族をつくり、部族ができあがり、農耕時代には村民総出で稲作に取り組み、農地を守るために多くの人が集まり村落ができた。村の掟や秩序を乱した者とその親族は村八分の目に遭い、個人間のいざこざから、部族間や集落間の争いが起きることもあっただろう。集団は相互扶助と争いを生んだ。

マルティン・ブーバー（Martin Buber）は、「〈われ〉は〈われ〉だけでは存在し得ない。存在するのは、〈われ〉-〈なんじ〉における〈われ〉か、〈われ〉－〈それ〉における〈われ〉のみである」「人格は、他の人格とのまじわりによってその姿をあらわす」[1)]と述べている。誰かとの関係において人は存在し、他者との交流を通じてその人らしさが形成されていく。

アヴェロンの野生児、アマラとカマラをご存知だろうか。前者は18世紀に南フランス、後者は20世紀にインドで発見された孤児である。発見時は衣服を身につけておらず、人間らしさからかけ離れた姿であり、四つ足で移動し、動物のうなり声のみで言語を操ることはできず、手づかみで食し、対人接触は困難であった。一方で極めて鋭敏な聴覚、視覚、嗅覚をもっていた。ヒトの遺伝形質をもっていても、人間社会

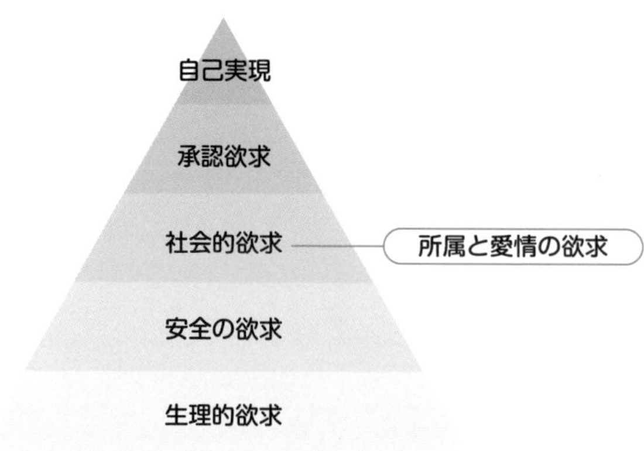

図 2 -21　マズローの欲求 5 段階説

のなかで養育されなければ人間らしさを獲得できないことを証明している。

マズロー（Abraham H. Maslow）の欲求５段階説によると、所属の欲求は生理的欲求と安全の欲求の次段階に位置する人間の基本的欲求である（**図 2 -21**）。人は集団に受容され所属している確信をもてると安心し、自尊心は安定する。

冒頭の問いに戻るが、集団と判断した根拠は何か。集団とは「メンバー相互に依存関係をもつことで関係をつくる２人以上の個人の集まりであり、個人が集団の一員であると認識し、他のメンバーもその集団の一員であると認識している集まり」[2)]、「相

column

働かないアリ

150匹のアリを集めて８個のコロニーをつくり、１日３回１か月働きぶりを観察すると、全く働かないアリが３割存在し、よく働くアリだけを残すと再び働かないアリが存在し、働かないアリのみを集めても働き度合いのばらつきが復活する。このばらつきの原因は反応閾値の違いである。働かないアリはコロニー存続のためにいつか出番となる力を温存している点で意義があるというアリの社会システムである。

（長谷川英祐：いいね！Hokudai，https://costep.open-ed.hokudai.ac.jp/like_hokudai/article/1150）

column

無尽

山梨県には無尽の文化が根づいている。「無尽承ります」の看板を掲げる飲食店を目にするのも珍しくない。鎌倉時代に自然発生的に生まれた庶民間の融資制度が起源とされる相互扶助である。現在は、近隣者や職場の友人、趣味の仲間で構成され、定期的な食事会や親睦会となっている。定期的な仲間とのつながりのお陰で安心感や生活に張り合いが出ると言う高齢者もいる。無尽は親交継続の素朴な形態であり、多世代交流による情報交換・伝達、災害時の連携、治安の維持に貢献する面をもつことから、ソーシャルキャピタル機能に相当するといってもよいだろう。

正解：２、根拠：p.141、本文上から５行目

集団
ナースステーションの看護師
・相互作用
・規範の形成
・共通の目標
・地位や役割の分化
などを有する

診察室
集合
外来待合室の患者

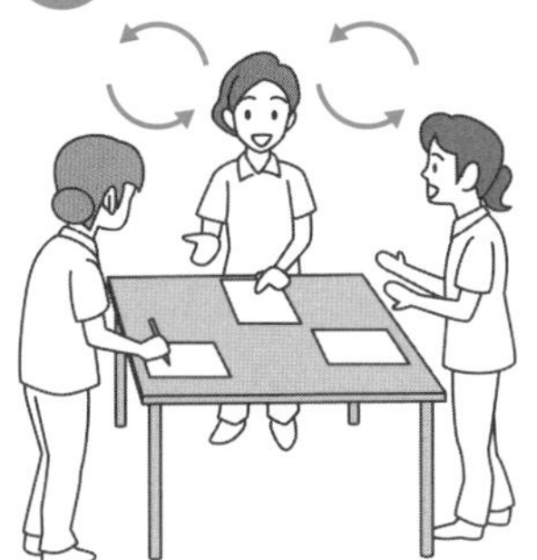

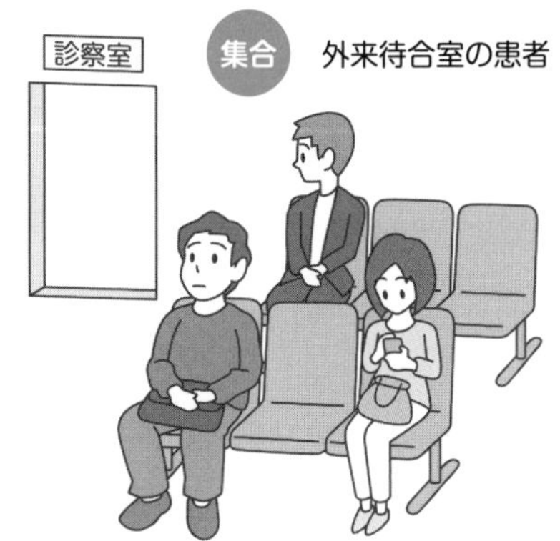

図2-22 集団と集合

互作用、重要性、類似性、持続性、共通目標、共通結果、浸透性、サイズの特性があり且つ役割や構造が存在する複数の人々の集まり」[3]などと定義される。つまり、2人以上で構成され、メンバーは互いを認識し、相互作用をもつことが集団の条件といえる。集団と類似するものに、相互関係のない一時的な集まりである集合（**図2-22**）、共通の関心のもとに不特定多数の人々が群がる群集がある。

2 グループダイナミクス（集団力動、集団力学）

ところで集団にはどのような作用と機能があるだろうか。集団成員（以下、メンバーとする）は、グループ体験をとおして自分の傾向に気づく、他者との違いを知る、回復の動機づけをもつ、変化や成長を促される。1人では難しいことであっても集団であれば総力で目標達成が可能になる利点がある。反面、集団がその人にとって不利益となる場合がある。いじめを受ける、対人関係が苦になる、居心地の悪さを感じる、緊張するなど集団を苦痛とする人もいる。対人緊張が強い人や自他境界が脆い人にとっては、脅威とならない集団を整える必要があるが、変化はメンバー間の相互作用がなせる技である。

1930年代、クルト・レヴィン（Kurt Lewin）はグループダイナミクスという言葉を

column

群集事故

2022年10月29日、韓国ソウルの繁華街の路地で起きた群集事故は記憶に新しい。幅3.2m、長さ45mの細い坂道空間で群集雪崩が起き、坂の上から大勢の人が折り重なるように倒れ、胸部や腹部を強く圧迫され呼吸困難となり、立位のまま意識を失った者が多数であり、150人以上の死者を出した。

初めて用いた。グループダイナミクスとは、元来物体の動作や運動に影響する力を指すため、集団という単位がどのような方向に向かって働くのかを明確にしようとする意味がある。個人と集団、集団と集団、集団内個人と個人、集団内力動、組織と集団の関係に関する法則を実証的に見出そうとする学問分野である（**図2 -23**）。

集団の主な機能には、**集団凝集性**、**同調行動・圧力**、**社会的手抜き**がある。

集団凝集性は、一体感や我々意識で表現され、まとまりを指す。凝集性が高い集団は仲間意識が強く、共通目標の達成に集中しやすい。同じ疾患や問題をもつ者のグループ、同世代や同立場の者からなるグループでは凝集性が高くなりやすい。一方で、凝集性が高くなりすぎると保守的な雰囲気を醸し出し、排他的となり、多数派が力をもち個の意思はないがしろにされるリスクがある。誤った方向性の修正ができず、そのまま突き進むことがありうる。

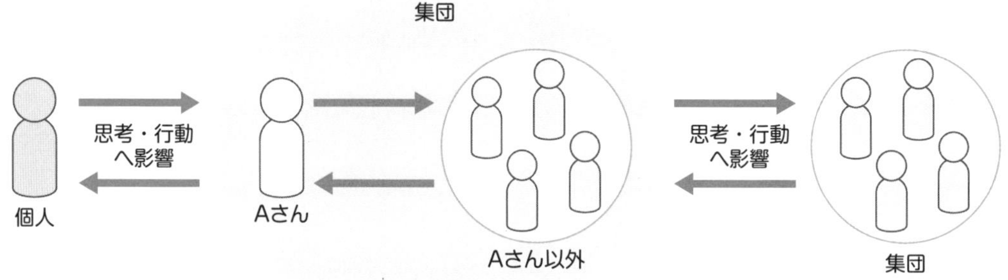

図2 -23　グループダイナミクス

column

ミルグラム（Stanley Milgram）の権威への服従実験

教師役になった被験者が、隣室にいる生徒役（サクラ）が誤答すると電気ショックのスイッチを入れるよう研究者から指示される。実際、電気は流れないが、生徒役はスイッチを入れるたびにうめき声をあげて苦しむ演技をする。次第にうめき声が絶叫に変わり、ついには無反応になってしまう。最終的に、教師役の60％以上は研究者の指示に従い、最大電圧450Vの電気ショックのスイッチを入れた。ナチスドイツの大虐殺の主導者アイヒマンは一市民で平凡な人物であったが、なぜ彼が残虐行為を行ったのかを証明した実験。人間は権威ある者の命令に服従し、人の命を危険に晒すほどの攻撃的な行動をとることが明らかになった。

column

ホーソン実験

米国シカゴのウェスタン・エレクトリック社のホーソン工場で、照明実験、組み立て実験、面談調査、バンク配線実験の４つが行われた（1927-1932年）。さまざまな条件がもたらす生産性の変化を調べた結果、従業員らのインフォーマルな集団規範が労働意欲や生産性に好影響を与える、人は注目や承認されることで力を発揮する、人間関係が生産性の向上に直結することがわかった。これらの結果が、後の人間関係論の発展や感情面に配慮した経営方法の重要視につながった。

同調行動・圧力は、他のメンバーの意見や行動を基準として集団の意向に沿った行動をとる現象である。有名なアッシュの（Solomon E. Asch）実験がある（**図2-24**）。1本の線を描いた図と3本の線を描いた図を8人組の被験者に示し、1本と同じ長さの線を3本から選んでもらう。一人ひとりに正解を答えてもらうのだが、真の被験者は1人で他の7名はサクラ（誤答するよう指示されている）である。サクラが誤答すると被験者も誤答し（不正解の線を選ぶ）、被験者がサクラに同調して不正解の線を選ぶ確率は約30%であった。被験者1人のときの回答はほぼ全問正解であった。自分と違う大多数の判断に従わせる心理的な集団圧力がかかり、集団が個人の判断や行動に影響を及ぼすことを見事に示している[4)]。

社会的手抜きは、綱引きを想像してほしい。大勢で綱を引いていると他の人達が引いているから自分一人くらい力を入れなくてもいいかと思い手を抜くことである。リンゲルマン（Maximilien Ringelmann）の実験では、綱引きや荷車を引く際、人数に比例し1人当たりの出す力が低下する結果であった。また、ウィリアムズ（Kipling Williams）らは、被験者4人組にできるかぎり大声を出すことを求めた。個人が出す

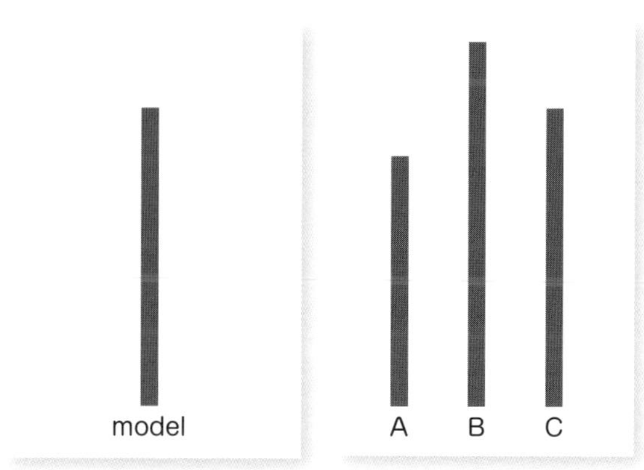

図2-24　アッシュの実験

傍観者効果

column

ラタネ（Bibb Latané）らの実験。1964年、米国NY州に住む女性が深夜に自宅前で暴漢に襲われ殺された。彼女の叫び声で近隣住民38名が目撃していたが、誰一人警察に通報せず助けにも入らなかった。この理由を検証した実験。被験者は集団討議を行う実験であるとの説明を受け、2人、3人、6人に分かれグループ討議を行うよう指示された。討議は被験者が一同に会することはなく、各々別室で同グループのメンバーとインターホンを通じて行った。そして、討議の途中で被験者の1人（サクラ）が発作を起こす。インターホンを通じて苦しむ声を聞いた被験者はどのような行動を取るのかが実験の真の目的であった。2人の討議ではほとんどの被験者は助けを呼びに行くなどの援助行動をとったが、6人の討議では38%の被験者は一切の援助行動をとらなかった。つまり、多くの人が見ている場面では援助行動が抑制される。事件では多くの目撃者がいたからこそ援助行動が抑制されたと結論づけた。傍観者効果は社会的手抜きの一種。

音量は記録されるといわれたグループは大きな声を出し続け、音量は記録されないといわれたグループでは声を出すふりをする手抜きがみられた。注目されるわけではなく、自分が行ったことが評価されるわけではないと思えば、手抜きが生じやすい[5)]。

3 集団心理の理論と関連する理論

ビオン（Wilfred R. Bion）は軍医として戦争神経症を患った兵士に行った集団精神療法の経験から、集団における非公式なつながりと集団の無意識に着目した集団理論を提唱した。

彼は集団（精神）療法に「特殊な治療的面接のために集まった人々の治療」と「協働が円滑に進むよう導く力を強化するための計画的な試み」という２つの意味をもたせた[6)]。グループ内での個人の言動は個々人のパーソナリティのみならず、そのグループに対する個人の視点も明るみにする[7)]。

また集団には、共同して課題遂行に集中する現実的な「作動グループ」と、不安の防衛を呈し課題遂行を妨げる「基底的想定グループ」という２つの機能がある。さらに後者は、依存（メンバーの欲望や要求を叶えてくれるだろうとリーダーに頼る）、闘争-逃走（スケープゴート、話題をそらす、さぼる）、ペアリング（親密な２人組や派閥ができる）の３つの様相を認めやすい。

実習カンファレンスを思い浮かべてほしい。どの学生も意見を出さず黙り続け、教員や実習指導者がなんとかこの場をとりなしてくれるだろうと期待する。学生Ａがなぜその援助を行ったかを語ると学生Ｂがつまらなそうな表情で否定的な意見を述べる、あるいは学生Ｂは異なる話題をもち出し話の腰を折る。積極的に意見を出し話が盛り上がる２人の学生のやりとりを他の学生たちはみているのみに終始する。これらは学生の内面に潜む不安の防衛が展開されている。

集団の雰囲気やメンバーの言動に影響するものの１つはリーダーシップである。ロナルド・リピット（Ronald O. Lippitt）は、民主的リーダーと専制的なリーダーが率いる集団はどのような雰囲気をもつのか、メンバーはどのように動くのかを比較した。民主的リーダーはメンバーである子どもたちが目標に達するのを妨げず、メンバーは自発的にサブグループをつくり協力して作業に取り組んだ。専制的なリーダーは攻撃的支配を示し、リーダーが決めた道ありきで、メンバー自身で目標到達する障壁となっていた[8)]。

看護師と集団精神療法

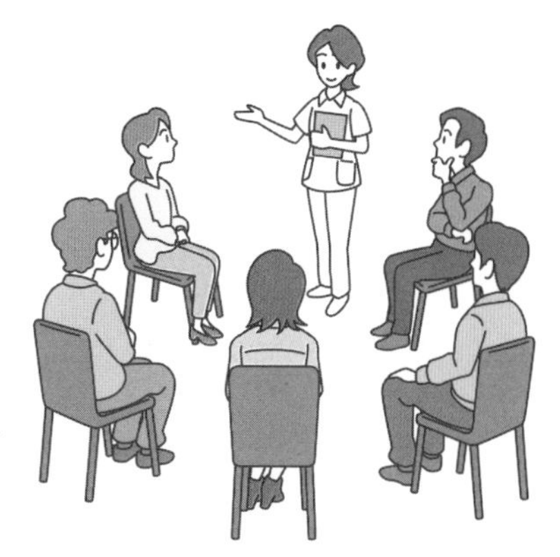

精神科の治療や看護では、個人を対象とすることもあれば、集団を対象とすることもある。問題志向に基づく看護過程の展開に慣れている看護職のなかには、集団をみることに苦手意識をもつ者が少なくない。この患者は他の患者やスタッフとどのようにかかわっているのか、病棟やデイケアというコミュニティのなかで患者はどのような体験をしているかなど集団の観点で患者をとらえようとするか否かで援助の質は変わる。

精神疾患は人と人との関係のなかで回復もすれば悪化もする人間関係の病であることを念頭においたかかわりを意識することは重要である。

看護職がかかわる集団の具体例として、患者を含めた家族への退院支援、服薬心理教育グループ、社会生活技能訓練（SST：social skills training）、多職種の退院カンファレンス、デイケアでの復職支援グループなど公式なものから、複数患者の談話グループやゲームに興じるような自然発生的な非公式なものがある。また、摂食障害、依存症、自死遺族会など同じ病気や体験をしている者で支え合う自助グループやピアサポートグループがある。運営主体は当事者であり、看護職の立ち位置は黒子的である。このようなグループには、専門職による教育的助言とは一味違う当事者ならではの寄り添い方がある。

全米精神障害者家族会（NAMI：The National Alliance for the Mentally Ill）のように、法制度の改革に参与したり、スティグマ軽減の活動を精力的に行っている組織もある。

患者の精神的成長や問題解決を図ろうとする構造化したものとして集団精神療法がある。集団精神療法は、1905年ボストンの内科医が行った結核患者を対象とした討論会に端を発する。言葉を介した相互作用の場であり、メンバー間の関係の発展、変化を治療の過程と考え、グループの大きさは4、5人以上30人位までと定義できる[9)]。集団認知行動療法、エンカウンターグループ、サイコドラマ（心理劇）、Tグループなどは代表的な集団精神療法である。集団精神療法では、目標、対象、人数、オープン（自由に出入りできる）かクローズド（初回から最後まで固定メンバー）、実施場所、頻度、1回あたりの時間、期間など枠組みと構造を明確にしておく必要がある。

集団精神療法の効果について、ジークムント・フークス（Sigmund H. Foulkes）は5つ（**表2-20**）、アーヴィン・ヤーロム（Irvin D. Yalom）は11の治療的因子あげた（**表2-21**）。先述したように高すぎる凝集性の弊害はあるが、ほどよい凝集性の高まり

表2-20　集団精神療法の何が治療的に働くのか

・ほかの患者にわかってもらえた。
・自分１人が悩んでいるのではない。
・人の振りをみて自分の問題について学ぶ。
・具体的な説明や示唆を受ける。
・集団全体の無意識が活発になる。

（鈴木純一：集団精神療法-理論と実際，p.49，金剛出版，2014）

表2-21　ヤーロムの11の治療的因子[10)]（一部要約）

1．希望をもたらすこと	他のメンバーの回復を観察することで希望をもち、勇気づけられること。 例：アルコール依存症の自助グループにて、克服の過程について話を聞き、希望をもつ。
2．普遍性	抱えている問題は自分１人だけが悩んでいるのではないと認識し、安心感を得ること。 例：統合失調症のグループにて、他のメンバーが幻聴によりどんなことに困っているか話を聞き、症状によるつらさは自分だけではないと感じる。
3．情報の伝達	治療者や他のメンバーから教訓的教育や助言を得ること。 例：統合失調症のグループにて、他のメンバーから薬を飲み続けたほうがよいと話を聞き、医療者から聞くよりも納得する。
4．愛他主義	問題を共有し、お互いにサポートし合うことで、他のメンバーに貢献できることに気づくこと。 例：うつ病の集団認知行動療法のグループにて、「別の考え方や捉え方もできるのでは？」と提案し、他のメンバーの認知の修正に貢献する。
5．社会適応技術の発達	ロールプレイや社会適応技術の率直なフィードバックをとおして、自身の不適応な社会行動について学習すること。 例：統合失調症のSSTのグループにて、自身の苦手な場面や好ましくない社会的行動について他のメンバーから指摘を受ける。
6．模範行動	他のメンバーを観察し、コミュニケーション方法や生活技能などを模倣すること。 例：デイケアで服装が整っている他のメンバーをみて、自分の身なりを整えようとする。
7．カタルシス（感情の換気作用）	強く深い感情をグループ内で表現し、それを受け入れられることで感情的な安堵感を経験すること。 例：看護師の新人研修会で不安な気持ちを表出し、同じ新人看護師にその話を共感してもらい気持ちがすっきりする。
8．初期家族関係の修正的繰り返し	生育期の初期の葛藤が再び生じたり、修正的に繰り返されたりすること。 例：幼い頃から優秀な兄弟と比較され両親からしいたげられてきた自尊心の低い患者が、病棟内SSTにて発言したことを他のメンバーから拍手されたことが成功体験となる。
9．実存的因子	人間が存在するうえで永久の葛藤である死や孤独、自由や無意味さに対して、メンバー間の信頼関係や親密な出会いによって勇気づけられ、厳しい現実への直面化を学ぶこと。 例：癌のサバイバーがグループ内での対話をとおして、生きる意味について考える。
10．凝集性	凝集性が高まることにより、他のメンバーを受け入れサポートし、意味のある関係性を形成しやすくなる。凝集性のある状態では、自分を表現し探求しやすくなること。 例：看護学実習のグループで実習を乗り越えていくなかで凝集性が高まり、互いに助け合う関係性が構築される。
11．対人学習	グループへの参加により、対人的相互作用についての学習が動機づけられ、修正感情体験などをとおして安全な対人関係を学習すること。 例：うつ病患者のグループにて、非主張的な患者が、グループ内で自分の意見を話した際、メンバーに受け入れてもらえた体験をとおして自己主張をしてもよいと学習する。

はメンバーのドロップアウト（脱落、治療中断）を防止し、交流を活性化し、症状改善につながる[11)]。昨今では、凝集性は他の因子を促進させる効果をもち、最も重要視されている[12)]。

ここで、看護職が行った退院後の統合失調症患者に対する集団精神療法的かかわり[13)]を紹介する（**表2-22**）。グループの焦点は過去・現在・未来の薬物療法、入院体験、心身の状態変化の自覚と対処、養生のコツ、家族や職場の対人関係、精神医療ユーザーであることの不利益、偏見との闘い方であった。メンバーにとってこのグループは、生活での困り事を相談し他のメンバーからヒントや助言を得られる、気兼ねなく話題をもち込める、気持ちを吐露できる、会話練習ができる場としての意味があった。彼

表 2 -22　グループの内容

ねらい	退院後の服薬教育の継続
対象	入院中に服薬心理教育グループに参加した外来通院中の統合失調症患者。 男性４名、女性１名、22～52歳（平均年齢37.8歳）、 罹病期間３～31年（平均罹病期間17.8年）。
構造	５名のクローズド・グループ
リーダーとコ・リーダー	看護師２名
回数と期間	３か月に１回の計４回／１年間
方法	対話型での進行
テーマ	第１回「外来通院、服薬継続の再確認」 第２回「無理なく地域成生活を送るために」 第３回「現在の目標」 第４回「まとめと今後に向けて」

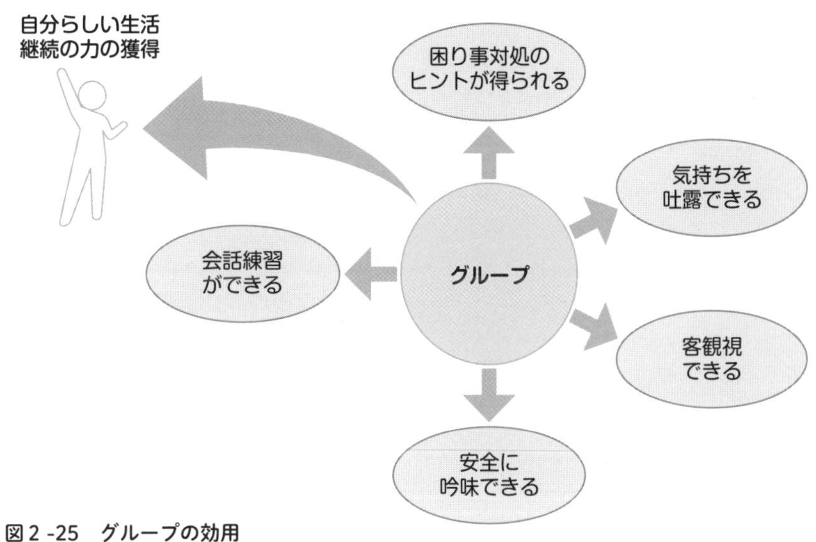

図 2 -25　グループの効用

らは淡々と病気と共生し、行動変容を志向した積極的な介入や治療の知識の刷新を求めておらず、自分の暮らしぶりを客観視する機会、安全な方法で他者の意見を聞きそれを吟味する場を求めていた（**図 2 -25**）。回を重ねるごとに自身の体験を語りつつ他のメンバーの状況や思いを理解し配慮する成熟したグループになっていった。看護師はメンバーの語りに共感を示したり、詳細をたずねたりするのみであった。

5 治療共同体

19世紀のモラルトリートメント（道徳療法）の考え方をもとにした、患者を取り巻く環境すべてが治療的に作用するという概念である。1940年頃、英国のマックスウェル・ジョーンズ（Maxwell Jones）は戦争神経症（PTSD）を患った兵士に治療共同体の活動を実践した。治療共同体では、問題が生じた場合はその解決に向けてすべての患者とスタッフが話し合う民主的な風土をもつ。患者は自分に発言権があることや意見や気持ちを表現することが保障されている実感を得ていくにつれて、それまでまとっていた病者意識を脱ぎ捨て、一社会人である意識をもつようになる。ちなみにトーマス・メイン（Thomas F. Main）が1946年に発表した論文「治療施設としての病院」のなかで、治療共同体という言葉を用いた。

病院や病棟は小規模コミュニティであり、入院療養は社会への（再）参加の準備機会である。治療共同体のキーである民主性や主体性を頭の片隅に置いて実践する援助は、急性期から回復期を見据えた精神科リハビリテーションの看護に通ずる。

事例　ヤーロムの11の治療的因子の視点からとらえる

新人看護師のＡさん20代　最近仕事での失敗が続き少し落ち込んでいた。

入職３か月後の病院内での新人研修にて、日頃の仕事で感じていることを新人看護師同士５名グループで話し合う機会があった。話し合いの場面でＡさんは、「自信をなくしてしまうこと」を話し、他のメンバーからは「早く先輩看護師のようになりたいと焦る気持ちがあること」を聞き、自分だけが悩んでいるのではないと共有することができた。また、時間内に仕事を終えることができないといった共通の問題に対して、解決策を他の看護師と意見交換した。さらに、日勤だけなく夜勤を経験している他のメンバーの話を聞いて、頼もしく感じた。Ａさんは、自分以外の新人看護師の皆も同じように悩んでいることに気づき、つらい気持ちをわかってもらえた安心感や、すでに夜勤をしているメンバーもいることを知り、明日からまた仕事を頑張ってみようと少し元気が出た様子であった。

集団のもつ治療的因子である「希望をもたらすこと」、「普遍性」、「情報の伝達」、「カタルシス」を認め、集団のもつ力が個人を変化させることを表している。そして、事例のグループは同じ問題に悩む新人看護師同士であり、共通の課題や目標があったことは集団の凝集性を高めていたと考えられる。

引用文献

1）Burber, M.（野口啓祐訳）：我と汝，p.9～102，講談社，2021
2）本間道子：集団行動の心理学－ダイナミックな社会関係のなかで，p.5，サイエンス社，2018
3）釘原直樹：グループ・ダイナミクス－集団と群集の心理学，p.4～5，有斐閣，2011
4）吉田道雄：人間理解のグループ・ダイナミクス，p.33～36，ナカニシヤ出版，2005
5）前掲4），p.47～51
6）Bion, W.R.（Med, Hafsi監訳，黒崎優美ほか訳）：集団の経験－ビオンの精神分析的集団論，p15，金剛出版，2016.
7）前掲6），p49
8）Lewin, K.（末永俊郎訳）：社会的葛藤の解決，p.76～79，ちとせプレス，2017
9）鈴木純一：集団精神療法-理論と実際，p.47～49，金剛出版，2014
10）Yalom, I.D. et al.（川室優訳）：グループサイコセラピー－ヤーロムの集団精神療法の手引き，p.23～24，金剛出版，1999
11）中島美鈴ほか：集団認知行動療法治療者マニュアル，p.15～16，金剛出版，2021
12）アメリカ集団精神療法学会（日本集団精神療法学会監訳）：AGPA集団精神療法実践ガイドライン，p.10～17，創元社，2014
13）水野恵理子ほか：退院後の統合失調症患者に対するサポート・グループの実践，精神障害とリハビリテーション，11（1）：77～81，2007

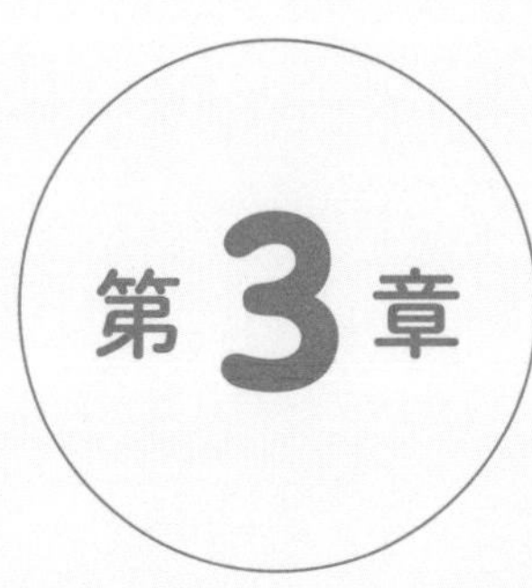

病院から社会への移行を整える看護

❶ オレム・アンダーウッドのセルフケア理論

❷ ストレス理論、 ストレス脆弱性モデルを用いた看護

❸ ストレングス、 エンパワメント、 レジリエンスを引き出すかかわり

1 オレム・アンダーウッドのセルフケア理論

1 はじめに

さまざまな理論を学ぶことは、看護の質を一定以上に保ち、そして患者に対するよりよいケアの提供につながる。しかし理論は難しいもの、と思いがちでもある。理論は実践につながるように活用されるものであり、それができる１つの理論として紹介できるのが、このオレム・アンダーウッドの「セルフケア理論」である。

いまだに精神科病床における平均在院日数は300日近い数字を示している（国民衛生の動向2022-2023）。自分が骨折したり、ときに手術が必要だったりする病気で１年間入院したと想像したら、かなりの苦痛があると予測できる。さらにこの日数は平均であるから、もう少し早く退院する人もいれば、逆に１年以上入院している人もいることは想像できるだろう。

今、社会の流れは地域ケアシステムの構築により、自分の家（住まい）で生活をしながら、必要時に医療にかかり、早期に退院して介護支援を含む地域の人の助けを受けたり協力しながら、生活の拠点はあくまで自宅である、という視点を忘れずに生から死までの暮らしを続けていこうという流れになっている。つまり、医療施設が生活の場とならない本来の医療システムに戻そうという動きである。

前述したように、理論と実践がつながる精神看護学における理論はオレム・アンダーウッドの「セルフケア理論」であり、理論というより、実践で使いやすいという意味では「モデル」という言葉を使ったほうが適切かもしれいない。ここでは、「セルフケア理論」と表記したいと思う。

2 セルフケア理論の概要

この理論の名前のとおり、もともとはオレム（Dorothea E. Orem）のセルフケア理論を、アンダーウッド（Patricia R. Underwood）が精神科看護の領域で使いやすいように改変し、都内の精神病院でスーパーバービジョンを行った1980年代中盤以降、広まった理論である。

人は基本的にセルフケアを行いながら生きている。このセルフケアとは、人間として生きるために必要な基本的な行為であり、年齢、性別、文化的背景に影響されず自分の健康、生命、そして心穏やかに生きるという安寧を守る行為である。

私たちは「生きるため」と意識しなくても、食事をとり、排泄をし、人とかかわるなどをしながら生きている。影響されないとはいっても、対象の年齢や、文化的背景などによってその内容やレベルが違うのはいうまでもない。

たとえば、生まれたての赤ちゃんは自分で食事をつくったり、トイレに行って排泄したりはできない。そのため「泣く」という行為で親や養育者にそのサインを送り、食べること、排泄することなどセルフケアを維持している。一方、90歳、100歳を超えた高齢者は、もともと買い物に行ったり料理をして自分のために食事をつくる、食べる、という行為はできていたとしても、年齢から体力、気力、あるいは筋力の衰えが自然現象として生じることは容易に想像できる。そのため、食べるために、人に買ってもらったり、排泄についても間に合わないことをサポートするような衣類を身につけたりすることで、自分の食べること、排泄することに対応している。つまり年齢に応じ、それぞれ適切な対応方法によりセルフケアを保とうとしているのである。

看護の分野ではじめにセルフケアの概念を使ったオレムは、セルフケアは3つの要素から成り立つとした。つまり病気や健康あるいは文化的背景など何にもとらわれず全ての人が常に自分のために行っている「普遍的セルフケア要素」，そして人間は成長発達していくものなので、たとえば乳幼児期、成人期、老年期などその発達段階や発達過程によってセルフケアのあり方が変化するために配慮すべき「発達的セルフケア要素」、さらに病気、身体的な問題や障害が生じた場合に配慮するべき「健康逸脱に対するセルフケア要素」という3つである。これらが人のセルフケアに影響する要素であるとした。

オレムは、人はこの3つのセルフケア要素を保つ能力をもっているという「セルフケア理論」のもと、病気や障害など何らかの原因により一時的にできなくなったとき、他者の援助、つまり看護が必要になると、述べている。オレムの「セルフケア要素を保つ能力が不足したときに看護が必要になる」という考え方は「セルフケア不足理論」を構築したといえる。

さらに彼女は、セルフケアが不足した際の援助について、どのようにすればセルフケアができるようになるのか、その支援量を「全代償システム」「一部代償システム」「支持・教育システム」という3つで示した。このシステムというのは患者・看護師のセルフケアを担う量を示している、とも言い換えられる。全代償システムは、患者はセルフケアすべてに関して看護師の専門的支援を必要としている状況であり、一部代償システムとは、患者自身が部分的にセルフケアができているものの、できていない部分を補う看護師の支援が必要である状況である。そして「支持・教育システム」とは、患者自身がセルフケアができているようにみえる状況であり、支持あるいは教育的な援助によりセルフケアの自立につながる可能性をもっている状況である。

アンダーウッドはオレムのセルフケア理論を、とくに精神看護領域での看護実践に活用しやすい理論へと構築していったのである。

3 基本的な考え方 —オレム・アンダーウッドのセルフケア理論を活用

セルフケアという言葉を分けて考えると、セルフはその人らしさであり、「心と身体のバランスがとれる社会的に自律した存在」であり、ケアは「援助が必要な人と援助を提供する人がいるなかで、互いに影響しあう相互作用があるもの」といえる。

一般に、精神障がい者は生活障がい者ともいわれ、精神症状で心がもろくなり、自己決定能力が低下したり、自己決定の機会を得られにくい状況になることがある。アンダーウッドは、セルフケアを維持するための自己決定能力を援助することが大切であるとした。つまり、オレム・アンダーウッドの理論は、「人はセルフケアを維持できなくなったときに看護を必要とする」ということと、そこには、「人はみな自己決定能力をもっており、それによってセルフケアが維持される」という前提があることを覚えておきたい。

オレムはセルフケアに影響するものとして、「普遍的セルフケア要素」「発達セルフケア要素」「健康一脱に関するセルフケア要素」と３要素をあげた。しかし、アンダーウッドは精神科看護において理論の対象を成人として考え、「発達セルフケア」を「普遍的セルフケア」に統合した。また「健康逸脱に関するセルフケア要素」は、その対象を精神疾患にしているため「普遍的セルフケア要素」のなかで考えることができるとした。

そして「普遍的セルフケア要素」の他に「基本的条件要素」として、年齢、性別、健康状態、社会・文化的背景、その人のライフスタイルやソーシャルサポートを入れている。つまり、オレム・アンダーウッドの「セルフケア理論」は、①普遍的セルフケア要素、②基本的な条件要素により、患者を診る視点（枠組み）をつくったのである。なお、アンダーウッドは普遍的セルフケア要素を５つの領域に分けたが、その後精神疾患により安全や安寧を保つ力もセルフケアの要素として重要であることから、現在は「安全と安寧を保つ能力」を加えた6つの領域が「オレム・アンダーウッドのセルフケア理論」であるとして活用されているのが一般的である（**表3 - 1**）。

[1] 普遍的セルフケア要素

普遍的セルフケア要素は、あらゆる人に共通し日常生活で行っているセルフケアとして6つの領域に分けてみる視点が以下のとおりである。それぞれについて、何ができて何ができないか、それはどうしてなのかを、基本的条件要素、そして精神症状を含めてアセスメントしていくことになる。

表３-１　「オレムのセルフケア理論」と「オレム・アンダーウッドのセルフケア理論」における普遍的セルフケア要素の比較

オレムによる普遍的セルフケア要素	アンダーウッドによる普遍的セルフケア要素
①十分な空気摂取の維持	①空気・水・食物を十分に摂取できること（空気・水・食物）
②十分な水分摂取の維持	
③十分な食物摂取の維持	
④排泄過程と排泄物に関するケアの提供	②排泄と適切なケアができること（排泄）
⑤活動と休息のバランスの維持	③体温が正常に保て、個人衛生が保てること（体温と個人衛生）
⑥孤独と社会的相互作用のバランスの維持	④活動と休息のバランスが保持できること（活動と休息のバランス）
⑦生命、機能、安寧に対する危険の予防	⑤孤独と付き合いのバランスが保てること（孤独と付き合い）
⑧機能と発達の促進（正常性）	⑥安全・安寧を保つ能力があること（安全と安寧）

①空気・水・食物を十分に摂取できること（空気・水・食物）

人間の基本的な生存機能はどうか→多飲を含む水中毒、あるいは拒食や過食などがないか。現象や理由は適切か。たとえば、被毒妄想により食事を食べたいのに食べられないことはないか、水分を摂取しているとしても、日常の摂取量なのか口渇からなのか。口喝であれば、自分が干からびてしまうというような妄想からなのか、塩分の多い食物を摂取したからなのか、あるいは糖尿病など身体疾患からなのか、など。また食事をよく噛まずにかきこんで食べるなどの食べ方や食事の楽しみ方はどうか。

②排泄と適切なケアができること（排泄）

基本的な排泄と排泄物の処理方法やそのプロセスはどうか→便秘、下痢、尿閉や尿失禁など排泄障害や、放尿などの排泄過程、あるいは生理の状況、向精神薬の作用によるイレウスなどの排泄障害はどうか。

③体温が正常に保て、個人衛生が保てる（体温と個人衛生）

その場、あるいは環境に適した服装や身なりを整えたり、清潔を保つことができるか→日中と夜間の服装（着替えること）や、洗面、入浴などの衛生状況はどうか。

④活動と休息のバランスが保持できること（活動と休息のバランス）

適切な活動量と睡眠がとれているのか、バランスはどうか→昼夜逆転、入眠困難、中途覚醒、睡眠の不規則などはないか。それは睡眠薬の内服により眠れているかなど。

⑤孤独と付き合いのバランスが保てること（孤独と付き合い）

人と付き合う時間と１人でいる時間のバランスがとれるか→他者への依存傾向が強くないか、逆に引きこもったりしてしまうことはないか。

⑥安全・安寧を保つ能力があること（安全と安寧）

自分や他者の安全を保って生活できる能力はどうか→自傷他害行為や危険を回避できる力はあるか。

[2] 基本的条件要素

年齢、性別、社会・文化的背景、ソーシャルサポートシステム、ライフスタイル、健康状態など、普遍的セルフケア要素をアセスメントするときに、配慮すべき要素である。

①年齢

生活年齢や発達レベルを考えて現在どの発達レベルにいるのか。

②社会・文化的背景

本人や家族の社会的地位、育ち方、宗教、文化的民族的（地域、風習、文化）背景など。

③ソーシャルサポート

家族、友人や職場とどのような関係で、どの程度協力が得られるか。

④ライフスタイル

どのような生活をしているのか。経済状況や生活様式はどうだったのか。たとえば夜勤中心の生活をする人なのかや、週に何回入浴しているのかなど。

⑤健康状態

現在、過去の身体的、精神的疾患があったのか否か。今も身体的に問題があるのか否かや治療状況（継続しているのか、完治、寛解なのか）、治療や経過、また本人の疾患やそのような生活の受け入れ状況など。

4 セルフケアレベルの評価の原則と基準

６つの領域からなる普遍的セルフケア要素について、それぞれの領域ごとに患者のセルフケアの状況を把握し、基本的条件要素や精神症状を踏まえながらアセスメントし、セルフケアレベルを評価していくことがで、看護過程が展開されていくことになる。

収集する情報は、セルフケアができてないところだけでなく、何ができて、何ができないのかをていねいにみることが大切である。そして患者の全体像をとらえ、看護目標が設定されていく。

援助の必要性については、オレムは「全代償システム」「一部代償システム」「支持・教育システム」の３つに分けたが、このオレム・アンダーウッドの理論では、評価の基準を４つのレベルに分けて示している。

[1] 原則

セルフケアの状況は、精神症状などで日常生活を脅かされる前の情報を踏まえつつ、現在の患者の言動で示されている状況を評価していく。つまりこの理論は、セルフケアは自己決定能力によって維持されるという考え方が前提にあるため、患者は自分で何ができるのか、何ができないのかをていねいに把握することが大切である。なぜできないのか、そのためにどうしたらよいのか、というアセスメントにつながっていくのである。

セルフケアの状況は、普遍的セルフケア要素として分けられた6つの領域ごとにみていき、それぞれの領域についてどのくらいの援助が必要か評価をする。基本的には、多くの援助が必要とされる領域に重点が置かれて看護が展開されることになる。しかし忘れてはならないのは、それぞれの領域を統合しその人のセルフケアの状況が把握できる、ということである。各領域で評価したものを統合して、看護が必要なレベルを評価することが大切である。

[2] 基準

4段階評価をする。患者のセルフケアレベルは、その個人に必要な看護の内容を決めるもので、次のような看護師の対応との関係がある。

レベルⅠ：患者はセルフケアニーズ満たす活動を全くできない状態で、自己の要求を発信、認識できず、それを満たす方法がわからない、あるいは知らない。また、自ら学ぶことができない状況であり、患者のニーズのほとんどを看護者が満たす必要がある。急性期でかなり混乱した状態、あるいは混迷状態に該当する。

レベルⅡ：患者はセルフケアニーズの多くを自分で満たすことはできないが、ある行為しようと判断は下せるレベルである。患者の能力や知識にはある限界があり、一部に看穫者のケア遂行の必要性がある状態である。

レベルⅢ：患者はある程度独力でセルフケアニーズを満たすことができ、いつか自分のことは自分で行わなければならないと理解する必要がある状態といえ、看護者その理解を助けるような援助を行う必要がある。回復期の、精神科リハビリテーションにより技能の獲得と回復をめざす状況に該当する。

レベルⅣ：自立的レベルといえ、患者はほとんど自立しており、看護者の直接的なケアを必要としない。しかし、セルフケア欠如を起こす可能性をもっている、回復期の状況に該当する。

5 セルフケア援助行為の種類

普遍的セルフケア要素を、基本的条件要素を加味しながらみてレベルを判断し、適切な看護を提供する際に、以下の５つを組み合わせながら提供する必要がある。

①患者にセルフケア行為に対する能力が欠如し自己決定、選択ができない場合は、「患者に代わって看護行為」(acting for 、doing for another) をする。

②患者に能力があるが、決定や選択できない場合は、「患者に指導し、方向付けをする看護行為」(guide) をする。

③患者にセルフケアに対する判断や行為はできるが、それについての知識や技能がない場合は「教える」(teach)。

④患者がセルフケアを行う、あるいは行えるようになった場合は、その行動への努力を称賛し、見守るなどして継続できるよう「支持 (support)」する。

⑤患者の精神的、情緒的安全な「治療的環境の提供」を整える。

看護活動への活用―セルフケア看護実践

オレム・アンダーウッドのセルフケア理論の活用は患者の自己決定が尊重され、地域社会のなかで自立した生活を行うためのものである。基本的条件要素を加味しながら、６つの普遍的セルフケア要素ごとに、各要素の欠如が生じている理由、あるいは退院して地域社会で生活するために延ばすべきことは何かをアセスメントし、レベルを判断し全体像をつかんで看護過程を展開していくことになる。

そのためには、患者が病気を発症する前にもともとどのようなセルフケア能力をもっていたか、精神症状により、入院前はどのような生活をしていたか、そして、退院後、どのような生活や仕事をする人なのかを考えて看護を提供する必要がある (**図３-１**)。ここには、もちろん患者本人のほか、家族や看護師、医師、精神保健福祉士などの多職種、必要に応じて職場の管理者をも含めて話し合っていく必要がある。

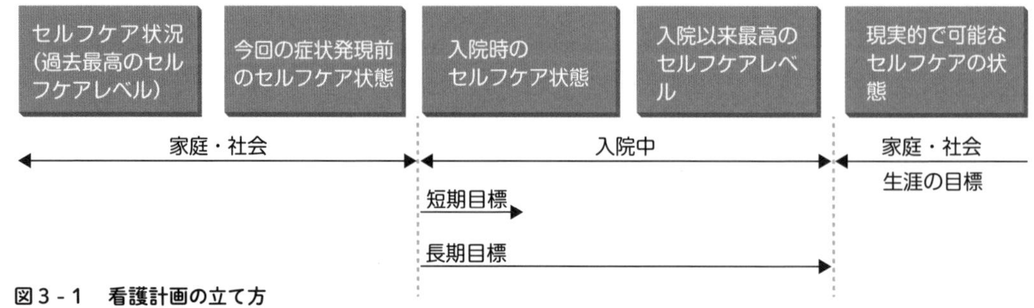

図３-１　看護計画の立て方

事例　セルフケア理論の活用の実際－急性期の患者への活用

Aさん、20代、女性。高校まで進学校に通っていたが、両親によると大学受験に失敗し、第3希望の大学に進学。1年間は休まず通っていたが、「友だちと話が合わない」と、2年生になって大学を休むことが多くなっていった。夏休み前から自室にひきこもりがちとなる。ある日「私はみんなにいじめられている。陰でいろいろ悪口を言われている」「家の食事にも毒を入れられるようになった」と言い出し、誰もいないのに「もう、いじめるのをやめてよ！」と夜中に自分の部屋で怒鳴ることがあった。母親が心配して大学病院の内科に連れてきたが、身体的には問題なく精神科を紹介され、その日のうちに統合失調症と診断されて医療保護入院となった。本人は「なんで私が精神科に入院なんですか！　お母さんは私を見放すのね。一生懸命頑張ってきたのに！」と怒鳴り、それをみていた母親は「もともと穏やかな性格だった、大切な一人娘のAちゃんが、あんな大声を出して怒鳴るなんて……」と泣き出しながら、父親に電話をする様子がみられた。

●情報とアセスメントに基づく看護計画の立案・実施

表3-2にAさんの情報とアセスメントをまとめた。Aさんの状況から、統合失調症の急性期の状況であると判断できる。また、アセスメントをみても、精神症状によってもともとのAさんらしさが失われ、食事、個人衛生、安全と安寧などがおびやかされているのがわかる。アセスメントをみると、薬をしっかり内服する、という確実に服薬によって今は精神症状をコントロールし、休息を促すことの大切さがわかる。同時に、排便のコントロールに注意を払うことも忘れてはならない。確実に服薬とは、抗精神病薬を内服する、ということである。この時気をつけることは、抗精神病薬によって腸管の動きが鈍くなり排便が困難になる麻痺性イレウスにならないようにすることである。Aさんはもともと便秘がちであったものの、薬を飲まずに対処していた。現在は便秘になりやすい抗精神病薬が処方されているので、合わせて、副作用止めとして下剤が処方されているのがわかる。その下剤がAさんにとって適切な量なのか（薬効が強すぎて下痢になっていないか、あるいは適切な効果がなく便秘が解消されていないことはないか等）を確認しイレウス防止のための援助を忘れてはならない。

このように考えていくと、この6つの領域で記載されている情報は、他の領域に関係するのではないか、あるいは、他の領域に書く内容ではないか、と感じた諸君もいるだろう。

つまり、自分が必要であると考えた領域に情報を下記、それをどうして重要だと考えたのか、という考えの根拠・アセスメントが大切なのである。この6領域は、Aさんらしさをとらえるための枠組みにほかならず、この全体像をとらえたなかで、看護計画が立案、実施されていく。

Aさんの両親は、「とにかくAちゃんが元気になり、退院して家に戻ってきてほしい」と考えていた。Aさん自身も、「せっかく大学に入学したし、卒業したい」と話している。そのため看護目標を下記のようにして計画を進めることとした。

表3-2　Aさんの普遍的セルフケア要素（6領域）の情報とアセスメント

セルフケア領域	情報	アセスメント	レベル
空気・水・食物	この数日間食事には毒が入っていると言って食事をしていなかった。それまでは好き嫌いもなく、母親のつくった食事を一緒に食べていた。 入院時本人は「毒が入った食事を食べる人がいますか？！　看護師さんたちも大学の人たちとグルですよね」と言い、食事を食べない。もともとやせ型で、入院時測定できなかったが、大学の健康診断では158cm、47kgだったという。「薬は飲みません。薬は身体に悪いと親から教えられていました」といい、処方されている抗精神病薬を飲みたくないという。実際の内服時は、看護師がそのつど説得し、嫌がりながらも説得に応じて内服している、という状況である。	現在のBMIは18.8で軽度のやせ型である。もともと好き嫌いがないが、ここ最近は毒が入っているという被毒妄想から、食べたいのに食べられていない。本人にとってはつらい状況といえるので、どのようなものが、あるいはどうしたら食べられるのか本人と確認していく必要がある。また血液データに問題がないかTPやALBを確認する必要がある。薬については拒否的であり、今のつらい精神症状をなくすためにも内服状況を確認する。	Ⅲ
排泄	具合が悪くなる前から２日に１回の排便であった。本人はとくに腹痛や腹部膨満感などなく、下剤も使用していなかったが、３日目になるとヨーグルトなどを食べていた。しかし最近は食事をしなくなったので、「３日間出ていない」とのことであった。生理は月１回定期的にあるという。 現在、抗精神病薬と下剤が処方されている。	もともと便秘がちであるが、薬に頼らず対処していたので、２、３日排便がなくても本人は気にしない可能性がある。現在処方されている抗精神病薬に便秘の副作用があるため、下剤も処方されている。しかしその量が適切か、便の性状を確認する必要がある。イレウス、あるいは下痢にならないよう腹部状況も毎日確認する。	Ⅲ
個人衛生	毎日入浴していたが、入院時は「ほかの患者さんとお風呂に入るのは嫌です」「誰かが見ている気がします」といっている。入院してからパジャマに着替えようとはしない。	ふだんから毎日入浴しており、また若い女性ということで清潔には関心があった様子。もともと他者と入るのは好きではなく、また注察妄想もあるようなので、シャワー室で１人で入れるようにし、事故がないようにしながら清潔を保っていく。	Ⅲ
活動と休息	いつも朝７時には家を出て大学に電車で通っていた。夜は遅くても20時には戻り、母親と一緒に夕食を食べ、入浴後はテレビや映画のDVDを観たり、インターネットをしたりして０時前には寝ていたという。今は目の下にクマがあり「最近は眠れていない」という。現在、睡眠導入剤（短期作用型）が処方されている。	もともと規則正しい生活をしていたが、現在目の下にクマがあり、本人も「眠れていない」と自覚するほど最近はゆっくり眠れていない。現在は精神症状が激しく落ち着けないようなので、確実に服薬することで休息を確保する必要がある。	Ⅲ
孤独とつき合い	高校時代友人はいたが、異性問わずそれほど深くは付き合ったことがない。大学進学後高校時代の友人とは付き合わなくなった。大学の友達も、特定の人と仲よくすることもなく、またサークルに入らず、大学の授業が終わったら図書館で勉強して帰る、という生活をしていた。不登校になったり、学校を無断欠席をすることはなかった。	あまり多くの人とかかわることは好まず、１人の時間を大切にする人なのかもしれない。つらいときにすぐに看護師に言えるような雰囲気と関係をつくり、薬の副作用の他、つらさを言語化できるようかかわっていく。	Ⅲ
安全と安寧	今回の入院は本人には不本意らしく、荷物をまとめて帰ろうとしては看護師に止められ、手を振り払う、という様子が見られる。体型はやせているので、１人の看護師でも対応できるくらいの力である。「お母さんは私を見捨てた」「一生ここで暮らすのはいやです」と退院したがっている。	本人も、そして家族も今回の精神科への入院に抵抗を示している。もともとは穏やかな性格だというが、今回退院を止める看護師の手を振り払うなど、本人はかなり抵抗している。また母親に対して見捨てられた不安もあり、一生入院しなくてはいけないと思い込んでいる様子。大学生であり理解する力は十分あるため、ていねいに説明し、必ず退院できることを伝える。今回の休息の必要性を伝え、しっかり病気と付き合えるようにしていく。また両親へのサポート（一人娘が入院するつらさ）の共感、必要時家族会なども紹介する必要がある。	Ⅱ

長期目標：自宅に退院することができる

短期目標：＃１　確実に服薬できる

・今のつらさを言語化してもらい、それが服薬によってよくなることを伝える。

・看護師の管理によって、確実に内服していることを確認してから場を離れる。

・服薬後のＡさんの様子を観察する。
・副作用が発現していないか観察する。
・精神症状の変化、睡眠状態や排泄状態を記録に残す。

短期目標：＃２　つらさを他者に伝えることができる

・本人と１日１回10分程度話す時間をとる。
・本人が頑張っていることを伝える。
・必ずよくなることを伝える。
・必要時、同じような体験をした患者さんと話せる場をもつ。

短期目標：＃３　家族と疎遠にならない

・家族が来院時看護師（看護学生）と必ず話して、Ａさんの状態を伝える。
・今後の不安などがあれば聞き、必要時医師や薬剤師、精神保健福祉士にもつなげる。

事例　慢性期の患者への活用

Ｂさん、54歳、男性。統合失調症と診断され入院10年目。Ｔ大学工学部を卒業し、企業の研究所に就職しまもなく結婚した。仕事が忙しく、もともと一度に多くのことをこなせるタイプではなかったが、多くの課題をこなさなくてはならず、ストレスで精神科受診。しばらく外来に通院していたが、薬が合わないと服薬を中断。妻に暴力をふるい、また裸で外を歩き回り警察に保護され、初めて精神科病院に入院した。３年間の入院治療後退院する。その後、仕事を転々とするが長続きせず外来と服薬中断し、再び妻に暴力をふるい、再び医療保護入院となる。その間に妻とは離婚、医療保護の同意者は父親になった。現在入院10年目で、90歳の父親は施設入所、母親はすでに死亡。もともと２人きょうだいで妹がいたが、すでに結婚して別の地域に住んでいる。「自分は早く結婚し、以降地方に住んで兄とは会っていないし、夫も子どもも兄と会ったことはない。今後も一緒に住むことはできない」と言っている。内服薬もここ数年変更なく、精神症状はお落ち着いており、２年前から任意入院になっている。

●情報とアセスメントに基づく看護計画の立案・実施

表３-３にＢさんの情報とアセスメントをまとめた。Ｂさんの状況から、統合失調症の慢性期の状況であると判断できる。また、アセスメントをみても、10年という長い入院生活によって、もともともっていたセルフケア能力が阻害され、再獲得に向けてかかわっていく必要があることもわかる。現在、数年変わらない薬の処方によって精神症状は落ち着いているので、Ｂさんは「薬飲みながら病気と付き合う生活ができる」と判断でき、医療施設で入院している理由はなくなっている。このことから、退院に向けて積極的にかかわっていく必要性もわかるだろう。

表３-3　Ｂさんの普遍的セルフケア要素（６領域）の情報とアセスメント

セルフケア領域	情報	アセスメント	レベル
空気・水・食物	病院で出された食事は、３食全量摂取。食事中は人と話すことなくかき込むように速いスピードで食べている。病院で決められたおやつの時間を楽しみにしており、必ずあんパンを食べている。身長165cm、体重75kg。薬は看護師管理で抗精神病薬、睡眠導入剤、下剤が処方されている。拒薬はない。	BMIは27.6で肥満である。摂取カロリーが適正か、また高脂血症などがないか、検査データをチェックする必要がある。 また出された食事は食べているため、現在のレベルは高いが、今後退院に向け、食事をつくる、栄養バランスを考えて買うなどの能力があるか、さらに情報を収集する必要がある。	Ⅳ
排泄	本人は朝の検温時「（排便）毎日１回」と言ってるが、腹部膨満して触診すると便塊が触れる。「面倒くさいから」と、決まりのように「1回」と答えるのだという。下剤が処方されおり看護師管理している。	面倒くさいといい、正確な排泄回数をいわない。わざとうそをついているのではなく、無為の状態といえる。必ず触診など身体症状をチェックしていく必要がある。もともと本人は理解力があるので、今後の生活を考えて自己管理ができるよう、便秘がイレウスにつながることを伝えていく。	Ⅲ
個人衛生	床頭台やイスには茶色や黒の点々の汚れがあり、コップの底が茶色に染まっている。夜中コーヒーを水で溶いて飲んでいるので、そのときこぼれてしまうとのこと。促すと嫌がることもなくコップを洗ったり、いすを拭く。洋服は季節・室温にあった服だが週１回の入浴時に着替えている。あまり服をもっていない。入浴は自ら入ることはなく、看護師に促されて週１回入浴。頭はぼさぼさ。看護師に促されれば整える。寝るときにもパジャマに着替えず、看護師に促されると着替える。	身なりを整えたりまたコップやベッドサイドをきれいにしておくという行為には全く関心がないが促されれば嫌がることもなく行える。もともとは会社勤めをしており、また54歳でまだ若い。同じくらいの年齢の人は社会では自ら入浴するなどができている。セルフケア能力の再獲得に向け、促されることなく自ら清潔を保つことの意識づけをしていく必要がある。	Ⅱ
活動と休息	睡眠導入剤の内服しているが、「いつも夜間トイレに起きる」とのこと。夜中にコーヒーを飲んでいる。日中は自室にこもって臥床がち。看護師の促しで作業療法にときどき出ている。病棟や病院の行事やレクリエーションにも自分から参加することはほとんどない。２年前より任意入院となっているが、病棟レクリエーション以外一度も院外に外出していない。	夜間のトイレによる中途覚醒は、夜中の水分量、前立腺肥大の可能性もあり確認が必要である。中途覚醒により日中眠い可能性もある。夜間の睡眠状態の観察と昼夜逆転にならないよう、規則正しい生活を再獲得する必要がある。また、今後の生活のためにも病院外の社会に触れるなど日中の楽しみがみつけられるよう活動を促していく必要がある。	Ⅱ
孤独とつき合い	病棟でも作業療法でも他の患者と話したりする様子はほとんどみられない。作業療法に参加した際はいつも端の席に座り下を向いて黙々と作業をしている。１対１だと、ぼつぼつと質問には答える。	もともとの性格もあり、人とのかかわりがみられない。しかし、１対１だと、理解力もありコミュニケーションをとることができる。今後社会で暮らしていくためには、自分から必要なことを伝えたり、挨拶をする、などもう少し人とかかわる力を身につけ（再獲得）、社会生活ができるように意識をつけていく必要がある。	Ⅲ
安全と安寧	他の患者さんとトラブルを起こすことも、自傷行為もみられず、危険な行為はない。薬は抗精神病薬を朝・昼・夕の３回、眠前の睡眠薬を、看護師が呼びかける前にホールにきて、内服しており拒薬する様子もない。	薬だけは自らホールに飲みに来ているので、その必要性がなんとなくわかっているのではないか。あるいは、規則や約束を守る力がある、といえる。今後薬についてどう感じているのか本人の気持ちの確認とともに、服薬グループなどで学んでいき、自己管理も視野に入れてかかわっていく。	Ⅲ

さて今後、Ｂさんが退院先として考えられるところはどこだろう。父親は高齢者施設に入所、母親はすでに他界、妹は新たな家族をもって生活をし、Ｂさんと住める状況にはない。一方、Ｂさんはまだ50代であることから、仕事をすることも不可能ではない。病院のデイケア、就労継続支援Ｂ型、あるいは就労継続支援Ａ型、就労移行支援も活用できるかもしれない。その場合、日中の居場所はあるが、住むところは、グループホームやアパートも考えられる。精神保健福祉士と連携しながら、Ｂさんの希望も考えてみつけることが必要である。

いずれにしても、そのような場所に住むということは、単身で生活するためのセルフケア能力（以下、能力）を身につけることが必要である。つまり今後Ｂさんに必要な能力は、【空気・水・食物】では、出された食事は食べられているものの、今後は自分でつくったり、あるいは栄養を考えながらお店で食事やお弁当を買う能力、【排泄】ではイレウスにならないように自分の身体を気遣う能力、【個人衛生】では、Ｂさん自身も周りが不快にならないように自分の身なりを整える能力、【活動と休息】では規則正しい生活で昼夜逆転をしない、あるいは仕事の内容に合わせた日常生活リズムを整える能力、【孤独と付き合い】では、近所付き合いとして最低限の挨拶をしたり、自分が困っているときに助けてほしいことを人に伝え、人とかかわる能力、【安全と安寧】では、服薬を継続し病気と付き合いながら自分も、他者も大切にできる能力、といえる。

これらの情報とアセスメントから、看護目標を下記のようにして計画を進めることになる。

長期目標： 1．退院に向けて意欲をもてる

：2．（将来的に、地域での単身生活をめざして）病院内で人と交流し、Ｂさんなりの有意義な日常活動を送ることができる

短期目標： ＃1　日中の臥床時間を減らし、生活にリズムをつける

・作業療法や病棟のレクリエーションには必ず促す。

・本人が断った場合は、理由を聞く。

・参加できた場合は、その努力を称賛し、客観肯定的なＢさんの変化を伝える。

短期目標： ＃2　個人衛生を保つ習慣をつける

・朝の洗面、食後の歯磨きを必ず促す。

・毎日鏡を見る習慣をつける。

・きれいになったら、その変化を伝える。

・寝る前にはパジャマに着替えるよう促し、できたことを肯定的にフィードバックする。

短期目標： ＃3　自ら他者に話しかけることができる

・昼食後はホールに10分以上は看護師（看護学生）とＢさんと他の患者と一緒にいる時間をつくる。

・必ず１回はＢさんに話をふって、Ｂさんの発言の機会をつくる。

・Ｂさんから話題が振られたときは、あとでＢさんに、肯定的フィードバックをする。

参考文献

・厚生労働統計協会：厚生の指標増刊，国民衛生の動向2022-2023，2022
・南裕子編著：実践オレム―アンダーウッド理論－こころを癒す，アクティブ・ナーシング，講談社，2005
・筒井真由美編：看護理論－看護理論21の理解と実践への応用，改訂第3版，看護学テキストNiCE，南江堂，2019
・山本勝則他編著：看護実践のための根拠がわかる精神看護技術，第２版，メヂカルフレンド社，2015
・パトリシア R. アンダーウッド著、南 裕子監修：パトリシア R. アンダーウッド論文集－看護理論の臨床応用，日本看護協会出版会，2003

2 ストレス理論、ストレス脆弱性モデルを用いた看護

① セリエのストレス理論

誰しも、日常生活や社会生活を営むなかで、「ストレス」を感じる場面はあるだろう。では、どのような場面で「ストレス」と感じるだろうか。また、どのような状態を「ストレス」と認識しているだろうか。まずは、日常生活でもよく耳にする「ストレス」とは、そもそもどういったものであるのか、考えてみたい。

ストレスという言葉は、本来工学用語であるが、この概念を生体系に適応したのがハンス・セリエ（Hans Selye）である。セリエは、生体に有害と思われるさまざまな刺激が加わると、生体に非特異的な３つの反応（①副腎の肥大、②胸腺とリンパ節の退縮、③胃・十二指腸潰瘍）が生じることを発見した[1)]。

セリエは、これらの３つの特徴はどのような有害刺激でも生じることから、全身（一般）適応症候群（general adaptation syndrome）[1)]と定義した。ストレスは、生体の外的刺激に対する抵抗力を強めたり弱めたりすると考えられ、ストレスが加えられた直後には生体の抵抗力は低下するが（警告反応期）、ストレス刺激が続くと生体自身を防御する反応が起こって抵抗力が高まる（抵抗期）。しかし、刺激がさらに長引くと生体の防御機能はもはや続かなくなり、抵抗力は急速に低下していく（疲憊（ひはい）期）ことを明らかにした（**図３-２**参照）。

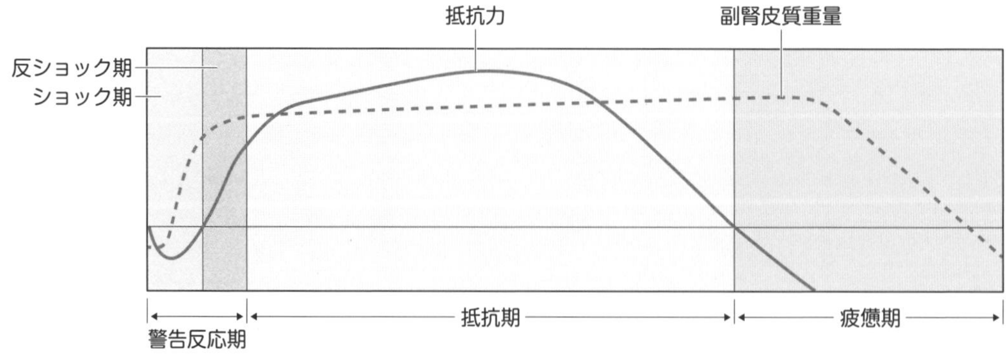

図３-２　セリエの全身（一般）適応反応症候群

〔Hans Selye著（杉靖三郎，田多井吉之助訳）：現代社会とストレス，法政大学出版局，1988より改変〕

そして、「生体のいかなる要求にも対応する非特異的応答（何らかの作用により生体における内部環境の恒常性が乱され、歪みを生じる反応）」をストレスとよび、「ストレスを惹起するもの（外界からの有害な刺激）」をストレッサー（ストレス作因、ストレス刺激）[1]と定義した。

また、セリエはストレッサーに適応しようとして刺激の種類にかかわらず、脳下垂体から副腎系の内分泌ホルモンによって心身に起こる一連の心身の反応をストレス反応と表現した。

ストレッサーには、①人生上の出来事（入学、卒業、就職、結婚、離別など）と日常のいら立ち（デイリーハッスルズ）、②社会・文化的状況（戦争・テロなど）、③個別の環境条件変化（転居・転勤・就職・退職など）、④個人の生物的要因（人間関係の葛藤、過労、病気）などがある[2]。

試験前の場面を考えてみよう。「試験（何らかの作用）により、試験勉強を負担に感じる（生体における内部環境の恒常性が乱され）、イライラ感が生じる（歪みを生じる）」ように、ストレッサーとその反応としてストレスを説明することができる。そして試験が無事に終了すると、負担は軽減されストレスからは開放されるだろう。さらに、試験に合格すると、自分の自信につながり、成長を感じることもある。このように、ストレスは心身に悪い影響を与えるだけでなく、自信となったり成長となる機会であったりもする。セリエも「陽気で、創造的で、成功に満ちた仕事からくるストレスは有益である」[1]とストレスは必ずしも身体によくないものとは限らないと述べている。

② ストレスに対する対処

[1] ラザルスのストレス理論

ラザルス（Richard S. Lazarus）は、心理的なストレスについて、「人間と環境との間の特定な関係であり、その人の原動力に負担をかけたり、資源を超えたり、幸福を脅かしたりすると評価されるもの」[3]とした。また、出来事が個人にとってどのようにしてストレスになるのか、生じたストレスがどのような過程を経て処理されるのかを心理的側面から定義し明確にした。これをラザルスのストレス理論とよび、ストレス発生時の処理過程には２つあると提唱した[2]。

①第１段階：一次的評価[4]

出来事が個人にとってストレスになるか否かを評価する段階[2]。環境とのかかわりや物事との出合いの結果が、①無関係、②無害-肯定的、③ストレスフルの３種類に区別される。

②第２段階：二次的評価[4)]

二次的評価活動は、あらゆるストレスフルな出合いにおいて「どのような対処行動が可能なのか、その対処方法で思った通りに成し遂げられそうか、特定の手段について適用できそうか」などを考慮するプロセスである。

③第３段階：対処（コーピング）[5)]

実際にストレスに対処する段階[2)]。対処とは、「能力や技能を使い果たしてしまうと判断され、自分の力だけではどうすることもできないとみなされるような、特定の環境からの強制と自分自身の内部からの強制の双方を、あるいはいずれか一方を、適切に処理し統制していこうとなされる、絶えず変化していく認知的努力と行動による努力」と定義されている。

［2］ストレス対処行動

ストレスの状況に直面したときにイライラ、不安、恐怖、怒りなどの情動が生じるが、意識的あるいは無意識的に心理的な安定を図るためにとる行動をストレス対処行動といい、ラザルスらはコーピングとよんだ。コーピングには３つの戦略[6)]を提唱している。

- **問題志向のコーピング**：そこにある問題を除去するために積極的に問題に向かっていく方法。
- **情動志向のコーピング**：ストレスのコントロールが不可能と認識し、自分の気持ちを切り替えることによりストレスを回避する方法。音楽を聴く、買い物や旅行に行くなど。飲酒やギャンブルなど行い問題から逃避してアルコール依存症、ギャンブル依存症になる危険性もある。
- **回避的思考のコーピング**：そこにある問題から逃げる、何もしない、考えない、時の過ぎ行くままにまかせているという行動をとる。

以上のように、ストレスを感じたとしても、さまざまな方法を用いてストレスが強まらないように対処していくことが大切であり、ストレスを管理する（ストレスマネジメント）の能力を高めていくことが重要である。

ストレス脆弱性モデル

ストレスを上手く乗りこえると、自信や強さ（ストレングス）、ストレス耐性を高めることができる。しかし、ストレスにうまく対応できない、対処が遅れた場合などに後々までも影響が残り、ストレス脆弱性がきてしまうこともある。統合失調症の経過を研究するなかから生まれてきた言葉に「ストレス脆弱性モデル」[6]がある。

ズービン（Joseph Zubin）[7]は、**図3-3**のような曲線を描き統合失調症のエピソードを示すモデルを示した。「脆弱性」とは、生物学的にみた「病気のなりやすさ」を表すもので、その人の素質、学習されてきた能力、神経学的な異常の有無などが関連するといわれている。

横軸の「脆弱性」はその人の病気のなりやすさ、縦軸はストレスの強さを表わす。左のほうへ移動するほど脆弱性は小さい、病気になりにくい身体の状態であることを示す。A地点では脆弱性が小さいためにかなりの程度のストレスがかかっても健康を保つことができる。ところがB地点では脆弱性が大きく病気になりやすい状態になっている。そのため、比較的小さなストレスでも不健康になりやすい。

たとえば、人前で話をする場面に強い負担を感じる人もいれば、そうでない人もいる。何をストレスと感じるのか、その程度は人によって異なるが、人によっては気疲れがたまる出来事となる[8]。神経伝達物質、遺伝といった生物学的因子と社会・家族・認知機能といった心理社会的因子の相互作用によって脆弱性が形成され、それに身体的あるいは心理・社会的ストレスが加わって精神機能の変調が引き起こされる、と考えられている[9]。

[1] リバーマンのストレス-脆弱性-対処技能モデル

リバーマン（Robert P. Liberman）は、ストレス-脆弱性-対処技能モデル[10]を提唱している。このモデルは、患者の症状増悪もしくは改善は以下の3つの要素の相互作用によって決まるとしている。

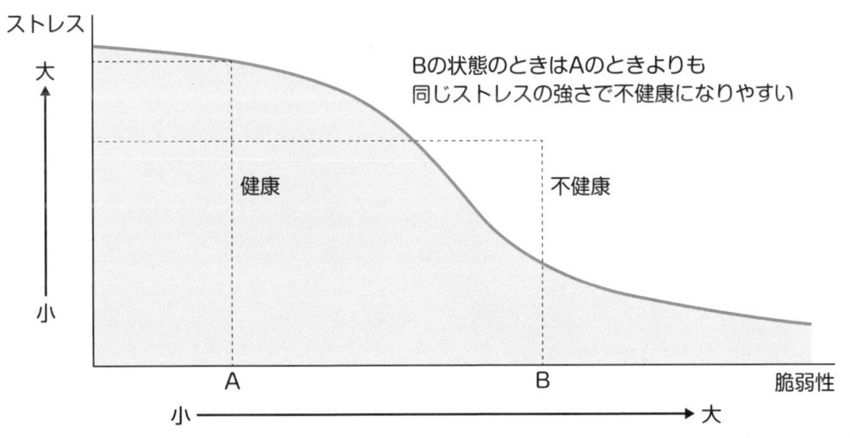

図3-3　ストレス脆弱性モデル

（伊藤順一郎：統合失調症／分裂病とつき合う―治療・リハビリ・対処の仕方，改訂新版，p.38，保健同人社，2002）

・**脆弱性**：患者に内在する再発しやすい傾向のことで、環境から情報を処理する能力の障害（認知障害）と関係が深い。
・**環境からのストレッサー**：患者にストレスとなるように作用する生活環境の出来事
・**対処技能**：ストレッサーを含む環境に有効に対処する患者本人の行動。対処には、環境刺激を認知し（受信）、主体的な行動の方針を立て（処理）、環境に働きかけていく行動（送信）が含まれる。

したがって、患者の病状は増悪させる因子（増悪因子）と増悪を防ぐ因子（防御因子）のバランスで決まると考えられる。増悪因子の例としては、①脆弱性が高い、②抗精神病薬を中止する、③ストレスが強い、④周囲の支持の喪失、⑤対処技能の乏しさ・対処行動の不適切さがあげられる。防御因子としては、①抗精神病薬の服用、②リハビリテーションを進めるための移行的なプログラム、③対処技能の形成、④周囲の支援があげられる。精神障害の経過に影響する増悪因子を減少させ、防御因子を増強することがリハビリテーションの基本戦略となる。

精神障害者には生活技能に独自の課題がある

臺（うてな）[11]は、統合失調症の患者の生活のしづらさとして、①食事、金銭、服装などの問題を含めた生活技術の不足、②人付き合い、挨拶、他人に対する配慮、気配りなどの対人関係の問題、③仕事場では、生まじめと要領の悪さが共存し、飲み込みが悪く、習得が遅く、手順への無関心、能率、技術の低さが協力を必要とする仕事に困難をもたらす、④安定性に欠き、持続性に乏しい、⑤現実離れ、生きがい・動機づけの乏しさの５点をあげている。これらは精神障害者の生活技能（後述参照）の乏しさといえ、日常生活を送るうえでの困難を生じている。

このような生活技能の乏しさの原因はさまざまある[12]。第１に、生活技能を学習していない場合である。これは比較的若年に発症し、生活経験が乏しいことに関連している。また疾患による認知・学習の障害は新たな技能の獲得の妨げにもなっている。第２に、学習した技能が疾患過程により失われる、発揮が妨げられる場合である。感情表出の乏しさ、会話や思考内容の貧困、意欲の低下、自信の欠如、注意集中の困難、思路の障害、幻覚や妄想などによる注意の攪乱などがこれにあたる。第３に、生活技能が必要であっても活用できなくなる場合である。長期間の施設収容や閉じこもりの生活続くと活用できなくなってしまう。

精神科におけるリハビリテーションは、こうした生活技能の乏しさを抱えながらもよりよい暮らしができるよう、生活のなかでできることを増やす、問題を解決する力を伸ばすことを目標に行われる。そして対処技能を習得することで、ストレッサーと脆弱性の影響を和らげ、症状の発現を防ごうというものがSSTである。

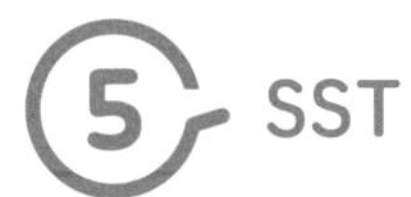

SST

SST (social skills training：社会生活技能訓練) は、social (社会生活)、skills (技能)、training (訓練) という3つの言葉の頭文字である。対人的な状況において、適切で効果的な人とのかかわり行動を練習し、身につけるための学習を行う構造的な学習法であり[13]、「行動療法」「社会的学習理論」「ストレス-脆弱性-対処技能モデル」に準拠した方法である[14]。

[1] 生活技能

SSTでは、生活技能という概念を理解することが大切である。リバーマンは、生活技能とは「私たちの感情や要求を正確に伝えたり、私たちの対人的な目標を達成するのを助けるあらゆる行動」[15]と定義している。

たとえば、目的地に行きたいときには「地図を確認する」「周囲の人に道を尋ねる」などの行動をとって目的を果たす。そして、その技能は「道具的技能」と「親和的技能」に分けられる。前者は買い物や交渉など身体的・物質的・経済的要求を満たす目的で行われる社会的交渉であり、後者には恋愛・結婚生活・友人関係などの対人関係をつくり、維持すること自体を目的とする社会的交渉が含まれる。この社会的交渉（ソーシャルスキル）とは対人的コミュニケーション技能を意味している。

社会的交渉は、次の3段階のプロセスに分けられる[16]。

- **受信技能**：状況に関連した社会的情報を正確に受け取る能力。たとえば、他人が伝えてくる感情や要望を正確に認識する、他の人が何を言ったか正しく聞くなどである。
- **処理技能**：目標を達成するために最も効果的な行動を選択する。あらゆる解決法（可能で効果的な行動）を数多く考え、どのような結果が予想されるかを考えて解決法を選択し、どうすればその解決法をうまく行動に移すことができるのかを考える。
- **送信技能**：言語的内容、どのようにメッセージを他人にコミュニケートするか。どのように話すのかということで、即直感的で自発的な相手の判断、評価、反応を惹起し、社会的行動がどの程度うまくいくかを決定する。

私たちはとくに意識はしていないものの、日常生活のなかでこれらの生活技能を用いながらコミュニケーションを図っていることが理解できるであろう。

[2] 生活技能訓練がめざすこと

統合失調症などの精神障害は、思春期・青年期に発症することが多い。対人的経験の乏しい時期に障害を抱えた人は、家族や友人をはじめとする周囲の人とうまくかかわることが難しくなる。

対象者が生活技能を高めていくには、どのようにしたら生活のなかで目標を見つけ、それを実現できるようになるのかを考えていくことが[17]、役立つのである。生活技能訓練をとおして、その人が置かれている状況へ効果的に対処できるように援助することが大切である。

❶基本訓練モデル

対象者の希望や問題意識に沿いながら、個々人の目標を設定し、それを実現するために必要なスキルを分析して段階的に練習する（**図3-4**）。目標設定を適切に行うためには、SSTを全体のリハビリテーション計画に位置づけ、本人の希望に沿いつつ、獲得しやすい技能からより高度な技能の獲得に至るようにセッションを組み立てる。そのためには症状評価ばかりではなく、対象者の生活状況をよく把握し、行動分析と機能評価がなされている必要がある。また、課題設定にあたっては「一方的に話す→人の話を聴く」というように、日常生活のさまざまな問題や困難をスキルの視点からとらえ、認知・学習障害に対応した練習を行う。

1. はじめの挨拶
2. 新しい参加者を紹介する
3. SSTの目的ときまりを確認しあう
4. 宿題の報告を聞く
5. 練習課題を明確にする
6. ロールプレイで技能を練習する →
   (→次の人へ進み、上記4.から繰り返す)
7. まとめ
8. 終わりの挨拶(次回の予告)

ロールプレイ

①練習することを決める(agenda setting)
②場面をつくって1回目の練習をする(dry run)
③よいところをほめる(positive feedback)
④さらによくする点を考える
⑤必要ならばお手本をみる(modeling)
⑥もう一度練習する
⑦よいところをほめる
⑧チャレンジしてみる課題を決める(homework assignment)
⑨実際の場面で練習してみる(in vivo practice)

社会でよりうまく
生活していくために
・レジでおつりを
間違えた

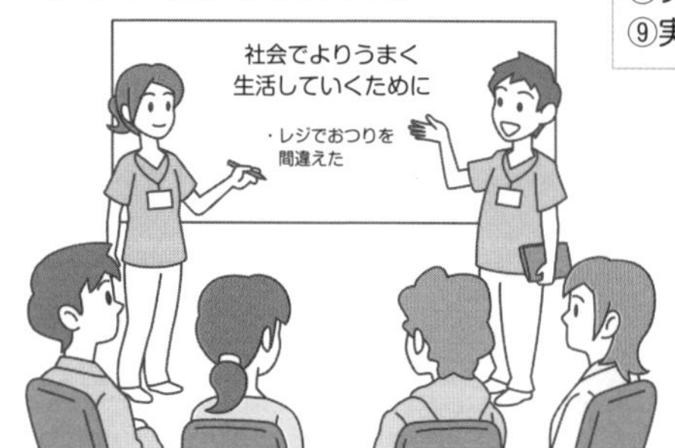

図3-4　基本訓練モデルの進め方

(西園昌久：SSTの技法と理論-さらなる展開を求め，p.49，金剛出版，2009より改変)

❷問題解決技能訓練

基本訓練モデルである技能を学習しても、現実に使用したときには訓練時のようには効果を上げられないことがある。そこで、技能を使用した際に起こりうる問題を解決する技能を身につけておく。問題解決と、受信、処理技能を含めて訓練することを目標とした技法に、問題解決技能訓練[19]がある。これは、次の7段階からなる。

受信技能	ステップ1	立ち止まって考える。
	ステップ2	何が問題なのかをはっきりさせる。
処理技能	ステップ3	問題を解決するために、いくつかの案を挙げる。
	ステップ4	それぞれの案について、実行できるか、問題を解決するか、長所と短所は何かを考える。
	ステップ5	どの案にするかを決めて、実行の計画を立ててみる。
	ステップ6	決まった案を実行するために必要な資源（人や物など）をあげる。
	ステップ7	日時を決めて、さあ実行！

（東大生活技能訓練研究会：わかりやすい生活技能訓練，p.28，金剛出版，1995より改変）

6 心理教育

現代精神医学事典によると、心理教育は「教育的手法を用いた心理社会的治療方法」[20]と定義されている。治療や援助において必要な知識や技能を精神障害者やその家族が的確に習得することにより、再発防止や主体的な療養と社会参加、すなわち良好な予後をめざす[20]。

「心理教育を中心とした心理社会的援助プログラムガイドライン（心理教育ガイドライン）厚生労働省2004」によると、心理教育は「精神障害やエイズなど受容しにくい問題を持つ人たちに、正しい知識や情報を心理面への十分な配慮をしながら伝え、病気や障害の結果もたらされる諸問題・諸困難に対する対処方法を修得してもらうことによって、主体的な療養生活を営めるよう援助する技法」としている[21]。プログラ

ストレスの対処法は大きく分けると２つあって……

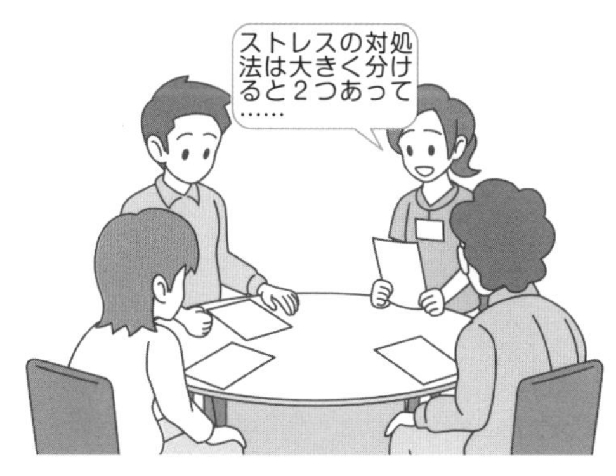

第3章 病院から社会への移行を整える看護

ムのなかで対象者自らが困難を十分に受け止めることができるよう援助するとともに、困難を乗り越える技術を習得すること、現実に立ち向かうことができる力量を身につけること、困難を解決できるという自信を身につけること、自己決定・自己選択の力を身につけること、リハビリテーションプログラムなどの援助資源を主体的に利用できるようになること[21)]、などをめざしている。

心理教育、サイコエデュケーション、家族心理教育、心理教育的アプローチ、家族教室と表現され、本人を対象とする心理教育、家族を対象とする家族心理教育がある。池淵は、「精神障害の症状や経過や治療法についての正確な情報を提供し、それが受け入れられるように援助する心理教育のアプローチは障害の主観的体験を育てる上で重要」[22)]としている。知識や情報を共有することで、本人や家族とパートナーシップを組み、協働することが必要とされている。

事例　SST基本訓練モデルの実際

氏名：Aさん（女性）、年齢28歳、診断名：統合失調症

両親と2歳年上の姉がいる。発達発育の異常を指摘されたことはなく、中学生活は友人もおり、楽しく学生生活を過ごしていた。しかし、高校に進学すると中学校からの友人がおらず、クラスになじむことができなかった。入学して数か月後には学校を休むようになり、自室に閉じこもるようになった。そして次第に妄想様の言動が出現し、心配した両親に付き添われ精神科を受診したところ、統合失調症と診断された。

解説　Aさんにとっては、中学校からの友人がいないなかで高校へ進学することになり、新しい環境への適応が困難だったことが推測される。このことがストレッサーとなり、ストレス反応として閉じこもりや妄想といった症状が発現したと考えられる。

Aさんは休養目的、薬物治療開始のため3か月間入院し、退院以降は外来通院と精神科デイケア（週3回）を利用した。

数年後、精神症状も安定してきたため、就労継続支援B型事業所（雑貨の販売）の通所を週に1回開始した。当初は商品の袋詰めといった軽作業から始め、慣れてきたところで、Aさんの希望もあり接客を担当することになった。

Aさんは、接客業務をひととおり覚え、商品の説明や、店の客に質問されたことはていねいに答えることができていた。一方、レジが苦手で、うまく接客できないことに悩んでいた。ある日、レジを担当していたときに多くの客を待たせてしまった。他の店員（利用者とスタッフ）は別の作業をしていた。Aさんは客を待たせてはいけないと思い、急いで会計をした。すると客から「おつりが10円少ないですよ」とおつりの金額を指摘された。そのことでAさんはさらに慌ててしまい、「10円お渡しします！」と勢いよく客にお金を手渡した。客はやや驚いた顔をして、「気をつけてね」と言ってお店を出ていった。後から「お詫びもせず、失礼な態度をとってしまった。おつりを間違えて、お客さんを怒らせてしまった」とAさんはひどく落ち込んだ。この日以降、Aさんはすっかり自信をなくしてしまい、「もうお店に出れない。自信がない」と事業所への通所を諦めるようになり、再び閉じこもりの生活になってしまった。

解説 Aさんは、おつりを間違えてしまったことや客を怒らせてしまった（と感じている）ことがストレッサーとなっている。ラザルスのコーピング理論を用いると、Aさんは「おつりを間違えて客を怒らせてしまった」とストレスフルになっているという評価をしている（一次的評価）ものの、「お店に出れない。自信がない」と効果的な対処行動を見いだすことができず（二次的評価）、「就労継続支援B型事業所への通所も諦めるようになり、閉じこもりの生活になってしまう」という、対処としての適切な処理統制が困難になっている状態にあると思われる。

外来受診時に、店での出来事を主治医に話すと、精神科デイケアでSSTの基本訓練モデルを実施することになった。

●セッションの例

・**参加者：** Aさん、精神科デイケア利用者のCさん、Dさん、Eさん、Fさん、リーダー、コリーダー（サブリーダーのこと）の精神科デイケア職員

・**基本訓練モデルの進め方：** はじめの挨拶、新しい参加者の紹介、SSTの目的を確認した。目的としてリーダーから「社会でよりうまく生活していくために、自分の意思や感情を伝える方法を学ぶ必要があり、そのために練習をしていきましょう」と話があった。正のフィードバックの重視、訓練の成果を実生活に生かしていくこと、不参加の自由についてルールを確認した。Aさんの目標を確認すると、「レジのときに自信をもって接客したい。お客さんに迷惑をかけて怒らせないようにしたい。おつりを間違えないようにしたい」ことをあげた。

ロールプレイを行う問題場面（おつりを間違えてしまった場面）の選定

①練習することを決める（agenda setting）

リーダーはAさんから問題場面の登場人物と状況（接客でおつりを間違えてしまったときの対応について）を具体的に聞き出した。

② 場面をつくって1回目の練習をする（dry run）

お客さん役をCさんに行ってもらい、ロールプレイを行った。

③よいところをほめる（positive feedback）

リーダーは、ロールプレイのなかでよかった点を参加者から具体的にあげてもらい、ほめたり、肯定的な意見を引き出したり、全体から拍手を促して正のフィードバックを与えた。

「間違いを指摘されるまでは『おつりは270円になります』と説明していて、ていねいに対応できていた」「相手に目線を合わせて対応できていた」「その場で泣き出さず、接客できたのはよかったのではないか」と意見が出た。この意見を聞いて、Aさんはレジの仕事に苦手

さを感じながらも、店員として役割を果たすことができていたのではないかと認識し、少しだけ自信をもつことができた。

④さらによくする点を考える

参加者から、改善するとよい点をあげてもらった。

「レジを急いでやる必要はないと思う。ゆっくりでも、間違えないように確認する」

「もし慌ててしまうようであれば、他のスタッフに手伝ってもらう」

「誰にでも間違いはあるので、間違いを指摘されたときにも慌てない」

「10円のお金を渡すときに、『すみません』と言いながら、ていねいに渡すとよいと思う」

「お客さんが『気をつけてね』と言ったのは、怒ったのではなくAさんのために言ってくれたと思うので、『気をつけます。ありがとうございます』と返事をするとよいのではないか」といった意見が出た。

Aさんは「客を待たせてはならない」という思いから会計を急いだことや、周囲に協力を求めず自分1人で解決しようとしていたことがミスをまねいてしまったことに気がついた。また、この場面において、客はAさんに怒ったのではなく、注意してくれたのだと出来事を前向きにとえることができた。さらに、間違えてしまったとしてもその後に誠実に対応することが大切であると学んだ。

⑤必要ならばお手本をみる（modeling）

コリーダーが改善したやり方でロールプレイを行った。コリーダーは会計時に慌てず、ていねいに金額を確認していた。また、レジが混んできたときに、「すみません、レジが混みそうなので手伝ってもらえますか？」と他のスタッフにも協力をお願いした。そしておつりのミスがあったときにも「申し訳ございません。気づいてくださってよかったです、ありがとうございます」とていねいに対応していた。客から「気をつけて」と声をかけられた際には「はい、今後は気をつけます、ありがとうございます」と笑顔で話していた。

この場面を見学したAさんにとって、コリーダーのロールプレイは行動の手本となり、モデリングになった。「金額はていねいに確認し、忙しいときはスタッフに協力を求めることでミスを防ぐことができること、ミスをしてしまったときの好ましい対応方法」を学んだ。

⑥もう一度練習する

Aさんに改善したやり方でロールプレイをしてもらい、改善した点を明確にした。

⑦よいところをほめる

改善した点やよかった点をあげてもらうと「スピードよりも、おつりにミスがないほうが大事だと思う」「助けを借りることで余裕ができてミスを防ぐことができる」「素直に謝って、お礼を言われるとお客さんも気持ちがよい」という意見が出た。

⑧チャレンジしてみる課題を決める（homework assignment）

Aさんは「慌てず、ていねいに金額を確認する、忙しいときは他のスタッフに協力してもらう、お詫びやお礼を伝える」ことをあげた。今回のSSTをとおしてAさんは、気持ちを切り替えることができたと感想を述べた。

⑨実際の場面で練習してみる（in vivo practice）

Aさんは、就労継続支援B型事業所への通所を再開した。レジはまだ苦手であるが、慌てないこと、急がないことを心がけた。レジが重なると、余裕がなくなってしまうことがあり、周囲に協力を得ることを忘れてしまった。おつりのミスはなかったが、他のことで客にミスを指摘されたことがあっても謝罪とお礼は伝えることができた。

column

ストレスマネジメントについて

ストレスは日常生活の場面においても存在する。私たちはさまざまな方法を用いてストレスが強まらないように対処して、精神的な健康を維持していくことが大切である。ストレスマネジメントは、ストレスを制御し、自分の能力を生かしながら社会生活を送る一助になる[23]。精神を病む人々だけでなく、看護者自身もストレスマネジメントのスキルが必要である。ストレスマネジメントは、自分自身で心身の緊張などのストレス反応に気づき、それを解消していくことを指し、①ストレス反応が生じていることに気づく（セルフモニタリング）と②ストレス反応を解消するための具体的な行動をする、の2段階に分かれる。

厚生労働省では、こころの健康や病気、支援やサービスに関するウェブサイト「知ることから始めよう　みんなのメンタルヘルス（https://www.mhlw.go.jp/kokoro）」を開設している。精神疾患についてわかりやすく説明されており、治療や生活へのサポートについても掲載されている。また、労働者に向けた「こころの耳：働く人のメンタルヘルス・ポータルサイト（https://kokoro.mhlw.go.jp）」では、5分間でできる職場のストレスチェックをして自己のストレスの程度を把握できたり、リラクセーションYOGAが紹介されている。情報を活用していきながら、ストレスに対する効果的な対処方法を身につけ、健康的な生活を送っていただきたい。

引用・参考文献

1）セリエ,H.著：現代社会とストレス，p.70～90.法政大学出版局，1988
2）東中須恵子：看護学生のための精神看護学概論 第3版，p.60，大学教育出版，2021
3）リチャード・S・ラザルスほか（本明寛ほか監訳）：ストレスの心理学-認知的評価と対処の研究，p.22，実務教育出版，1991
4）前掲書3），p.33～39
5）前掲書3），p.143
6）前掲書2），p.64～66
7）Zubin, J. et al：Vulnerravilitya new view of Schizophrnia.journal of Abnormal Psychology,86（2）：103-126,1977
8）伊藤順一郎：統合失調症/分裂病とつきあう，p.38，廣済堂，2003
9）萱間真美ほか：精神看護学-こころ・からだ・かかわりのプラクティス，p.70，南江堂，2010
10）東大生活技能訓練研究会：わかりやすい生活技能訓練，p.19，金剛出版，1995
11）臺弘：生活療法の復権，精神医学26（8）：p 803～804，1984
12）前掲書10），p.22.
13）日本精神科看護協会監修，遠藤淑美ほか：新版　精神看護学，p.199，中央法規，2020
14）武井麻子：精神看護の展開，第5版，系統看護学講座専門分野　精神看護学2，p.77，医学書院，2017
15）R.P.リバーマンほか（池淵恵美ほか監訳）：精神障害者の生活技能訓練ガイドブック，p.3，医学書院，1992
16）前掲書15），p.4
17）鈴木丈ほか：SSTと心理教育，p.6，中央法規，1997
18）西園昌久：SSTの技法と理論-さらなる展開を求め，p.49，金剛出版，2009
19）前掲書10），p.28
20）加藤敏ほか：現代精神医学事典，p.541，弘文堂，2011
21）心理教育を中心とした心理社会的援助プログラムガイドライン（心理教育ガイドライン）厚生労働省2004，https://www.ncnp.go.jp/nimh/chiiki/documents/psycho_education_guide_line.pdfより2022.12.4検索
22）池淵恵美：障害者主観的体験とその受容，精神科臨床サービス，4（3）：304～310，2004
23）岩崎弥生ほか：精神看護学概論/精神保健，第5版，精神看護学①，p.9，p.167，メヂカルフレンド社，2019

3 ストレングス、エンパワメント、レジリエンスを引き出すかかわり

① はじめに

人は誰でも計り知れない力（治癒力、心の強さ含め）をもっている。

看護とは、患者が自身の力を発揮させやすい状態となるよう支え、患者が自分の人生を歩むのを応援する営みである。この章では、精神看護で特に重要となる概念である、ストレングス、エンパワメント、レジリエンスについて述べる。それぞれの人の力（ストレングス）を感じ取り、その人自身の力を発揮することを妨げているものを取り除き（エンパワメント）、本人が困難を乗り越えていく（レジリエンス）のを支える、これは精神看護の中核である。

医療や福祉の場では、病気や障害、できないところを治療したり補ったりすることが多い。しかし、支援者が患者・利用者の障害やできないことにのみ関心を寄せてしまうと、患者・利用者とのやりとりもそこに焦点が当たってしまう。そして、障害やできないことを中心としたやりとりが続くと、その人と病気や障害が一体化しているかのように本人も周囲も感じてしまうことが起こる。

しかし、病気や障害そのものである人などなく、人は、それぞれさまざまな特徴をもつ、この世でただ一人の存在である。どんな人にも個性があり、計り知れない力がある。それらに看護師が積極的に目を向けることで、本人が自身の力に気づいたり、本人が力を活かし暮らしていく後押しができる。

この章で扱うストレングス、エンパワメント、レジリエンスの考え方は、どんな人にも力があると理解していることが大前提となる。

② ストレングス、エンパワメント、レジリエンスの意味

[1] ストレングス

①ストレングスとは

ストレングス[注1]とは、力、強みのことである。 誰かの暮らしを応援・支援するに

注1） 英語で力、強さ、長所、強度などを意味する「strength」をカタカナにして、ストレングスと表現している。

あたって、その人のストレングスを知ることは、その人の思いに寄り添ってかかわるための大きな指針となる。

一般的に「ストレングス」というときに、その人の能力や長所など、その人自身の資質や特性だけを指すこともあるが、支援の場面で「ストレングス」というときには、資質や特性だけでなく、その人の支えとなるものや周囲の資源など、その人を取り巻く環境も含めて広く捉えることも多い。看護の場面で「ストレングス」に目を向ける場合には、このように広くとらえるほうが、その人の暮らしを考え、支援していくのに役立つ。

「力」や「強み」というと、能力の高さ、秀でていること、恵まれていることなどを思い浮かべるかもしれないが、「ストレングス」は社会的に評価されるようなことである必要はない。その人が生きていくのに役立っていること、その人がよりどころとしていること、自負していること、好きなことなどもストレングスである。ストレングスの例を**表3-4**に示す。

本人のしたい生活の実現のために当事者の強みに焦点を当てて支援を組み立てていく「ストレングスモデル」[1)]が精神保健福祉領域での支援のあり方・考え方として普及しつつあり、ストレングスモデルに基づいたリカバリーに向けた看護支援[2)]も提唱されている。ストレングスにはその人の「性質/性格」「才能/技能/自信」「環境のストレングス(資源/社会関係/機会)」「関心/熱望」の4つのカテゴリーがあるとされており[2)]、ここでは、その人の好ましい「性質/性格」をみつける、その人の「才能/技能/自信」を見出す、「環境のストレングス(資源/社会関係/機会)」をみつける、「関心/熱望」を聞き出すことで、患者・利用者のストレングスに目を向けることとともに、その人のリカバリーに役立つことはどのようなことでもストレングスであることが述べられている[2)]。

考えやすいところからストレングスを考えるのもよし、ストレングスは何でもあり、と自由な発想でストレングスを考えるのもよし。患者のストレングスを考える前に、まずはあなた自身のストレングスを考えてみよう。あなたにはどのようなストレングスがあるだろうか？　できるだけたくさんあげてみてほしい。

表3-4　ストレングスの例

・食べることが好き	・人に親切だ
・体力がある	・1人で過ごすことができる
・本を読むのが好き	・ありがとうと言える
・好奇心がある	・眠ることが好き
・年金を受給している(経済的に安定している)	・行ってみたい場所がある
・アルバイトの経験がある	・近所のパン屋さんによく行く
・細かいことは気にしない	・自分の名前を憶えてくれている友人がいる
・信仰がある	・大事にしているぬいぐるみがある
・オンラインゲームが好き	・用心深い
・好きなアイドルがいる	・嫌なことは身体が拒否する　など

②ストレングスに関連してできること

医療は、誰か（患者）に何かの健康上の問題が生じ、その解決のために医療者が支援を提供する。医療のなかでは、患者・利用者は問題を抱えている人、医療者は力（情報や、どうするべきかといった解決策や決定力）をもっている人という構図になりやすく、患者の「問題」に焦点が当たりやすい。しかし患者・利用者は「問題を抱えている」だけの存在ではなく、問題を解決するために生きているわけでもない。

患者を「病気や問題を抱えている人、力のない人」としてではなく、「さまざまな思いや力のある人」としてみて医療者が接することで、患者自身も自分にも力があると感じることができ、自分の思いを言いやすくなり、生きる力も発揮されやすくなる。

看護実習の場面などでも、実習生が患者のストレングスをとらえることで、実習生側の患者をみる目や態度が、問題ばかりをみてしまう目から、人として敬意をもち相手を知ろうとする目に変わり、患者も１人の力ある存在として接されることで自身の力を発揮しやすくなる。

患者のストレングスを知るには、患者を○○病の患者としてではなく、人生を歩む１人の人間として接し、本人と話をして、相手の言葉で表現してもらう。どんなことが好きなのか、どんなときに元気が出るのか、どんなことをやりたいか、どんな風にありたいか。こういったストレングスを聞くことで、知らなかった一面を知ることができたり、患者のリカバリーの力となることを知ることができる。また、こういった対話を通じ、患者自身も、自分が今後どのように過ごしていきたいかを話すきっかけとなったり自分でも気づいていなかった自分の好みや持ち味に気づくことがある。

ただし、人には、大きなこと（夢や希望）や人生について考える余裕がないときや、何かに直面したり遠くを見ることなどしたくないときもある。心理的に余裕のあるときとそうでないときに出てくるストレングスは違うかもしれない。先のことではなくても、まずは今日うれしかったこと、今日食べたもの、などだけでもよい。ストレングスを大きく考え過ぎずに、日々変わっていくものと捉え、それらについて日頃から患者と話していくことで、患者と看護師のやりとりが病気や障害のことだけではなくなる。患者自身にも何かがもたらされる可能性がある。

ストレングスを見出すのは、技術ではない。あの人にも、この人にも、どんな人にも力がある、という人間観があれば、ストレングスを見出すことはできる。この人間観を磨いていくためには、患者に限らず、学校や部活、アルバイトなど、すべての場面で接する人に対し、その人のもっているストレングスに思いを馳せる、その人のストレングスへの敬意をもって相手を見るというようなことを日々心がけることも役に立つだろう。

[2] エンパワメント

①エンパワメントとは

エンパワメント注2）とは、その人がもっている力を発揮できるようになることや、発揮できるように支えることである。エンパワメントという言葉の元の意味は、人や集団に、何かをする力や権限を与えることを指すが、医療保健福祉や対人支援の場でエンパワメントというときには、自身の力を発揮できるようになることや、その人が本来もっていた力を発揮できるようにすることを指す。

エンパワメントの文脈で発揮される「力」とは、知る、考える、選ぶ、決める、意思表明する、行動する、対処する、コントロールする、自分はできると感じる、誰かとかかわる、必要な助けを求める、なりたい自分へと向かっていくなど、本人が自分の人生の主体となることにかかわる力である。

注2）エンパワメント（empowerment）は、力・パワー（power）に、～の状態にする、させるという意味の接頭辞（em）のついた「empower」（力がある状態にさせる）という動詞の名詞形である。

②エンパワメントを考えるにあたり重要なこと

患者をエンパワーする、エンパワメントするといった表現も使われ、患者を力づけるというような意味でも使われる言葉であるが、力のない人に他者が力を授けるという考え方ではなく、もともと力があるのに発揮できない状況にあった人の力を発揮しやすいようにするという考え方が必要である。患者のエンパワメントにあたっていちばん重要なのは、人にはもともと力がある、患者にももちろん力がある、ということを医療者が認識し、それを心から信じて患者と接することである。

たとえば精神疾患を有する患者は、疾患のため、あるいはその治療のために就学や就労、社会的役割から離れてしまうことがある。精神障害があるということで、力を低く見積もられてしまったり、責任を任されないなどが起きることもある。このように、力を開花させる機会や、試行錯誤する機会、自身の考えや能力を発揮する機会を奪われてしまってきた可能性、周囲から差別されたり偏見をもたれたり、批判されたり心配され過ぎたりすることで、自分自身に対する自信や期待が低くなってしまっている可能性、自分の意見を言ったり思ったように行動したりしてよいという感覚が損なわれてしまっている可能性もある。

支援する側からすると、力がなさそうにみえたり、人任せで依存的にみえたりする人も、力がないのではない。これまで力を発揮する機会がなかったり、否定されてきたりするなかで、練習を重ねる機会がなかったり、自信をもつ機会を得てこられなかったりした可能性に医療者が気づくことは重要である。患者が、医療者や周囲から、力のない支援すべき存在として見られるのではなく、力のある人として扱われることがエンパワメントの基盤である。

人には本来力があると捉えることで、本来の力を発揮できていない人に出会ったときに、その背景や事情に思いを馳せることができ、その力の発揮の妨げとなっていた

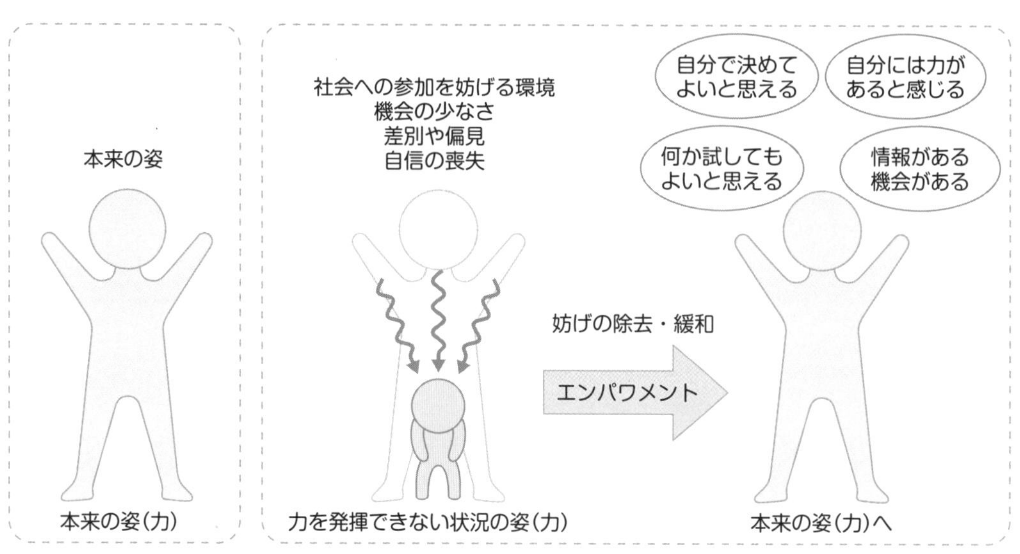

図3-5　エンパワメントとは

ものを除去し、さまざまな情報や資源、機会につなぐことを考えることができる。その人の選択を尊重し、チャレンジすることを応援したりすることはエンパワメントであり、本人の本来の力の発揮へとつながる(**図3-5**)。

エンパワメントの視点や感性を高めていくには、人には力があるという人間観をもつことに加え、人が力を発揮することに影響するかもしれない要素を絶えず考えることが役立つと考えられる。たとえば、「こうしたらよいのに！」と、誰かに対して思う場面があったときなどに、「それをしない・できない人」と、「それをする・できる人(たとえば自分)」ではその環境やそれまでの過程のなかにどのような違いが「あるのか・あったのか」を考える。そして「それをできる人」が有していた環境や資源に、「それをしない・できない人」がどのようにしたらつながれるかを考えることもエンパワメント視点の看護の力の向上に役立つだろう。

[3] レジリエンス

①レジリエンスとは

レジリエンスとは、柔軟性、復元力、適応力などのことである。ばねが力を加えられて縮んでも、また元の状態に戻ろうとする、木の枝が風に吹かれたり雪が積もって枝がしなっても、折れずに元の位置に戻ったりまた成長を始める。このように、何らかの外力によってひずんでも、また復元したり、適応したり、そこから生き延びていく力、それがレジリエンスである。レジリエンスがあることで、逆境や困難に遭遇しても、その衝撃に耐え、心身を守り、自身の力を発揮したりすることができる。

レジリエンスは大なり小なり誰もがもっていて、誰でも発揮できる。レジリエンスの発揮には、その人にとってよいケアをしてくれる存在やその他のサポーティブ(支

表3-5　レジリエンスを高めるために日々のかかわりのなかでできること

	看護師や周囲が具体的にできそうなこと
受容し、安全を提供する	相手の話をよく聞く 安全や安心を感じてもらう
ポジティブな感情を支える	周囲が楽観的でいる、前向きな気持ちで接する 不安を高めるような会話の頻度を少なくする
ソーシャルサポートにつなぐ	その地域の資源や制度ピアサポートに関する情報を伝える
健康増進の働きかけをする	運動習慣に関する働きかけをする

持的）な関係、問題解決力や自己制御力、自己効力感や楽観性、生きることには意味があるというような信念があること、宗教を含むさまざまなかたちの文化的信念体系と伝統なども関連している[3)]。

また、レジリエンスを発揮する能力を高めることもできると考えられ、さまざまなプログラムの研究がなされている。たとえば一般市民を対象としたレジリエンスを高めるプログラムとして、認知行動療法やポジティブ心理学に基づいたプログラム、瞑想、リラクセーションなどさまざまな手法が用いられている[4)]。

②レジリエンスに関連してできること

看護師の場合には、レジリエンスを高めるプログラムの提供というかたちでなくとも、日々のかかわりのなかで患者のレジリエンスに働きかけることができる。それはたとえば、患者を受容し安全を提供する、ポジティブな感情を支える、ソーシャルサポートにつなぐ、健康増進の働きかけをする、などである（**表3-5**）。

たとえば、親からも先生からも自分のことを理解してもらえないと感じ、友達から嫌がらせをされていると感じているＡさんという患者がいたとしよう。そのＡさんの話を否定したり問いかけたりせずにただ聞くことは、受容し、安全を提供することにつながる[注3)]。また、たとえばＡさんと同年代の患者が話せるような場をＡさんに伝える、Ａさんの楽しいと思うことを聞いたり、気分転換になりそうなことを一緒に考えるなども、レジリエンスを高めることにつながる。

注3）質問をしてはいけないわけではないが、どうしてそう思ったのですか？　〇〇しなかったのですか？　というような問いかけは、その考え方は普通ではない、とか、〇〇をしなかったあなたが悪いと言われているようで安全感を感じられないことがある。

3　ストレングス、エンパワメント、レジリエンスの考え方を精神看護に生かす

［1］患者のストレングスを知り、患者のエンパワメント、レジリエンスをサポートする

①まずは自分自身をその観点でみてみる

患者のストレングスを知り、エンパワメント、レジリエンスをサポートするために

はまず、看護師自身がストレングス、エンパワメント、レジリエンスの観点で自分自身をみてみよう。

・自分のストレングスはなんだろう？
・自分が生き生きとするときはどんなときだろう？
・どんなときに力を発揮できるだろう？
・苦しいときに力になったことはなんだろう？

人には誰にでも力があると看護師が心から思えること、生きているなかで力になるものがあると体感として知っていることは、患者と接する際の態度や言葉に反映され、患者支援にも大きく影響を及ぼす。

②患者の話を聞く、関心をもって聞く

患者のストレングスを知り、エンパワメント、レジリエンスの観点を看護に生かすとしたら、するべき看護実践は、患者の話に耳を傾け、患者の思いを知り、尊重し、患者とともに考えることに尽きる。これまで患者のなしてきたこと、日々の生活、今後についての思いを、関心をもって聞く。

関心をもって聞くことは、情報収集項目として何かを聞くことや、何かを教えようとすることとは違う。あなたの大好きな人や尊敬する人の話を聞くときのことをイメージしてみるとよい。相手の言うことを聞き漏らしたくない、その人の話に耳を傾け、相手の言葉を遮ったり相手を正そうとしたりはしないだろう。相手の話を聞くときには、大好きな人や尊敬する人の話を聞くときの自分のありかたを思い出して、目の前の人に接する。

また、関心をもって聞くときに、たとえば、その人がそのように過ごしている様子を映像のようにイメージしながら聞くと、その人の生活に対する関心や想像があざやかになる。現在患者が困っていることについての話を聞くなかでも、患者がこれまでしてきたこと、築いてきた他者との関係にも看護師が思いを馳せることができると、患者の思いに寄り添いやすくなる。

患者側からすると、関心をもって話を聞かれる、否定・批判されずに自分の思いを話すことができる関係があることはエンパワメントにつながり、レジリエンスを発揮しやすい状態になる。○○病患者としてではなく、力のある存在として接され、自分の思いが尊重されると感じられるなかで、あきらめていたことを思い出したり、これまで考えていなかったような今後への思いが出てきたりすることがある。

③看護師の使う言葉

医療者や周囲の人の言葉、態度、日々の姿勢はすべて、患者が力を発揮できるかに影響を及ぼす。また、自分の使う言葉は、自分や周囲の人の考え方、ものの見方に影

表3-6　相手を認め、生きる力を見出そうとする言葉の例

精神科領域で使われがちな言葉	相手を認め、生きる力を見出そうとする言葉
拒否的	～をしないことを選んだ
○○の支援が必要だ	○○の支援を利用すると生活しやすくなるかもしれない
孤立している	他者との交流をしていない
無気力	やりたいと思う状態にない やりたいと思うものがない
操作的 要求がましい	自分の得たいものに向けて奮闘している 方法を試行錯誤している 例：「Aさんは、試行錯誤している最中なんですね」
妄想的	誰かに危害を与えられるのではないかと怖く思っている
攻撃的	怒りを表現したり腹が立った時に○○の行動が出る
慢性期の	回復に向けて長期間取り組んでいる
症状	経験
うちの患者	仕事でお会いする人
コンプライアンスが悪い	私（医療者）とは違う考えをもっている

（Copeland & Mead（2004）: Wellness Recovery Action Plan & Peer SupportおよびMental Health Coordinating Council（2022）: A guide to recovery-oriented language in mental health and human servicesを参考に筆者が作成）

響を及ぼす。使っている言葉は、相手を尊重し、その力を見出そうとする言葉だろうか？　同僚同士でのやりとりでも、患者の力を見出すような言葉を使っているだろうか？　医学的な言葉や専門用語、業界用語は、画一的に患者を扱ってしまい、その人の人間性が見えない表現だったり、患者が聞いたら不愉快に思いかねない失礼な表現が含まれていることがある。これに対して、相手を認め、生きる力を見出そうとする言葉を使うようにしていくことで相手のストレングスを認め、エンパワメント、レジリエンスにつなげていく看護、患者の力を引き出す看護をしていくことができる。意識してみたい言葉の例を**表3-6**に示す。

④看護師の態度・姿勢

言葉以外にも、患者に自身の力を感じさせるような態度や姿勢を医療者が示し続けることは、患者がストレングスを発揮しエンパワメント、レジリエンスを高めることの後押しとなる。

看護師は、患者の思いや患者の言葉を批判・評価・判断せずにそのまま受け取る。まずは受け取ったうえで、看護師の心から感じたことを伝えるとよいだろうが、上から目線の誉め言葉などは使わないようにしたい。また、たとえ、患者が自分とは違う考えをもっていたとしても、医学的にはこれが必要だなどとこちらの意見を押し付けることをせず、その人には力があり、その人にとっていちばんよいことは本人がいちばんよくわかっているという視点で接する。

また、医療者は、患者の状態が悪いときに気にかけ、声をかけることが多いが、調子が悪いときや病状が悪いときにまつわるやりとりだけでなく、患者の調子がよさそうなときにも声をかけ、関心を寄せることで、ストレングスの強化や人間としての理解につながる。

事例　看護師からの問いかけによる患者の変化

１人暮らしのAさん30代女性。通院中の病院によく電話をかけてきて、隣の人に嫌がらせをされる、医師は自分を殺そうとしている、と言っており、その気持ちが高まると不安になって入院する、ということがここ何年か続いていた。

看護師は、以前は、Aさんの嫌な気持ちになった話や不安ばかりを聞き続けてきたが、Aさんの楽しかったこと、したいことについても、看護師から聞いてみるようにした。すると、Aさんは料理が好きで、どこで買い物をすると安くてよいものが手に入るのかをチラシで見たり、遠くまで買い物に行ったりすることもわかってきた。調子のよい悪いの波があり、悪いときに電話をかけたり入院したりするために、看護師は悪い状態のAさんのイメージばかりあったが、Aさんは人生を自分なりに送っていることもわかった。

Aさんのしたいことなどを少しずつ聞くようにしたところ、Aさんは、地域で暮らす子どもたちの力になりたいと思っていることがわかってきた。看護師は、「そのような気持ちは素敵ですね」と退院後も時折話を聞いていた。ある日、Aさんは地域の児童施設でボランティアを募集していることを自分でみつけてきて、今ではそのボランティア活動を楽しみにする日々である。今でも隣の人から嫌がらせをされると思うときはあるようだが、嫌な気持ちは続かないそうで、「看護師さんと話すなかで、自分が好きだったことを思い出しました。ありがとう」とAさんからお礼を言われた。今では時折かかってくる電話で楽しかったことを話す関係になっている。

解説

Aさんの楽しかったこと、したいことについて聞いたことで、看護師は、Aさんのストレングス（料理が好き、安くてよいものを手に入れたいと思っている、チラシで情報収集をしたり、遠くまで買い物に行ったりするエネルギーがある、子どもたちの力になりたいという思いや夢がある）をたくさん知ることができた。このことで、看護師自身がAさんを「患者」というよりはひとりの「生活者」として感じられるようになり、よりAさん自身やAさんの思いを尊重した言葉遣い・態度・姿勢となってさらにAさんのエンパワメントやレジリエンスにつながるという好循環が起きた可能性がある。

Aさんにとっても、看護師から楽しかったことやしたいことを聞かれたことで、楽しいことや工夫を自分も日々していることに気づいたり、そういえばこんなことをしたかった、と思い出したり、それまで誰にも言ったことのなかった思いを言ってみる機会となった可能性がある。さらに、看護師から「素敵ですね」と返されることで、安心感を得て、さらに行動へとつながるようなエンパワメントが生じたかもしれない。また、不安で頭がいっぱいになるのではなく、楽しいことや、してみたいことにも意識を向けるようになったこと、病気のことではなく人として楽しかったことなどを話せるような関係性が看護師との間に築かれたことで、レジリエンスが高まった可能性もある。

この事例でもわかるように、エンパワメントやレジリエンスの高まりの現象を特定することはできない。大事なことは、患者のストレングスに気づくことや、患者のストレングスを話題にすることで看護師にも患者にも変化が生じる可能性があり、ストレングスに着目することでエンパワメントやレジリエンスの高まりが生じて本人の力が発揮されやすくなる可能性があるということである。

人は、何かのきっかけで、自分の好きなことや自分のやりたいことに気づくこともある。どんなに状態が悪くても、毎日生きているなかで、少しでも、ちょっとおいしかった、ちょっと楽しかった、ということを感じられる日はあるということに患者も医療者も気づくことができると、少しだけみえている世界や閉塞感が変化することがある。病気や症状、治療の話だけでなく、人として相手を見て、思いを受け止める、そんな会話を重ねることは、患者にとっても、看護師にとっても、何かのきっかけとなることがある。

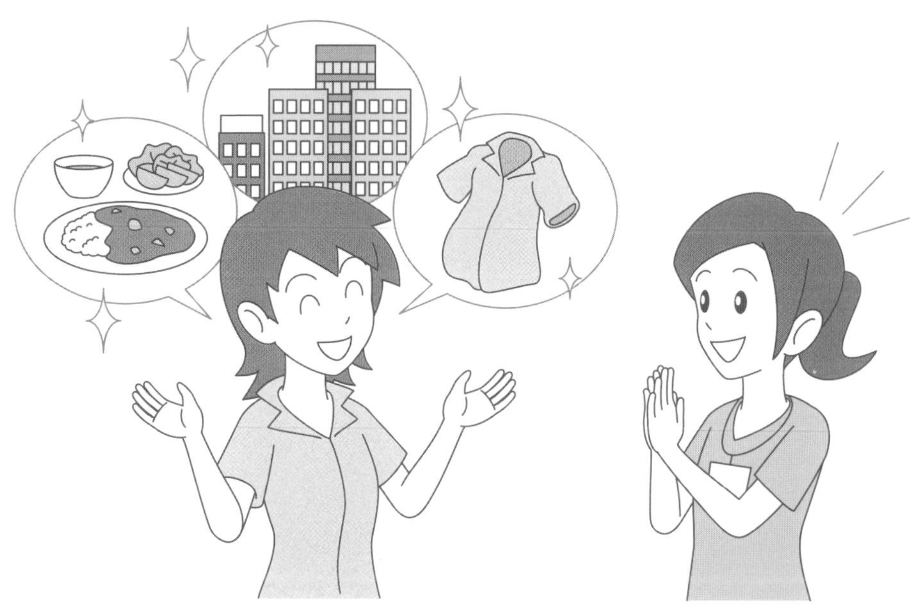

引用・参考文献

1）チャールズ・A・ラップ，リチャード・J・ゴスチャ（田中英樹訳）：.ストレングスモデル―精神障害者のためのケースマネジメント，金剛出版，2008

2）萱間真美：リカバリー・退院支援・地域連携のためのストレングスモデル実践活用術，医学書院，2016.

3）Masten AS. Global Perspectives on Resilience in Children and Youth. Child Dev. 2014;85(1): 6-20. doi: 10.1111/cdev.12205.

4）Macedo T, Wilheim L, Gonçalves R, Coutinho ESF, Vilete L, Figueira I, et al. Building resilience for future adversity: a systematic review of interventions in non-clinical samples of adults. BMC Psychiatry. 2014 2014/08/14;14(1):227. doi: 10.1186/s12888-014-0227-6.

5）Copeland ME, Mead S. Wellness recovery action plan & peer support: personal, group and program development. Dummerston, VT: Peach Press, p.136, 2004.

6）Mental Health Coordinating Council. Recovery Oriented Language Guide: Third Edition, . Sydney, Australia2022. Available from: https://mhcc.org.au/wp-content/uploads/2022/07/Recovery-Oriented-Language-Guide-Mental-Health-Coordinating-Council-2022.pdf.

第4章

社会における自律を支える看護

❶ リカバリーモデル
❷ 危機理論
❸ 家族システム理論

1 リカバリーモデル

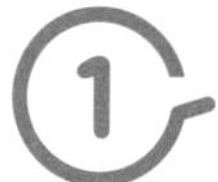 精神科リハビリテーションの歴史

地域における精神保健看護では、精神疾患を有する当事者が、地域社会で安心してその人らしく暮らすための環境づくりをめざす。

これまで精神疾患の診断を受けた人は「患者」として扱われ、家族や医療者が本人に代わって治療や生活、人生を決定することも少なくなかった。しかし、2004年に精神保健医療福祉の改革ビジョンにおいて示された、「入院医療中心から地域生活中心へ」の基本方針に基づき、改めて精神保健看護のあり方を考えるにあたっては、当事者主体の考え方への転換は必須である。

[1] リカバリー

1990年代より精神保健福祉の領域で注目され始めた概念に、「リカバリー(recovery)」がある。リカバリーは一般に「回復」を意味するが、精神保健福祉の領域で「リカバリー」という場合、精神症状をなくすことや発症前の状態に戻すことをめざすよりも、精神疾患を有する当事者が主体性を取り戻し、自分らしい生活や人生を歩むことが大きな意味をもつ。

アンソニー(William A. Anthony)は、精神疾患からのリカバリーを「態度、価値、感情、ゴール、スキル、役割を変化させる個別的なものである。病気によって制限がある中でも、満足で希望のある充実した人生を送る方法である。リカバリーは精神障害による悲劇的な影響を乗り越え、人生における新たな意味や目的を発展させることを含む」[1)]と論じ、精神疾患を有する人の満足感や希望、意味や目的などの本人の主観を重視した。

本人の同意が得られない場合でも、法律に基づき専門職の判断で入院・治療を行う処遇は、多くの国で行われてきた。しかし、米国では1960年代には脱施設化が始まり、精神疾患を有する当事者の生活の場は、精神科病院から地域へと移行した。一方、精神疾患は治らないもの、原因不明のものとする見方は依然として残ったため、精神障害者の地域での生活や就労には、常に差別・偏見による困難が伴った。

そのような困難のなか、1978年に米国の精神障害当事者でもあるチェンバレン（Judi Chamberlin）が患者の視点から精神科医療について書いた書籍「On Our Own」を発表した。これを1つのきっかけとして、精神疾患を有する当事者たちが、自分の人生は自分で決めること、精神疾患の診断や、不治の病とする宣告はいらないと主張するようになり、自分の人生を切り拓いてきた経験や思いを「リカバリー」という概念とともに発表し始めた。このリカバリー概念は世界的な広がりをみせ、2000年代からは日本でもリカバリーの概念を重視する考え方が共有されている。

リカバリーは、山口らによれば、症状・機能の回復のみをめざす「臨床的リカバリー（clinical recovery）」と、個別性が強く患者が満足のいく生活が送れることや希望が実現できることをめざす「パーソナル・リカバリー（personal recovery）」に分けられる[2)]。

[2] 医学モデルからリカバリーモデルへの転換

さらに、従来の精神医療の視点や考え方を「医学モデル」、リカバリーを重視する視点を「リカバリーモデル」と表現することもあり、近年は医学モデルからリカバリーモデルへの転換が求められてきた。

医学モデルでは、医療者からみた患者の精神症状を軽減し、病気を治すことが目標であり、めざされるのは「臨床的リカバリー」である。しかしながら、精神疾患の治療には時間がかかることが多く、再発も少なくないことから、医学モデルでは入院が長期化する傾向にあった。

一方、リカバリーモデルでは、精神保健医療福祉のサービスは本人が希望することを実現するために必要に応じて利用するものであり、めざすのは「パーソナル・リカバリー」である。リカバリーモデルでは、精神疾患を有する当事者は自分自身の専門家であるととらえるため、その当事者にかかわる医療者は協力者・伴走者という位置づけになる。

さらに、精神症状についての見解も、医学モデルとリカバリーモデルでは異なる。医学モデルで症状とよばれているものを、リカバリーモデルでは個人が社会とかかわるなかで意味のある反応ととらえ、他者から一方的に名づけられ、分類されるものではないと考える。

ヒアリング・ヴォイシズ（hearing voices）の活動では、医学モデルでは精神症状として扱われてきた「幻聴」を「聴声」などとし、個人の意味ある体験としてとらえ直すとともに、その体験を通じて自己と他者の関係性を探究することでプラスに転じうるものとしている。これは、医学モデルからリカバリーモデルへの転換と共通する向き合い方といえる。

2 ピアサポート/ピアサポーター

精神疾患を有する当事者で、病院やクリニックなどの精神保健医療を提供する施設や支援プログラムに配置され、ピアサポート（peer support）*注）の役割に従事する者をピアサポーターという。

ピアサポーターを配置することにより、ピアサポートを受ける精神障害当事者にもたらす効果、ピアサポーター自身にもたらされる効果、ピアサポーターと協働する組織にもたらす効果など、多様な効果が報告されている。

ピアサポーターがプログラムの利用者に自分自身の「病い」の体験を話すことは、利用者が自分も同じように回復することができるかもしれないという希望の感覚をもたらす。また、ピアサポーターが自分の症状への対処方法や生活上の工夫を伝えれば、利用者はそれを参考にすることができる。同時に、ピアサポーターにとってはそれが他者の役に立つ喜びややりがいを感じる機会となる。

これは、精神保健医療福祉の専門職とサービス利用者との間で生じがちな支援者―被支援者の関係性とは異なる、当事者同士の対等な関係性であり、そのような関係性を築けることも双方にとって望ましい効果といえる。また、精神疾患の経験をもつ当事者が施設や支援プログラムにスタッフの１人として存在することで、その施設や支援プログラムのスタッフがリカバリーへの理解を深め、組織風土の変化に寄与する可能性があることも、メリットと考えられている。

*注）ピア（peer）とは「仲間、対等の者、同輩」を意味し、ピアサポート（peer support）は仲間同士の支え合いを意味している。

援助付き雇用/個別就労支援プログラム

援助付き雇用/個別就労支援プログラム（individual placement and support：IPS）は、ウェーマン（Paul Wehman）とムーン（M. Sherril Moon）らによる発達障害をもつ当事者の就労支援に関する研究から始まり、1980年代後半に米国の精神保健機関における臨床と職業サービスを統合した就労支援として開発された。就労支援、生活支援、医療支援のそれぞれの専門家がチームを組むことにより、包括的に精神障害者の就労を支えるプログラムである。IPSの８つの原則を**表４-１**に示す。

わが国においても、これまでさまざまな形式の就労支援のサービスが提供されてきたが、このIPSは従来の作業所などでの保護的就労支援とは異なり、あくまで競争的雇用（一般就労）を目標に掲げる就労支援プログラムであることが特徴である。

さらに、重度の障害を有する人、薬物使用障害を合併している人、就労経験の乏しい人、法的な問題を抱える人など、これまでは就労支援の対象外とされてきた人々も対象とする。つまり、IPSでは「就労」は治療的なものであり、かつノーマライゼー

表4－1　援助付き雇用／個別就労支援プログラム（IPS）の８つの原則

１．**働きたいすべての人が対象**
働く準備ができているかどうかの評価・診断・症状・不法薬物の使用歴・精神科病院への入院歴・障害の程度または刑事罰を受けた過去などによって、働くことを望む人々を排除しない。プログラムに参加するかどうかは、クライエント自身が決める。

２．**競争的雇用（一般就労）が目標**
障害を持つクライエントに割り当てられた仕事に誘導するのではなく、障害をもたない人々がついているのと同様の仕事に誘導する。そして、開かれた労働市場に存在するパートタイム・フルタイムの仕事で、同じ仕事をする他の人と同様の給与（少なくとも、最低賃金）をもらえる仕事をみつける。

３．**リハビリテーションと精神保健サービスの統合**
雇用専門家は、同じ対象者を支援するチーム、たとえばケア・コーディネーター、セラピスト、薬剤師、住居専門家などとクライエントの状況を確認するために定期的に集まり、コーディネートされた、リカバリー志向のサービスの計画を立案する。

４．**利用者の希望が優先される**
仕事探しは、クライエントの好み、ストレングス、就労経験に基づいて行う。事前に集められた求人のなかから選ぶことはしない。クライエントは、仕事の種類、労働時間、就労支援のタイプについて、自らの希望を表明する。

５．**扶助・給付に関する個別のカウンセリング**
雇用専門家は、クライエントが包括的・個別的な給付計画づくりを受けられるよう、訓練を受けた給付専門家を紹介し、社会保障や医療扶助等の公的援助に関するわかりやすく正確な情報を得るのを援助する。

６．**迅速な求職活動**
IPSでは、プログラム開始後、１か月以内に仕事を探し始める。雇用前のクライエントに関する評価や訓練、カウンセリングは最小限にとどめる。雇用専門家は、クライエントが自分のペースに合わせて仕事を探索するのを支援する。

７．**系統的な職場開拓**
雇用主のニーズを把握する目的で、雇用専門家は積極的に雇用主との関係づくりを行う。そして、自分が支援するクライエントの興味に適った雇用者を紹介することができるよう、ネットワークを構築する。

８．**継続的な定着支援**
クライエントが支援を必要とし、希望する限り、個別的な判断によりフォローアップ支援は継続される。雇用専門家はクライエントの教育と訓練を続けながら、転職やキャリアアップを支援する。

（日本IPSアソシエーション：IPS援助付き雇用の理念とエビデンスについて，表1-IPS援助付き雇用のプリンシパル，https://jipsa.jp/ips/about-ips-3より改変）

ションをもたらすものととらえ、「精神保健機関における地域支援プログラムサービスの対象となる重い精神障害をもつ人」であり、「一般雇用に興味を示す人」であればIPSの対象となる。

また、必要以上の評価や訓練による求職活動や面接のプロセスが精神障害当事者の就労の障壁となってきた。そこで、IPSでは保護的な環境で就労訓練をしてから職場へ配置する（train and place）のではなく、当事者本人が働きたいタイミングで仕事に

column

ノーマライゼーション

1959年、デンマークで起こった障害者運動において、バンク-ミケルセン（N.E. Bank-Mikkelsen）が「ノーマライゼーション」という言葉を世界で初めて提唱した。ノーマライゼーションとは「障害を排除するのではなく、障害をもっていても健常者と均等に当たり前に生活できるような社会ことがノーマルな社会である」という意味であるとし、このような経緯から彼は「ノーマライゼーションの父、ノーマライゼーションの生みの親」と称されている。

就き、就労の現場で仕事に慣れながら訓練する（place then train）ことを理念とする。これは、当事者の「問題」に焦点を当てた訓練よりも「本人の意向や興味・関心」を尊重し、その人のもつ強みに着目するリカバリー志向の支援プログラムであることを示している。

IPSでは、精神疾患を有する当事者と雇用専門家（employment specialist：ES）が協力し合う。ESは本人の同意を得たうえで自宅を訪問したり、家族や知人・サポーターから話を聞くこともある。また、ESは臨床スタッフとの定期的なミーティングに参加し、精神疾患を有する当事者、臨床スタッフと話し合いながら個別の就労支援のプランを作成する。

ヨーロッパやカナダでの研究報告では、IPSによる就労支援により、一般就労率の増加、費用対効果の向上、労働賃金の増額、社会的機能の改善、病状の軽減、自尊心の向上などの成果が報告されている。わが国では、大島らが個別就労支援に関する無作為化比較対象研究を行った結果、従来の施設トレーニング型就労支援と比較して、優位に高い就労率であったことが報告されている[4)]。日本でもIPSを提供する就労支援機関は増えつつある。

IPSの効果判定には、適合度評価尺度（Fidelity Scale）が使用される。

元気回復行動プラン

疾病自己管理プログラムで国際的に普及しており、日本でも導入されているものに、元気回復行動プラン（Wellness and recovery action plan：WRAP）がある。

WRAPは、自身も精神障害をもつ米国のコープランド（Marry E. Copeland）らが中心となって考案したセルフヘルプ、セルフケアプログラムである。精神疾患をかかえながら日常生活を送る当事者を対象に、「人生を取り戻してきた方法」や「どうやって困難を切り抜けてきたのか」を尋ねるアンケート調査を実施し、その結果から共通する項目を抽出したプログラムがWRAPの原型になったとされる。このように、WRAPはメンタルヘルスに困難を抱える人たちが、自分たちの元気やリカバリーを考えるなかから生まれたものである。

内容は、**表4-2**に示す「リカバリーに大切な5つのこと（希望、責任をもつこと、学ぶこと、自分をアドボケート（権利擁護）すること、サポート）」、**表4-3**に示す「WRAP（元気になる道具箱、日常生活管理プラン、引き金となる出来事に対処するプラン、注意サインに対処するプラン、調子が悪くなってきているときのプラン、クライシスプラン、緊急状況を脱したときのプランのプラン）」から構成される。

WRAPでは精神障害当事者がファシリテーターを務めることが多く、その意味ではセルフヘルプグループの側面をもち、参加者がお互いに学び合うことを大切にしている。

表4-2　リカバリーに大切な5つのこと（リカバリーのキーコンセプト）

テーマ	意味	具体例
希望 hope	精神面での困難な経験をしている人も元気になり、元気であり続け、人生の夢やゴールに向かって進むことができます。	・就労する ・週末に人と話す
責任をもつこと personal responsibility	人からの助けを受けることはあっても、行動を起こし、元気でいるためにしなければならないことを実行するのは、あなた自身です。	・日常生活やWRAPのプログラムで何をするか自分で決定すること
学ぶこと education	自分の経験していることについてできるかぎりのことを学ぶことで、人生のいろいろなことについてよい判断ができるようになります。	・自分の病気や症状、社会制度、支援について学ぶ
自分をアドボケート（権利擁護）すること self- advocacy	効果的な働きかけをすることによって、元気とリカバリーを支えるために必要なこと、望むこと、望んで当然のことを手に入れることができます。	・自分が仕事をしたいという権利をもつ ・病院から退院したいという権利をもつ
サポート support	自分が元気でいるために努力するのはあなた自身なのですが、人からサポートしてもらうこと、人をサポートすることは、元気になり、生活の質を向上させることの助けになります。	・セルフヘルプグループ ・WRAPクラス ・ボランティア活動

（Wellness Recovery Action Plan（WRAP）: Discover the Key Concepts of WRAP, https://www.wellnessrecoveryactionplan.com/what-is-wrap/, 増川ねてる，藤田茂治編著：WRAP®を始める！－精神科看護師とのWRAP®入門－リカバリーのキーコンセプトと元気に役立つ道具箱編，第3章リパバリーのキーコンセプト，精神看護出版，2016をもとに作成）

表4-3　WRAP：元気回復行動プランの内容と具体例

プラン	内容	具体例
元気の出る道具箱	元気でいるために、あるいは元気を回復するために「これまでやってきたこと」「できたかもしれないこと」をリストにする。	・音楽・絵画鑑賞/家族に話す/テレビを観る/散歩する
日常生活管理プラン	よい感じの自分、普段の自分をイメージし、そのような自分でいるために、毎日することやたまにすることを言葉にする。	・イメージ：人に優しい/責任を果たす/明るい笑顔 ・すること：毎朝ラジオ体操をする/夜8時以降はスマホの電源を切る/植木鉢の花に1日2回水やりをする
引き金となる出来事に対処するプラン	気分が悪くなったり、調子を崩すきっかけとなるような出来事や状況のリストをつくる。そして、もしそのような出来事や状況が起きたとき、調子が悪くなるのを防ぐためのプランをつくる。	・出来事や状況：仕事がきつい/地震/お金がない ・防ぐためのプラン：深呼吸する/寝る/好物を食べる/歌う
注意サインに対処するプラン	自分の内面に発生する注意サインをリストにする。そして、注意サインに対応するプランを書き出す。	・注意サイン：不安/イライラ/発熱 ・対応するプラン：家事は休む/援助者にアドバイスをもらう/好きな本を読む
調子が悪くなっているときのプラン	いろいろと努力していても深刻で危機的な状況にまで進む可能性を想定し、調子が悪くなっていることを示すサインをリストにする。そして、その状態をやわらげるためのプランをつくる。	・サイン：リストカット/頭痛/不眠/食事がとれない/暴力 ・やわらげるプラン：主治医に相談する/仕事を休む
クライシスプラン	クライシスに陥ったときに、家族や友人、援助者にどのように対応してほしいかのプランを元気なときに作成し、依頼しておく。	・クライシス：大きな借金を抱える/暴力を振るう ・どのように対応してほしいか：サポートを依頼したい人/治療の内容や休養する場所の希望
緊急状況を脱したときのプラン	毎日すべきことをリストにする。 重大な意思決定をしないことを書いておく。	・毎日すべきこと：1日3回食事をとる/7時間以上の睡眠をとる ・重要な意思決定をしないこと：仕事を辞めない/離婚しない

（東京WRAP：元気回復行動プランの具体例，https://tokyo.asdj.org，メアリー・エレン・コープランド，久野恵理訳：元気回復行動プラン：WRAP，道具箱，2011をもとに作成）

自分の専門家は自分という前提のもと、ファシリテーターとともに参加者が「リカバリーに大切な５つのこと」と「WRAP」の枠組みに沿って行動プランをまとめていく。

2000年代後半よりWRAPの効果検証が開始され、WRAPはリカバリーを促進する効果があるとの結果が報告されている。

[1] タイダルモデル

タイダルモデルとは、スコットランドの看護学理論家であるフィル・バーカー（Phil Barker）とポピー・ブキャナン・バーカー（Poppy Buchanan-Barker）夫妻が90年代に創始した精神看護理論である。タイダルとは「潮の満ち引き」という意味で、精神看護の臨床場面で出会う患者の調子が潮の満ち引きのように良いときと悪いときがあるように、変化する状況に対応するためのモデルである（**表4-4**）。

患者が自分の物語を取り戻すための「リクレイミング・ストーリー」の構築と、人生の回復（リカバリー）を意味する「リカバリング・ライブス」がタイダルモデルの核心である。

英国、カナダ、オーストラリア、ニュージーランドなどの英語圏で普及が進み、わが国ではNTT東日本関東病院における実践が報告されている。文化を超え、世界で100以上のプログラムが行われており、北海道浦河町にある「浦河べてるの家」の実践とは「人間関係の重要性」「小さな変化への気づき」「専門家（看護師）と患者の関係」「取り戻し」といった共通性があるとされる。

[2] 精神科訪問看護

精神科訪問看護は、精神科病院を退院後もしくは精神科の外来に通院中の精神障害者が地域での生活を安定的に継続することができるよう、主治医の指示のもと、計画書に基づき看護師や精神保健福祉士、作業療法士などの有資格者が定期的に当事者の自宅を直接訪問し、健康状態に関する相談やサポートといった日常生活の支援を行うものである。

下記のような疾患を有する当事者とその家族が精神科訪問看護の対象として想定される。

精神科訪問看護の対象が有する精神疾患の例

・統合失調症

・うつ病

・感情障害（双極性障害および関連障害群、抑うつ障害群）

・不安障害（全般性不安障害、社会不安障害等）

・パニック障害

表4-4　タイダルモデル10のコミットメント（かかわり法）

コミットメント（かかわり法）	必要能力
1．**声を尊重する** 当事者の精神障害やそれに関する生活上の苦労の経験の物語は、援助という出会いの出発点であり到達点である。当事者の物語には艱難辛苦の説明だけでなく、その解決への希望も含まれている。	第１能力：実践家は当事者の物語を傾聴する能力を発揮する。 第２能力：実践家は、そのためにケアの過程の一部として、当事者自身の言葉を用いて本人の物語を記録することを援助するためにかかわる。
2．**言葉を尊重する** 当事者が人生の物語を語る際には、一人ひとり違う表現方法を生み出し、本人のみが知りうることを表明する。	第３能力：実践家は、当事者がいつでも自分の言葉で語れるように表現することを援助する。 第４能力：実践家は、個人的な物語や逸話や直喩や隠喩などを用いることによって、特定の経験の理解を表現できるように当事者を援助する。
3．**当事者から学ぶ** 当事者は自分の人生の物語のエキスパートである。実践家は「何がなされるべきか」や「何が役立つか」を当事者本人から学ぶ。	第５能力：実践家は可能なかぎりどんなところでも、当事者が表現したニーズ、欲求、希望に基づいてケアプランを立案していく。 第６能力：実践家は、当事者が生活のどのような特定の問題に悩んでいるのか、解決のために何が当事者にとって必要かを、本人がはっきりできるよう援助する。
4．**いま使える道具を使う** 当事者の物語は、「今まで何が役立ってきたか」「これから何が役立つか」などの実例が詰まっている。これらは、回復の物語の鍵を開けたり構築したりするための主な道具である。	第７能力：実践家は、ある特定の生活の問題に関係して、何が効果的で何がその反対かの自覚を促す。 第８能力：実践家はある特定の生活の問題のさらなる対処を援助するために、特定の人々（看護師やソーシャルワーカーなど）が何をできるかを本人が明らかにすることに興味を示す。
5．**一歩先を創造する** 援助者と当事者とが、「いま」何がなされるべきかの 正しい認識を協働して作り上げる。その第一歩は、変化する力があることを明らかにし、最終目標を指し示すことである。	第９能力：実践家はある特定の生活の問題を解決したり、無くしたりする方向への一歩となる変化とは、どのような種類のものなのかを識別させるため援助する。 第10能力：実践家は当事者が近い未来に何が起ってほしいのかを識別できるような援助をし、求める目標に向けてのこの「ポジティブな一歩」を踏み出せるように手助けする。
6．**時間のおくりものを贈る** 専門家と当事者が一緒に過ごす時間は変化の過程の礎石である。	第11能力：実践家は、当事者がある特定のニーズをいえるような時間の使い方をする。 第12能力：実践家は、当事者が査定やケアをされる過程に費やした時間の価値を認識する。
7．**真の好奇心をもてるようになる** 当事者は人生の物語を書いているが、それは他者に読まれない。実践家は、そのような物語の語り手をよりよく理解するために、物語に心からの関心を表明する方法を開発する必要がある。	第13能力：実践家は特定のポイントを明らかにするよう求めたり、もっと実例や詳細を求めたりすることにより、当事者の物語に関心を示す。 第14能力：実践家は、当事者自身の速度により物語が展開するようにその人を援助しようとする意欲をみせる。
8．**いつも変化していることを知る** タイダルモデルの基本原則は、変化はいつでも必ず起っているということである。専門的援助者は、変化はどのように起っているのかということと、変化の恒常性の知識が当事者を危険や苦しみから救い出すためにどう使うかの意識を育てる課題がある。	第15能力：実践家は、思考や感情や行為が常に変化していることを当事者本人に自覚させる。 第16能力：実践家はどのように他者や出来事がそれらの変化に影響するかについて、当事者が気づくようになることを援助する。
9．**個人的な知恵を引き出す** 当事者は自分の人生の物語を書く上で、個人的な 知恵を蓄えていく。援助者の重要な課題は、内に秘められた知恵を当事者が表に出せるよう支援することである。	第17能力：実践家は当事者に自分の強みと弱みの自覚をさせ、その気づきの発展を促す。 第18能力：実践家は当事者が自分への信頼を高める手助けをすることにより、本人の自助能力を育てる。
10．**透明になる** 実践者と当事者との関係は、相互の信頼に基づいている。	第19能力：実践家はケアの全プロセスの目的を、常に当事者本人に自覚してもらうようにする。 第20能力：実践家は当事者本人が参考にできるように、常にすべての査定記録とケアプランの文書コピーを提供する。

（伊藤武彦・小平朋江：タイダルモデルと浦河べてるの家の思想的・実践的近似性，第29回日本看護科学学会学術集会講演集，513，2009，https://www.slideshare.net/TakehikoIto1/g116-2009-29-513）

・パーソナリティ障害（境界性パーソナリティ障害、自己愛性パーソナリティ障害等）
・発達障害（注意欠如・多動性障害、アスペルガー症候群等）
・摂食障害（拒食症、過食症）
・依存症全般（アルコール依存症、薬物依存症等）
・認知症

さまざまな理由から、拒薬や怠薬を繰り返したり、通院を自己判断により中断した結果、病状が悪化し、地域での生活に支障をきたすようになることも少なくない。精神科訪問看護による定期的なサポートを受けることは、そのような再発を防ぐことにもつながっている。精神科訪問看護では、一般に以下のようなサポートを提供している。

精神科訪問看護のサービス内容の例

・服薬支援や管理
・精神症状や身体症状の早期発見と継続的な観察
・利用者が通院する病院の主治医との連絡や相談
・生活リズムを整えるために必要な助言と援助
・対人コミュニケーション能力の維持・向上のための援助
・利用者の家族からの相談への対応
・就労支援

このように、病状の早期発見や継続的な観察といった基本的な項目ばかりでなく、利用者が自分では難しい生活習慣の改善や、コミュニケーション能力の維持・向上まで、総合的なサポートを行う。

また、精神疾患を有する当事者の家族も、さまざまな困難を抱えていることが多いため、精神科訪問看護の導入により家族が専門職に相談する機会ができたり、当事者と向き合う精神的な負担を軽減することができるとされている。

精神科訪問看護は、治療の継続や日常生活支援を通じて、精神疾患を有する当事者の地域生活を支える支援であり、〈精神障がいにも対応した地域包括ケアシステムの構築〉においても、不可欠なサービスと位置づけられている。

一方、国立精神・神経医療センターの630調査[9)]によれば、精神科訪問看護の利用者は年々増加しており、利用者の特徴や背景、課題は多様化している。具体的には、ひきこもりや未治療・治療中断者、社会での迷惑行為や他害行為のみられる者、精神疾患に加えて身体合併症をもつ者、周産期・子育て期にある者などを対象とする精神科訪問看護のニーズは高まっている。

前述した〈入院医療中心から地域生活中心へ〉といった流れのなかで、精神科病棟の平均在院日数は短縮し、精神病床数も削減が進むなか、こういった多様かつ支援ニーズの高い利用者を対象とする精神科訪問看護の安定的な供給には、精神科訪問看護に従事する専門職の能力の向上とマンパワーの拡充が求められる。

[3] 自助グループ（セルフヘルプグループ）

自助グループ（セルフヘルプグループ）とは、アルコールや薬物依存、病的賭博、摂食障害、ひきこもりなどの問題を抱えた人たちが、同じ問題を抱える当事者同士で定期的に集まり、助け合うために結びついた集団のことをいう。原則として、専門家は関与しない。

セルフヘルプグループへの参加は自発的なもので、メンバー同士は対等な関係であり、仲間（ピア）であること、感情を共有していること、共通のゴールをもっていることを特徴とする。1人で自分の問題と向き合い、その問題から抜け出すことは難しいが、同じ問題を抱える当事者同士で体験を共有し、分かちあい、自分の抱える問題や悩みと直面化することは、変化への一歩を踏み出すことにつながるとされている。

抱えている問題によって、さまざまな自助グループがある。例として、アルコール・薬物依存症の自助グループ、摂食障害自助グループ、ひきこもり自助グループ、アダルト・チルドレン自助グループなどがある。

また、依存症者を家族にもつ人たちが、お互いに悩みを分かちあい、共有し、連携することでお互いに支えあうために定期的に集まる家族会・家族の自助グループもある。このような家族同士の支え合いは、依存症者本人の回復だけではなく、家族全体もよい方向に変化するとの効果が報告されている。

家族会・家族の自助グループによって頻度は異なるが、定期的（週1回、月1回、年数回など）に会を催しているところが多い。活動内容は家族会・家族の自助グループによって異なるが、たとえば、家族同士の交流を目的とするもの、家族としての困りごとを語り合うもの、普及啓発活動の一環としてフォーラムやシンポジウムを企画するものなどがある。また、行政などへの要望・働きかけなど、社会的な活動も行っている。

参加してみたい自助グループの所在地、連絡先、入会方法、活動内容などを知りたい場合は、市区町村、保健所、精神保健福祉センターが情報を提供している。

回復施設

・DARC（薬物依存症者のための回復施設）
・MAC（アルコール依存症者のための回復施設）
・公益社団法人全日本断酒連盟（アルコール依存症者のための会）

12ステップとよばれるプログラムを活用したセルフヘルプグループ

・AA（Alcoholics Anonymous アルコール依存症者のためのセルフヘルプグループ）

・NA（Narcotics Anonymous薬物依存症者のためのセルフヘルプグループ）

・NABA（ナバ、nippon anorexia bulimia association摂食障害者のためのセルフヘルプグループ）

・GA（Gamblers Anonymousギャンブル依存症者のためのセルフヘルプグループ）

家族会・家族の自助グループ

・Al-Anon（アラノン、アルコール依存症者の家族のためのセルフヘルプグループ）

・ナラノン（薬物依存症者の家族や友人のためのセルフヘルプグループ）

・ギャマノン（ギャンブル依存症者の家族のためのセルフヘルプグループ）

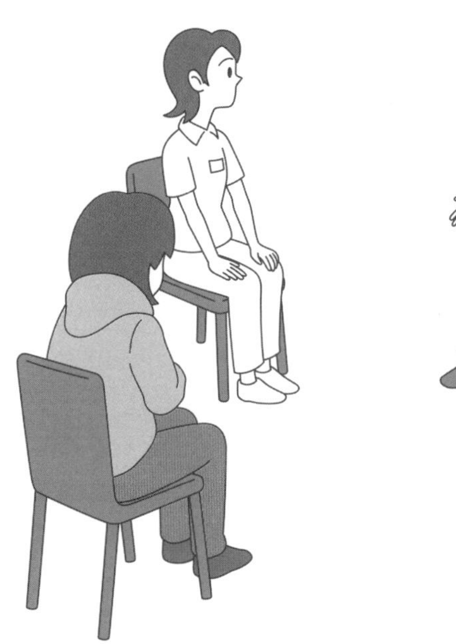

引用文献

1）Anthony, W.A.：Recovery from Mental Illness: The Guiding Vision of the Mental Health Service System in the 1990s Psychosocial Rehabilitation Journal, 16(4)：11-23.1993.

2）山口創生，松長麻美，堀尾奈都記：重度精神疾患におけるパーソナル・リカバリーに関連する長期アウトカムとは何か？，精神保健研究，62：15～20，2016

3）日本IPSアソシエーション：IPS援助付き雇用の理念とエビデンスについて，表1-IPS援助付き雇用のプリンシパル，https://jipsa.jp/ips/about-ips-3

4）大島巌，梅原芳江，久米和代他：公設地域活動支援センターにおける IPS 援助付き雇用（個別職業紹介とサポートプログラム）導入とその評価（2），2000

5）Wellness Recovery Action Plan（WRAP）：Discover the Key Concepts of WRAP, https:/www.wellnessrecoveryactionplan.com/what-is-wrap/

6）増川ねてる，藤田茂治編著：WRAP®を始める！－精神科看護師とのWRAP®入門－リカバリーのキーコンセプトと元気に役立つ道具箱編，精神看護出版，2016

7）東京WRAP：元気回復行動プランの具体例，https://tokyo.asdj.org

8）メアリー・エレン・コープランド，久野恵理訳：元気回復行動プラン：WRAP，道具箱，2011

9）国立精神・神経医療研究センター：630調査.，https://www.ncnp.go.jp/nimh/seisaku/data/

10）伊藤武彦・小平朋江：タイダルモデルと浦河べてるの家の思想的・実践的近似性，第29回日本看護科学学会学術集会講演集，513，2009，https://www.slideshare.net/TakehikoIto1/g116-2009-29-513

危機理論

① はじめに

臨床では、さまざまな危機的状況にある患者・家族に出会う。また、精神的な疾患を抱え治療し安定したのちにも生活するなかで、多様な危機的状況に陥ることもある。病気の罹患、身体機能の喪失、役割機能の変化や喪失、生命の危機・死の悲嘆、災害、発達過程に伴う危機などがある。ここでは、このような危機的状況にある人々を支援するための危機理論と代表的な危機介入について紹介する。

危機理論の歴史と背景

危機理論の歴史的背景は、次の4つの分野から発展してきたといわれている[1、2、3]。

第1：第一次世界大戦時の兵士の戦争神経症への介入が始まりとされ、戦時下の危機的状況への軍事精神医学で介入である。

第2：リンデマン（Erich Lindemann）らがかかわった1942年のボストンのココナッツ・グローブ（ナイトクラブ）で起きた大火災の大惨事における遺族の急性悲嘆過程の研究報告があり、危機の最初の理論化といわれている。

第3：カプラン（Gerald Caplan）の地域精神衛生活動における予防精神医学から発展した危機の概念、危機介入の理論の展開である。

第4：1950年代に始まった自殺予防運動としての電話相談、フリー・クリニックがあげられる。わが国での自殺予防運動は1971年に「いのちの電話」が東京で開設され、全国に広がっている。

② 危機の定義・概論

危機の定義、概論として、先に述べたカプランの理論を中心に、また、看護で重要である急性悲嘆についてリンデマンの論文を中心に概説する。

[1] カプランの危機の概念

精神科医であるカプランは、地域衛生精神の活動としてのエルサレムで新生児の母親を対象に介入した実践から、危機理論を形作り発展させていった。母親の一部に母子関係の障害を引き起こすことがあり、この不健康な発達を予防することは、保健師、小児科医、産科医、看護師らによって容易にその芽を摘むことができる。「予防的介入と一部の精神科の治療が必要な人を、精神分野の専門家に繋げることが重要」と述べている[4)]。

そして、カプランは予防精神医学として、1次、2次、3次予防のモデルを提唱している。1次予防は、「問題の発生を予防・減少させる」、2次予防は、精神科的問題が発生した場合に、「早期に発見して早期に対処し、罹患期間を短縮する」、そして3次予防として「再発防止・社会復帰」の3段階のモデルである。この1次予防では、日々のストレスの蓄積により徐々に精神衛生上に問題を生じることと、危機的状況による突然の事態に対する2つがあるとして、後者の「危機的状況」に対する危機への介入を発展させた。カプランは、「危機状況に直面している個人の問題解決を援助することで、精神衛生のための増進した力をもってその危機の時期から抜け出せるようにすること」と述べている[4)]。危機の早い時期から、予防的観点からも介入することは重要であり、この予防精神医学のモデルは、メンタルヘルス支援や生活習慣病、介護予防の考え方などにも用いられている。

さらに、カプランは危機を次のように定義している。「危機は、人が大切な人生の目標に向かうとき障害に直面したが、それが習慣的な問題解決の方法を用いても克服できない時に発生する。混乱の時期、つまり動転する時期が続いておこる。その間はさまざまな解決をしようと試みがなされるが失敗する。結果的にある種の順応が成し遂げられ、それはその人と彼の仲間にとって、もっとためになるかもしれないしそうでもないかもしれない」[4)]。

ここで言う「ある種の順応」「ためになるかもしれない、そうでないかもしれない」というのは、危機的状況に、新たな対処方法の試み、支援などを受けながら、その状況にその人なりの適応をし、新たな対処方法の獲得、人間の成長につながることもあれば、不適応、精神衛生的問題を引き起こすこともあるということである。たとえば、身体機能の喪失に対する危機状態に苦悩しながらも、少しずつ新たな自分を受けとめ、新たな社会機能や人生の目的を見出せることもあれば、精神的問題が解決されないままのこともある。

危機の発生に影響する要因は、「問題の困難さや重要性と、すぐにそれを処理することに利用できる資源との間の不均衡である」[5)]。これは、病気の罹患や喪失などの問題が、その人にとって重要な意味をもっており（たとえば、ピアニストが指を損傷するなど）、問題を処理するための対処機制や、助けてくれる家族や医療者などの利用できる支援（資源）で対応できず、問題に対して資源が不足しており、個人にとって対処が困難である場合である。この不均衡の結果、人は混乱し、不安や恐怖、罪悪感などの不快な感情が引き起こされ、解決できない問題に対して無力感を感じる。その結果、心身の緊張が高まる。この緊張はその強度と持続の程度により、人の機能に影響を与える。

カプランは、危機は良かれ悪しかれ結末を迎えるが、多くは4～6週間要すると述べ、危機の4つの特徴的段階[3)、5)]を示している。

- **第1段階**：これまで用いてきた問題解決の反応を呼び起こす。
- **第2段階**：問題解決の方略が成功することがあまりなかったり、刺激が持続すると緊張の高まりや混乱・無力の状態となる。
- **第3段階**：それ以上の緊張の高まりは、それが内外の資源を動員する強力な内部からの刺激として働き、解決のための新しい方略が用いられるが結局成功せず、あきらめと放棄に至る。
- **第4段階**：もし問題が持続し、欲求の充足やあきらめ、あるいは知覚の歪曲をもってしても解決出来ない場合、緊張はさらに境界を越えて高まり、その負担は増大して破滅点にまで達する。その際、その個人の重大な解体が起こり、激しい結果が生じる。

カプランの危機理論は、セリエのストレス理論、キャノンの逃避闘争理論など生態学的反応、精神分析理論、そこから発展した自我心理学などが主な基盤となっている。危機に陥った人々は脅威から自我が脅かされた状態にあり、無意識に自我を守るために、さまざまな防衛機制を用いて、自身を守っている。この心理状態の防衛的退行、否認、怒りなどの理解は、精神分析、自我心理学の理論などが背景となって考えられており、その後の危機理論、危機モデルの背景ともなっている。これらの理論については、第1章「1．フロイトとエリクソンの理論(p. 8参照)」、第3章「2．ストレス理論・ストレス脆弱性モデルを用いた看護(p.130参照)」などを読んでいただけると理解が深まると考える。

また、カプランはハーバード大学の家庭相談所で、危機状態にある人の適応反応か不適応反応を示す範囲を明らかにすることを目的とした研究も進めていた。精神科医療が必要となる人々はそう多くはなく、危機に陥っている人々へ家族も含め多職種がかかわり、危機状態を回避することができていた。

現在の臨床でも、がんの告知や、下肢麻痺や失明などの身体機能の喪失、生命の危機・死の悲嘆、災害など多くの危機的状態にある患者・家族に、精神科医療が必要となる人はそう多くはなく、看護師や主治医などはが日々、患者・家族の苦悩に寄り添い、ケア・治療を行っていることが危機の回避に大きく寄与していると考える。看護師が危機的状態にある患者・家族にかかわるときに、危機の概念、心理状態、介入方法を知ることは、根拠を基にした危機介入の実践となる。多くの人が危機を脱するが、一部の人は精神的に病的状態に陥る人もいる。各個人の成育歴・生活歴、性格、対人関係、支援体制、危機の状況、機能する防衛機制など、さまざまな要因が影響している。そのため、精神科医療につなぐ必要がある精神・心理状態をアセスメントし、精神科医療が必要な人々をつなげていくことも看護の重要な役割である。

［2］リンデマンの急性悲嘆反応と介入

リンデマンは、1942年のボストンのココナッツ・グローブ（ナイトクラブ）の大火災で、492人の死者が出た大惨事に対して、リンデマンらがかかわった一連の研究報告「Symptomatology and management of acute grief」[6]が、危機の最初の理論化といわれている。

リンデマンは、亡くなった人の家族など大切な人との離別を経験した人が、死に対し順応していく過程を明らかにしている。その悲嘆の過程は通常4～6週間で終わり、心理的、精神身体的平衡を回復するとしている。しかし、わずかにこの過程を示さなかったり、ゆがんだ認知や思考などで示す人々がおり、後々に精神的問題を引き起こしていたという。

共通した正常な悲嘆の症状として、①身体的苦痛が波のように生じ、20分から1時間続く。その苦痛は、喉の締めつけ感、息苦しさ、息切れ、ため息、腹部の空虚感（食欲がない、お腹が空く、お腹が空になった感じなど）、脱力や緊張などの身体的な苦痛がある。そして、②死者へのとらわれ、③罪悪感、④敵対反応、⑤普段の行動様式の喪失、これら5つを悲嘆の特徴と述べている[6]。このような苦痛、不快感は、故人のことを話したりすることにより引き起こされるように感じ、この苦痛を避けようとする傾向があったと報告している。

しかし、リンデマンは、正常な悲嘆過程をたどるためには、悲嘆作業（grief work：グリーフワーク）が重要であり、リンデマンらの介入によって少しずつグリーフワークが進められた。自我を守るために、否認、抑圧、怒りの置き換えなどの防衛機制が働くため、グリーフワークは苦悩を伴う。一時的でなく、悲嘆を抑圧・否認し続けた場合など、グリーフワークが行えないまま日々が過ぎ、病的悲嘆反応、精神的問題を引き起こすことがある。

事例　急性悲嘆の理論に基づく家族のケア

30代からうつ病で精神科外来通院中の50代女性Aさん。夫と20代の息子と3人暮らし。頓用の睡眠導入剤と抗不安薬を処方されていたが、最近ではほとんど内服することなく精神症状は落ち着いていた。夫が5年前から大腸がんで手術、通院で抗がん剤治療をしていたが、肝臓への転移を数か月前に認めた。夫は、転移があることは妻には伝えずに治療は順調と話し、外来へも１人で通院していた。その後、原発巣の悪化、多発転移で病状が悪化し入院したときには、かなり無理をしていた状態で予後は長くはないこと、抗がん剤の効果もなく緩和治療の説明がなされた。妻は、医師からの説明に動揺し、泣きじゃくりながら夫に会いたいが会うのが怖いと話す。息子だけ面会したが、両親を会わせたほうがよいのか、会わせないほうがいいのか迷っていた。医療者も、妻が面会することで精神的に混乱し、うつ病を悪化させることを危惧して、会わせないほうがよいと考える人、会わせることでの不安とともに、後々には会わなかったことを後悔するのでないかと、会わせたほうがよいと考える人、どちらがよいのか判断に迷う人など医師も看護師も判断しかね、精神看護専門看護師へ相談依頼となった。妻の精神状態・心理社会的背景のアセスメントと、リンデマンの理論など、悲嘆のプロセス、グリーフワークの重要性の視点も含めてカンファレンスで検討した。

●精神状態をアセスメントすること、支援体制を整えることの重要性

この事例では、主治医、病棟看護師、がん専門看護師、精神看護専門看護師で検討した。妻Ａさんは不安、悲嘆は強いが、パニックまでではないこと、精神科に通院中であること、サポートする家族がいることを確認した。このまま夫の面会を回避し続け、亡くなる場に立ち合わせないことでの正常な悲嘆過程をたどれなくなる可能性があることなど話し合った。

また、サポートしている息子のグリーフケアの重要性も話し合った。息子から両親の関係性や支援体制など聞き、信頼関係のあるかかりつけ医の精神科医へも意見を聞いてみることを提案した。

息子は、両親はとても仲がよく、うつ病になった母を父が支えてきたこと、会わないことは２人にとって後々、母も自分も後悔するのではと思いながらも、会うことでうつ病が再発しないか、１人で支える自信がなく、とても迷っていたと話してくれた。そして、息子から通院先の精神科に連絡して、精神科医、精神科外来看護師と面会し、精神的不調が強くなるようであれば当日でも受診対応すること、父との面会で精神的不調が強くなるようであればその当日でも受診対応するので、面会してもらってよいと言ってもらったことと、外来看護師もともに支援するとの言葉をもらえたので、母ときちんと話し合ってみたいと語った。ただ、１人で母親に伝えるのは不安との訴えがあったので、看護師が一緒に話しをすることを提案した。息子から、両親双方の医療者と相談でき、支援を受けられる心強さを感じたので、ここで話し合ったことを伝えながら、母の気持ちを聞いて考えたい希望があった。

妻は、複雑な気持ちを話しながら、夫には「怖いが会いたい、話したい、一緒にいてくれたら会いに行けそう」とのことで、息子、看護師と一緒に夫と面会した。夫の様子に最初は驚き涙するが、夫の手を握り、お互いにこれまでの感謝など話すことができ、会ってよかったと涙ながら話す。また、長い時間はつらいが毎日面会したいとの希望があり、精神科外来で精神療法、看護面談、抗不安薬、睡眠薬の追加処方を受けながら、夫が亡くなるまでほぼ毎日面会に来られ、最後を看取ることができた。妻、息子ともに、泣きながら支えてくれた医療者へ感謝の言葉が述べられた。

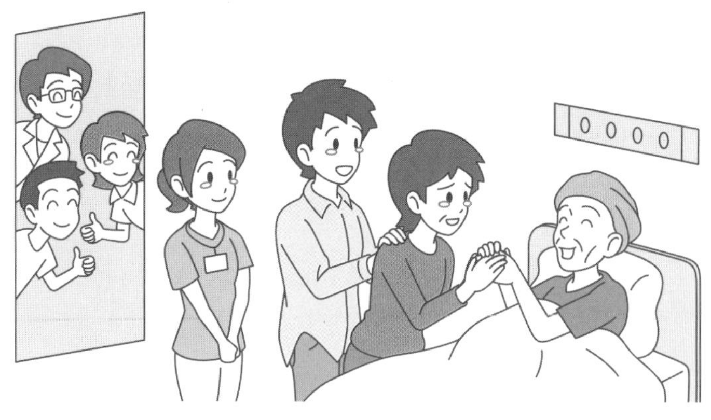

患者が混乱・パニックが強く自傷他害などリスクがある場合には、時期を考えることも含めて精神状態をアセスメントすること、支援体制を整えることも重要である。リンデマンの急性悲嘆の理論をもとにアセスメントし、この事例の場合は、不安は中程度であり、家族、精神科の通院先、夫の入院病棟の医療チームなどの支援体制があることを確認でき、妻、息子双方のグリーフワークを支援することは、正常な悲嘆過程を歩めるよう支え、後々の精神衛生の問題を回避することにつながった。

3 看護における危機理論・危機介入

危機理論・危機介入は、前述したように大惨事、地域精神衛生、自殺などや、災害、事件、医療に関連する危機場面、病院、地域、学校、災害場所などさまざまな場所で遭遇し、精神科医、心理師、看護師、精神保健福祉士など多職種が実践している。ここでは、看護で用いられている危機モデル、危機介入について概説する。

[1] 危機モデル

危機モデルは、危機に陥いった人のプロセスに焦点が当てられ、危機を乗り越え、受け入れていくプロセスを現している。フィンクやションツは危機のたどるプロセスを危機モデルとして、エンゲル、ラマーズ、デーケンは、危機のプロセスを悲嘆のプロセス、コーンは障害受容のプロセス、そしてキューブラ・ロスは死の受容過程として、各プロセスを示している（**表4 - 5**）[7)]。

[2] 危機の問題解決モデル

危機の問題解決モデルは、危機に至るプロセスに焦点が当てられ、危機に陥いる可能性のある出来事に対し、危機を引き起こす要因をあげ、それらの要因の解決の有無によって、危機に陥るか、回避されるかをプロセスで現したもので、アギュララ（Donna

表4－5　主な危機モデル

フィンク (Fink)	**衝撃**	**防衛的退行**		**承認**	**適応**
	強烈な不安、パニック、無力状態	無関心、現実逃避、否認、よく暑、願望思考		無感動、怒り、抑うつ、苦悶、深い悲しみ、強い不安、再度混乱	不安減少、新しい価値観、自己イメージの確立
ションツ (Shontz)	**最初の衝撃**	**現実認識**	**防衛的退却**	**承認**	**適応**
	ショック、離人傾向	虚脱、強い不安、パニック、無力感	否認、逃避、願望、思考、激怒、混乱	抑うつ、自己失墜	希望、安定感、満足感
コーン (Cohn)	**ショック**	**回復への期待**	**悲嘆**	**防衛**	**適応**
	ショック	否認、逃避、変化に一喜一憂	無力感、深い悲しみ、抑うつ	逃避、退行、回復・適応への努力	自信、安息、新たな価値大系
エンゲル (Engel)	**ショックと否認**		**意識化**		**復元**
	麻痺状態	否認、抑うつ	悲しみ、不安、怒り、引きこもり、表面的受容		理想化、適応、現実的受容
ラマーズ (Lamers)	**抗議**		**絶望**	**離脱**	**回復**
	ショック、否認、怒り、混乱		苦悶、悲嘆、苦悩、抑うつ	無関心、無欲、あきらめ	
デーケン (Deeken)	**抗議**		**絶望**	**離脱**	**回復**
	1．精神的打撃と麻痺状態	2．否認 3．パニック 4．怒りと不当感 5．敵意とルサンチマン（うらみ） 6．罪悪感 7．空想（形成、幻想）	8．孤独感と抑うつ 9．精神的混乱とアパシー（無関心） 10．あきらめ		11．新しい希望 12．立ち直り-新しいアイデンティティの誕生
キューブラ・ロス (Kübler Ross)	**ショック**	**回復への期待**	**悲嘆**	**防衛**	**適応**
	（ショック）	否認	怒り、うらみ	受容	
			とりひき	抑うつ、自己失墜	

（小島操子：看護における危機理論・危機介入，第4版，金芳堂，2018より改変）

C. Aguilrea）やムースのモデルがある。これらの「危機モデル」「危機の問題解決モデル」のなかから、アギュララのモデルを取り上げる。

［3］アギュララの危機介入モデル

①危機と危機介入について

アギュララは、1970年に「Crisis Intervention」の初版を出版し、これまでに第9版まで改訂しており、和訳は第7版まで出版されている。

アギュララは、心理的危機を「人が問題を解決できない状態」と定義している[8)]。人は、情緒的な均衡を保ちながら生活しているが、均衡を失うような変化、あるいは喪失が起こると、以前の均衡を取り戻し、維持しようと必死で努力をする。危機におかれた人は転換点におかれ、これまでの対処機制では容易に解決できない問題に直面し、緊張と不安が増大する。

アギュララは、先のカプランの危機の概念をはじめとした、さまざまな理論をもとにして、危機介入への問題解決のアプローチを示している。そして、危機介入は、「危

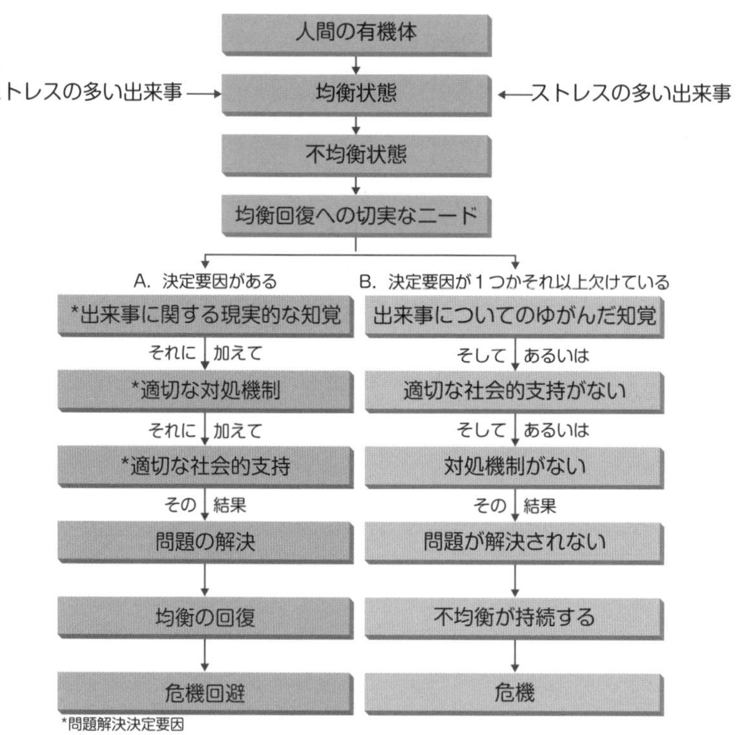

図４-１　ストレスの多い出来事における問題解決決定要因の影響

〔Aguilera, D.C.（小松源助・荒川義子訳）：危機介入の理論と実際―医療・看護・福祉 のために，p.25，川島書房，1997より改変〕

機にある人が再び元の状態に回復するために必要な援助を提供する」と述べている[8]。精神療法には、介入の焦点や目標、セラピストの役割、方法などあるが、たとえば、精神分析療法の治療目標は、パーソナリティの再構成であり、治療の焦点は発生論的過去、無意識の開放であるが、一方、危機介入は、「当面している危機の解決」を介入の目標としている。

②危機介入への問題解決アプローチ

先にカプランの危機の特徴的段階を示したが、ストレスの多い出来事が生じると、人は均衡状態が崩れ不均衡状態となり、この均衡を取り戻そうとする切実なニードが生じてくる。アギュララは、この均衡を回復させる働きをする一定の確認された危機回避決定要因として、「出来事についての知覚」「社会的支持」「対処機制」の３つをあげている（**図４-１**）。図のA欄は、決定要因が働いて、危機は回避される。図のB欄は、これらの決定要因が１つ、あるいはそれ以上欠けていることが問題解決を妨げ、ひいては不均衡を増大させ、危機を促進させる。

●出来事についての知覚

ストレスの強い出来事に対する個々の主観的な意味合いは異なる。その出来事が人生の重要な目標や価値を脅かす出来事かどうか、そして、その出来事を現実的に正しく知覚しているか、ゆがんで知覚しているかにより、危機状態を回避することができるかどうかに影響する。

出来事を現実的に知覚されているならば、その出来事とストレスについての感情との関係を認識し、問題解決は適切に緊張緩和に向けてなされ、ストレスの強い状況を回避につなげることができる。しかし、出来事の１次、２次評価の評価過程の結果、その人にとって、その出来事が重荷であったり、解決困難と評価されたり、その人のもつ対処機制では対応できないと判断されたときには、人はその現実を抑圧したり、歪曲するなどの防衛機制を働かせる傾向がある。出来事の知覚がゆがめられている場合には、その出来事とストレスについての感情との関係は認識されず、問題解決の試みは効果的でなく、緊張は緩和されないままである。ここで言う出来事の知覚、評価については主にラザルス（Richard S. Lazarus）らのストレス・コーピング理論が基礎となっている。ラザルスは、人が出来事に対する認知的評価を、１次評価と２次評価の２つの評価を用いていると述べている。１次評価は、その人にとって、①「無関係」、②「無害―肯定的」、③「ストレスフル」であるかどうかを評価する。そして、２次評価で、その脅威に対して、どのような対処方法が可能か、その対処方法で思ったとおりに対処できるかを評価する。

●社会的支持

人とは、本来、社会的な存在であり、他者との関係性はとても重要なことである。人は支持的な関係を喪失、または喪失するかもしれない恐れや、関係が不足していると感じると傷つき、ストレスの多い状況に直面すると不均衡状態、危機に陥りやすい。社会的なサポートは、危機的状況において、支えてくれる人、問題解決を手助けしてくれる人たちがいることは、危機を回避する重要な要因となっている。

●対処機制

人はさまざまな経験をとおして不安に対処し、緊張を和らげる多くの方法を学んでいる。ここで言う「対処」とは、脅威を認知したときに生じるストレスや緊張を減少させるために用いる戦略であり、個人の均衡状態を保持するために必要な機能である（ストレス・コーピング）。この考えの主な基盤となっているラザルスらのストレス理論を合わせて読んで、理解を深めていただきたい（第３章「２．ストレス理論・ストレス脆弱性モデルを用いた看護」p.130を参照）。

事例　急性悲嘆の理論に基づく家族のケア

不安障害で精神科通院中の60代女性Bさん。糖尿病もありインスリン投与中。賃貸アパートに住んでいるが、料理中に油に火が燃え移り自宅と隣室も巻き込む火事となった。隣室

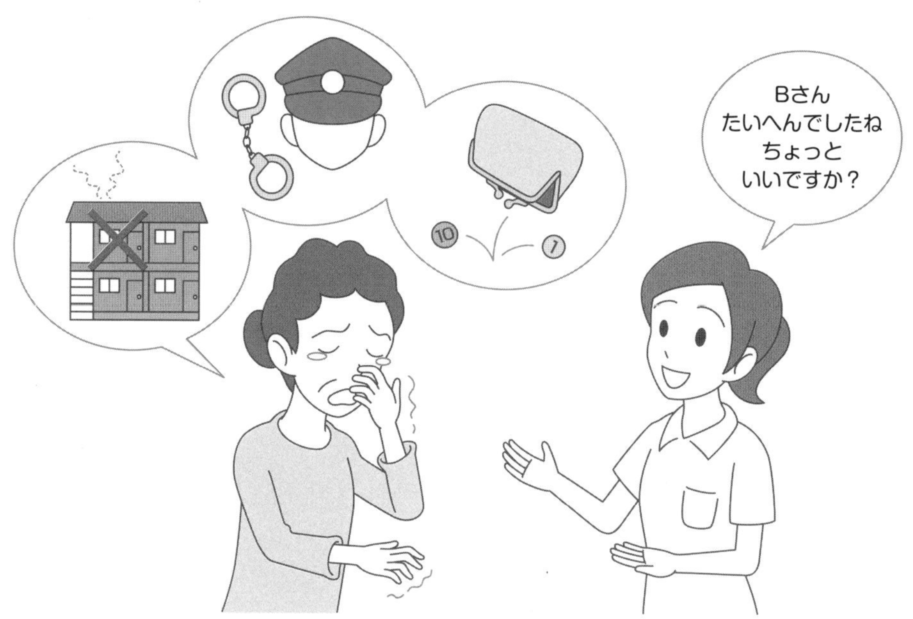

の被害は僅かで、自身も隣人にもけがはなかった。自室は住める状態ではなく、インスリンも使える状態でなく内科を受診した。その際に、「自分の不注意で火事を起こした。警察に捕まるのか？　隣にも迷惑をかけた。賠償金なんて払えない。火事で帰るところもない。もう、死んでしまいたい」と自暴自棄な様子であった。内科医から通院先の精神科に相談に行くようにいわれるが、「精神科に行っても燃えた部屋が戻るわけでもない。行く意味がない」という。このまま帰宅させたら自殺するのではと心配し、看護師からも精神科の受診を勧めるよう指示があり、看護師から精神科を再度勧めるも同様の返答であった。看護師は危機的状況にあるBさんをアギュララのモデルを用いてアセスメントをし、介入の方法を考えることとした。

●アギュララの危機介入モデルの活用

Bさんは、火事の出来事による不均衡状態となり、安心・安全への切実なニードがある。住む場所がない、警察に捕まるのではないか、経済的な危機を知覚しているが、相談しても仕方ないと、そのまま帰宅しようとしている。

看護師はBさんに「大変でしたね。とても混乱されているようにみえます。少し状況を一緒に整理してみませんか？」と声をかけた。Bさんは、「消防士やアパートの管理人に、とにかくインスリンがなくて倒れても困るから、受診するようにいわれて病院に来た。インスリンをもらったからといって、この後、１人でどうしたらいいのか……」と、口早に話し始めた。

看護師は、Bさんがとても混乱していると感じ、現実よりもゆがんで事態を悪く評価しているように感じた。ゆっくりとした口調で、故意ではない失火が罪になるのか、頼れる人はいるのか、その他、不動産の人にいわれたことなど確認した。

Bさんは、「今のアパートは長くに住んでおり、アパートの管理人とも懇意で、今回も身体のことをすごく心配してくれた。妹が同じ県内に住んでいて、最近連絡をとっていないが、仲が悪いわけではない。忙しそうで遠慮していた。連絡したら相談に乗ってくれるかもしれない」と話す。それぞれに連絡してみることを提案すると、「そうですね」と連絡を取り始めた。

管理人からは、火災保険があることや故意の失火ではないことからBさんが危惧していることは、心配ないことを伝えられた。妹からも落ち着くまで妹の家に来てよいこと、車で迎えに行くとも言ってくれたと、とても安堵の表情をして看護師に報告した。「パニックになって、いつもの癖で悪いことばかり頭に浮かんでしまった。さっきは、死んじゃいたいとか言って心配かけてすみません」と、妹と一緒に帰宅される。

Bさんは、現実よりも悪い状況に知覚をゆがめ、自身からも社会的支援を認識できず、また医療者からの支援も拒絶、かといって対処方法を持ち合わせていなかった。看護師が3つの危機回避決定要因にアプローチすることで、Bさんにはみえていなかった現実を認知し、社会的支援を受け、相談しながら状況に対処をすることができ、不安・緊張が減少し、危機を回避することができた。

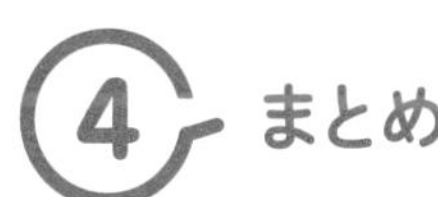

まとめ

精神的問題が安定して生活しているなかでも、さまざまな危機状態に陥ることがある。危機理論、介入の一部を紹介した。**表4-5**のように、危機の理論は、フィンクは脊髄損傷の患者の危機のプロセス、キューブラ・ロスは死の受容過程など複数ある。危機の状況に応じて他の理論も学び、活用していただきたい。また危機には、状況的危機と成長発達に伴う危機があるが、成長発達に伴う危機は、主にエリクソンの発達論に基づいており、そちらを参照いただきたい。

その他、災害時などの危機に対する支援方法として、サイコロジカル・ファーストエイド(psychological first aid；PFA)がある。PFAは、危機的な出来事に見舞われて、苦しんでいる人の心理的回復を支えるための、人道的、支持的、かつ実際の役に立つさまざまな支援をまとめたものである。そして、災害弱者や支援者自身のケアもできるように工夫されており[10)]、災害支援の際には活用いただきたい。

引用・参考文献

1）藤野久美子、荒川義子：看護における危機理論，看護，40（1）～40（9），1988
2）荒川義子：危機介入，公衆衛生，44（2）：141，1980
3）稲村博：危機介入（Crisis Intervention）：精神医学，19：1008～1019，1977
4）Caplan, G.（加藤正明監訳・山本和郎訳）：地域精神衛生の理論と実際，医学書院，1977
5）Caplan, G.（新福尚武監訳）：予防精神医学，朝倉書店，1970
6）Lindemann, E.: Symptomatology and management of acute grief. American Journal of Psychiatry, 101：141-148, 1944
7）小島操子：看護における危機理論・危機介入，第4版，金芳堂，2018
8）Aguilera, D.C.（小松源助・荒川義子訳）：危機介入の理論と実際―医療・看護・福祉 のために，川島書房，1997
9）リチャード・S・ラザルス，スーザン・フォルクマン（本明寛他監訳）：ストレスの心理学，実務教育出版，1994
10）ストレス災害時こころ情報支援センター：WHO版PFAマニュアル、https://www.ncnp.go.jp/saigai-kokoro/pfa.html.より12月10日検索

3 家族システム理論

1 家族とは

「家族」という言葉を広辞苑で調べると、「夫婦の配偶関係や親子・兄弟などの血縁関係によって結ばれた親族関係を基礎にして成立する小集団」[1]と記されている。家族とは、血縁・婚姻関係にある者で構成される小集団と定義されることが多いが、近年は家族のあり方が多様になり、血縁関係や法的結び付きがなくても情緒的な結び付きがあり本人が自分の家族であると自覚する人であれば家族と認識されるようになった。社会での家族のとらえ方は多様なものとなっており、臨床で出会う家族においてもそのかたちや精神障害者自身のとらえ方は多様なものとなる。

一方、精神科の臨床では、精神障害者の地域生活や病状の安定・回復を支えるために家族に協力を求める傾向があり、家族は精神障害者の身近な資源として位置づけられている。臨床で精神障害者の「家族」をとらえるにあたり、看護職者は主介護者である家族員を精神障害者のキーパーソンとして認識し、その家族員をとおして精神障害者や家族への援助を行う。この場合、看護職者と家族とのやり取りの多くはキーパーソンである家族員との間で行われ、他の家族員は精神障害者やキーパーソンである家族員の背景として認識されるにとどまることも多い（**図4－2**）。

しかし、精神障害者のキーパーソンとして家族員が期待される役割は大きく、その家族員１人に負担をかけることにつながりやすい。また、他の家族員も家族員の精神

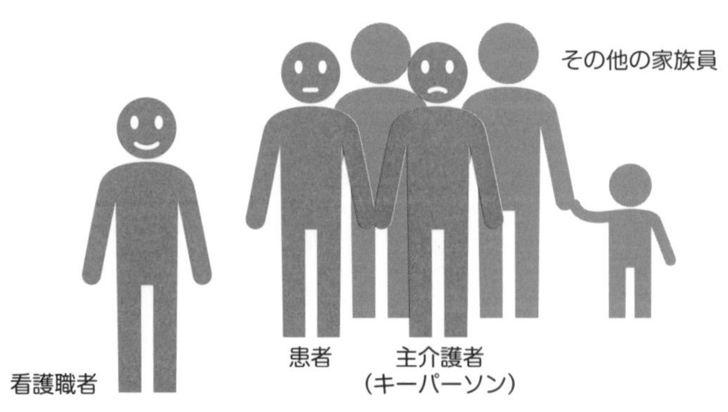

図4－2　精神障害者の家族のとらえられ方

疾患発症や治療過程に不安や動揺を覚えたり、新たな役割の遂行による負担が生じていたりするかもしれない。家族員個々の生活が、家族としての生活と相互に影響し合いながら営まれていることを考慮するならば、家族員が精神疾患を患っている状態に加え、他の家族員がその介護のために過重な負担を負う状態は、家族全体のバランスを崩しやすい。精神障害者の地域生活や病状の安定・回復を家族が支えるには、家族全体が安定していることも重要な要素であり、特定の家族員だけでなく家族全体をとらえ、必要に応じた援助を行うことが求められる。

保護者としての家族

わが国の精神医療における家族の位置づけとして、精神障害者の家族は保護者としての役割を長く担ってきた歴史がある。

そもそも戦前のわが国では、精神障害者は家族の責任のもとで厳重に監護され、多くの精神障害者には自宅の一画につくられた座敷牢で私宅監置がなされていた。1883年に起こった相馬事件によって、精神障害者に対する監護の手続への問題意識が高まり、1900年の「精神障害者監護法」によって家族に対する精神障害者の監護義務が法的に規定された。

この法律は、「精神病者の監護義務者を親族のなかから選任し、精神病者を私宅あるいは精神病院や病室に監護することを地元の警察署に届け出て許可を得る手続を定めたもの」[2)]であり、しかるべき手続を行うことで私宅監置は合法化され、家族は精神障害者の処遇などに責任を負う者となった。1919年に「精神病院法」が制定されたが、私宅監置を禁止する取り決めは1950年の「精神衛生法」の制定を待つことになる。

精神衛生法で私宅監置が禁止され、精神障害者の精神科病院への隔離収容が進んだ一方で、実質的な強制入院となる同意入院制度が創設され、家族は保護義務者（1993年の精神保健法の改訂によって「保護者」に名称を変更）として位置づけられることになった。この保護者制度により、たとえ精神障害者が自身の病状によって入院治療の必要性が理解できず、入院治療への同意が得られなかった場合でも、保護者の同意があれば入院治療を受けさせることが可能となった。

その後、保護者制度は、1987年に制定された「精神保健法」、1999年に制定された「精神保健及び精神障害者の福祉に関する法律（精神保健福祉法）」まで維持され、保護者には治療を受けさせる義務や医師に協力する義務、財産上の利益を保護する義務など、複数の義務が規定されていた。しかし、実際に保護者となっている者が、高齢で経済力も低い場合がほとんどであり、精神障害者を保護する余裕のない人が「保護者」としてさらなる負担を抱えることになる[3)]といった問題が長年家族や弁護士から指摘されており、2013年の「精神保健福祉法」の改正で保護者制度は廃止された。

3 家族研究による家族のとらえ方

精神障害者の家族に着目した家族研究は古くから行われていたが、フロム・ライヒマン（Frieda Fromm-Reichmann）が患者の母親のパーソナリティ（病理）に着目して提唱した「分裂病者を生み出す母親」に代表されるように、当初家族は精神疾患発症の環境的要因（病因）として考えられた。

1950年代になると、ベイトソン（Gregory Bateson）らによる「二重拘束（ダブルバインド）理論」やウィン（Lyman C. Wynne）らによる「偽相互性」理論を代表とする、家庭内にコミュニケーションの歪みを有する両親との関係性に着目した研究へと発展していった。その後、1960年代からは精神障害者と家族の相互作用に関する研究が盛んとなり、家族による患者への感情表出と統合失調症の再発との関係に視点を当てた感情表出研究や、1970年代には精神障害者の家族を機能不全に陥っている機能不全家族ととらえる視点による研究が発展した。

このように、精神障害者の家族はさまざまなとらえられ方をしてきたが、家族を精神疾患の病因とするとらえ方はすでに否定されており、現在は家族も支援の対象者であること、支援では精神障害者と特定の家族だけをとらえるのではなく、家族を１つのまとまり・システムとしてとらえる視点が広まっている。

[1] 感情表出研究

感情表出（expressed emotion：EE）とは、家族によって表出された患者への感情のことである。病院を退院した統合失調症者の追跡調査から、患者と家族の関係が患者の予後に影響を及ぼすことが暗示された。これを受け、その後の研究結果から、家族と離れて生活している患者のほうが再発率は低いことが示され、統合失調症の再発因子として家族の患者に対する感情表出が着目された。

感情表出の測定は、カンバウェル家族面接（Camberwell family interview：CFI）によって行われる。CFIは家族に対して行われ、出来事や活動に関することと態度や感情に関することの２種類の情報を得ることを目的としている。

面接では最近３か月間の家庭環境の説明を求め、主な質問項目は、家族員の家事への参加状況、イライラ、喧嘩の回数、患者と他の家族員との接触時間などがある。同時に、面接では被面接者の行動も観察される。CFIによる面接内容は、「批判的コメント」「敵意」「情緒的巻き込まれ過ぎ」「暖かみ」「肯定的言辞」の５つの視点で評価される。とくに、「批判的コメント」「敵意」「情緒的巻込まれ過ぎ」の評価が高いものを高EEとし、高EEの家族のもとで過ごす患者の再発率は高くなることや、高EE家族と直接接触する機会の少なさと薬物療法の継続は統合失調症の再発に対して防御的に働く[4)]ことが明らかになっている（**図4-3**）。

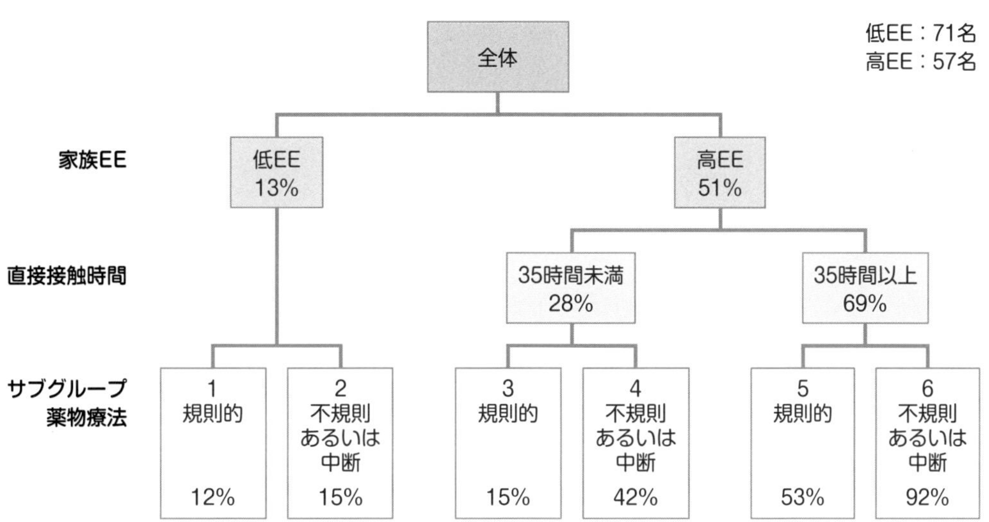

図4 - 3　統合失調症の９か月後の再発率

〔Leff.J.et al（三野善央ほか訳）：分裂病と家族の感情表出，p.129，金剛出版，1991をもとに作成〕

CFIが行われる家族は、すでに統合失調症を発症した家族員に対する介護に何かしらかかわっている家族である。高EE状態の家族を患者の回復や再発に影響を与える困った家族ととらえるのではなく、患者に対する感情を強く表出しなければならないほど、患者との生活のなかで困難感や負担感を抱えている家族としてとらえることが必要である。高EE家族に必要な支援を行うことで、家族が適切な感情表出や対応を行うことができれば患者への支援にもつながるものとなる。

4 家族システム論

現在では、患者だけでなく家族もケアの対象者であり、看護職者は家族にも視線を向け、患者を含んだ家族全体をとらえて援助を行っていくことが重要であると考えられている。家族全体をとらえる際は、家族員一人ひとりに視線を向けるだけでなく、家族員同士がお互いに影響を与える存在であることを認識して家族をとらえていくことが重要となる。この点を踏まえた援助を行う際に有用な理論として家族システム理論がある。

家族システム理論は、1948年に生物学者のベルタランフィ（Luding von Bertalanffy）によって発表された一般システム理論を家族に応用したものである。一般システム理論では、研究の対象をとらえる際、その対象だけでなく、対象を取り巻く環境との関係をも考慮して理解することに努める。また、複雑な家族や個人に対して、複雑さを失わすことなく明確にしようとする態度をもつ一般システム理論は、ミラー（James G. Miller）によって発表された人間に焦点を当てた一般生物体システム理論へと発展した。これらを家族に応用して構築されたものが家族システム理論である。

家族システム理論では、「家族」を社会文化的・歴史的な環境との相互作用によって成り立っている「1つの開放システム」とみなし、家族システムは、その家族内部および外部との絶え間ない相互作用によって成り立っている[5)]。そして、家族システムには、次のようないくつかの特性がみられる。

[1] 全体性

家族は複数の家族員によって構成されており、個々の家族員は相互に影響し合う関係である。そのため、1人の家族員の行動や変化はその家族全体に影響することとなり、他の家族員の反応をもたらし、家族全体の変化となって現れる。このことから、1人の家族員に働きかけることは、何らかのかたちで家族全体に影響を与えることになるととらえることができる。それぞれの家族員の行動や変化は他の家族員との関係性によって起こるため、1人の家族員をとらえても問題の本質や全体像はみえづらい。

また、家族員である個人、サブシステム、1つの家族単位など、システムとして家族には境界が存在する[6)]（**図4-4**）。

[2] 非累積性

家族員は互いに関係し合い影響し合っており、相互作用を有す。そして、この相互作用には相乗効果があるため、協力的に家族の相互作用が発揮されると、家族全体としての機能は、単に個々の家族員の力を足した以上のものになる。

[3] 恒常性

家族システムは、家族内外の変化に対応して安定状態を取り戻そうとする。家族内外の変化にともない家族も常に変化するものであるが、その変動の幅は通常家族システムの許容範囲内での変化となる。

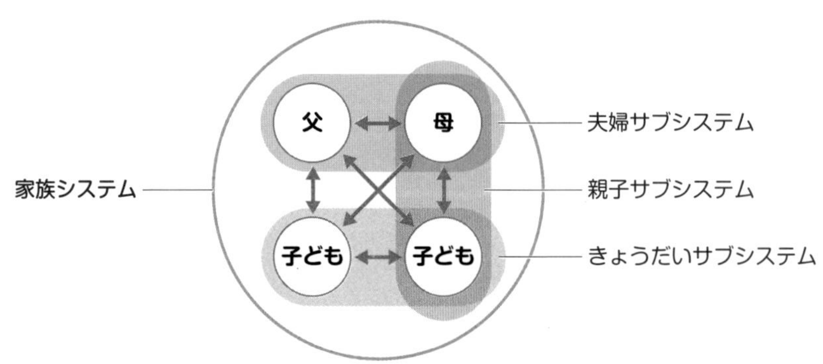

図4-4　家族システムの構造

（森山美知子編：ファミリーナーシングプラクティス-家族看護の理論と実践，p.31，星和書店，1984をもとに作成）

したがって、患者の家族が一見不健康と考えられる相互作用状態であっても、その家族が長らくその状態で過ごしてきた場合、これまで過ごすことができていた、いわば家族にとっては安定した状態を維持しようとする機能が働き、援助が受け入れられないといった状況が起こり得る。

[4] 循環的因果関係

1人の家族員の行動や変化は家族内に次々と反応をもたらす。その際、家族内の家族員は円を描くように影響し合っており、ある家族員の行動による家族内の反応は、原因が結果を決めるような直線的なものではなく、原因と結果が円のように循環するという特性をもつ。

直線的思考では、個人に焦点が当てられ、起こった内容や過去に着目し、「どうして原因となることが起こったのか、誰に原因があるのか」にアセスメントの視点が向けられる。一方、循環的視点では、影響を与える人間関係と、現在起こっている出来事のプロセスに焦点が当てられ、「この出来事には誰と誰がかかわっており、誰の行動が誰に影響を与え、影響を受けた人の反応によって誰がどう影響されたか」という人間関係内を循環する影響のパターンをアセスメントする。循環的な因果関係では、結果的に最初に原因をつくった家族員にも影響が及ぶ(**図4-5**)。

[5] 組織性

1つのシステムはいくつかのサブシステムによって構成されており、家族の中にも夫婦、親子、きょうだいなどのサブシステムがある。そして各々のシステムは階層性と期待される役割をもつ。「親子の場合には、親は子どもを育てるという役割があり、子どもは親から社会性を学ぶという役割が期待され、子どもは親の言動を見習い、従うという一種の階層性がある。夫婦の場合も互いに有形無形の役割を自覚しながら、

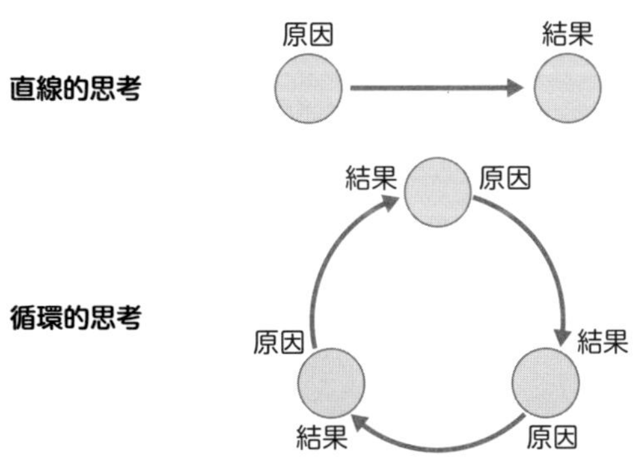

図4-5　直線的思考と循環的思考の特性

(遊佐安一郎：家族療法入門－システムズ・アプローチの理論と実際, p.27, 医学書院, 2001をもとに作成)

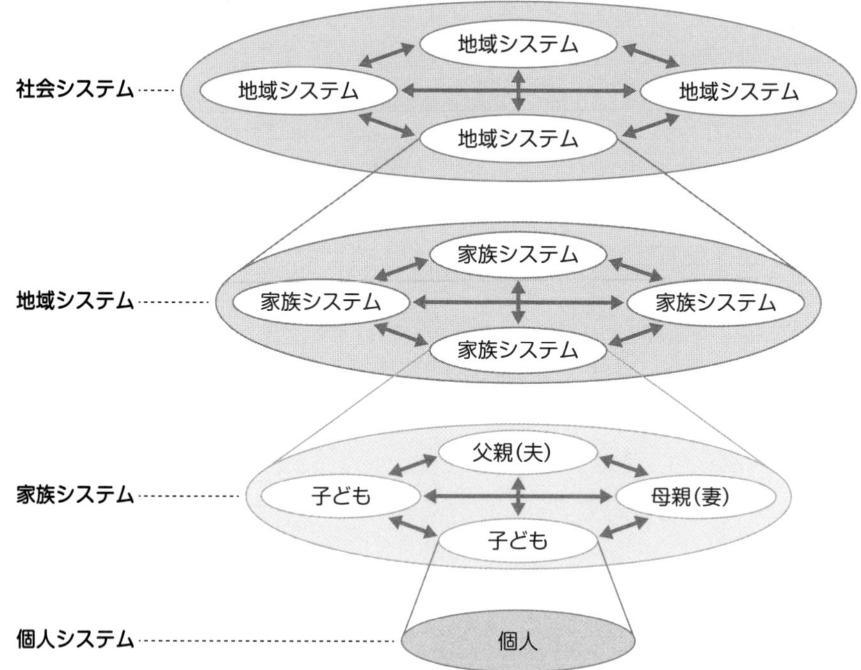

図4 - 6　システムの階層性
（佐藤美樹：企画連載 地域看護に活用できるインデックス　家族支援，日本地域看護学会誌，24(3)：54，2021をもとに作成）

家族生活というシステムを運営していると言える」[9)]。

さらに、私たちが暮らす社会は、規模の異なるさまざまなシステムによって構成されている。家族システムに対して地域システムは上位のシステムとなるが、地域システムは社会システムを構成する要素であり、社会システムの下位システムとなる。このようにシステムは階層性を有す（**図4 - 6**）。

家族システム理論では､家族員間の相互作用に着目することが重要になる。一方で、家族員間の相互作用をとらえようと家族間の関係性に焦点を当てすぎ、とらえるべき個人の特性の問題や身体面の状態から表れている精神症状を見逃してしまう恐れがあることに注意しなければならない。

家族がたどる心理的プロセス

家族員の誰かが精神疾患を抱えることになったとき、その事実や精神疾患の症状を有する家族員の状態を最初から受けとめ、患者の介護を行うことができる家族は少ない。多くの家族は、家族員が精神疾患を発症したことや精神科での入院や治療が必要となったことに対して患者と同じように「そんなことはない」「何かの間違いではないか」「なぜうちの家族が……」など、ショックや困惑、葛藤といった思いを抱く。

精神障害者の家族がたどる心理的プロセスについて、統合失調症者の家族では、田上は、「第１段階：混乱期」「第２段階：過去を志向する時期」「第３段階：現実に向かう時期」「第４段階：未来に向かう時期」の４段階を提示し[10]、六鹿は、「第一段階：ショック期」「第二段階：否認期」「第三段階：混乱期」「第四段階：解決努力期」「第五段階：受容器」の５段階を示した[12]。また、うつ病患者の家族については、木村らが、「うつ病だと思いたくない段階」「うつ病に対して消極的ながら受け入れる段階」「治療に対して積極的に参加する段階」の３段階があることを明らかにした[13]。

これらの研究結果から、患者の家族はまず動揺や混乱に陥り、患者の経過の中でさまざまな感情を経験し、少しずつ現実を受け入れ、場合によっては認識や価値観を変化させていることがわかる。

家族がどのような心理的プロセスをたどるか、具体的な心情の例をあげる。

家族は、家族員Ａの言動のおかしさや自分たちが知っているＡとの様子の違いに戸惑いながら、「最近、仕事が忙しかったせいかな」「疲れているのかな」と考え、休むことを促したり、気分転換に外出に誘ってみたりして、なんとかＡが元の状態に戻るように働きかける。

↓

しかし、徐々にＡの言動のまとまらなさや激しい気分の落ち込みなどが顕著になってきて自分たちで対応することができなくなり、「もしかしたら……」と考え、Ａを精神科病院に受診させる（**疑い**）。

↓

そこで精神科医からＡは「精神疾患を発症した」と告げられ、家族はＡに何が起こったのか理解できない状態となる（**ショック、混乱**）。

↓

しかし、Ａの状態はあきらかにこれまでのＡとは異なるものであり、家族のなかにも「やっぱり……Ａは精神疾患になったのかな」という思いが湧くが、「そんなはずはない」「疲れているだけで少し休めばすぐによくなる」と、Ａが精神疾患であることを認めることはなかなかできない（**否認**）。

↓

精神科での治療をＡが続けるなかで、思うように以前のような状態には回復しないＡを前に「これだけ治療をしているのにＡは全くよくならない」といった感情を医療者にぶつけずにはいられない（**いらだち**）。

↓

家族は行き場のない怒りや悲しみを抱えながらも、医療者とのかかわりや実際のＡの経過に沿ってＡの回復を少しずつ感じられるようになるとともに、Ａが精神疾患を発症したことを徐々に受けとめ始める（**現在の状況に目を向け始める**）。

⬇

医療者からアドバイスを受け、Ａとのかかわり方や自分の生活に目を向けるようになったり、紹介された家族会や家族教室にも参加してみたりする（**模索**）。

⬇

そこで、同じ悩みをもった他の家族と出会い、「つらい思いをしているのは私だけではないんだ」「同じような体験をしている人が他にもいるのか」と感じることができ、「私もがんばろう」と思えるようになる（**孤独感の解消、奮闘**）。

⬇

医療者や家族会の仲間との交流を続けるなかで、「Ａが精神疾患になったことは悲しいことだったけど、そのおかげで色々な人に出会えて助けられた」「私自身が人の苦しみがわかる人間になれたと思う」「Ａが精神疾患になったことで今の私になることができたと思う」と感じられるようになった（**新たな価値観の獲得**）。

家族がたどる心理的プロセスは、すべての家族が同じような心理的変化を経験するわけでも、時間の経過とともに直線的に心理的プロセスが進むわけでもない。家族はその時々の精神障害者となった家族員の病状や言動に一喜一憂し、心理的プロセスを行きつ戻りつしながら生活をしている。また、ときにはある段階にとどまり続け、家族員が精神疾患を発症したことを受け入れることができない家族もいる。時間の経過によって家族の抱える悩みや不安の内容もかわり、発症から10年以上経過している統合失調症者の高齢期の親であっても、親亡き後の子どもの将来を思い、安心と不安が常に同時に存在していることを川口らは指摘している[14)]。

家族がどの段階にいて、どのような思いや考えをもっているのかを把握し、その家族がいる段階に合わせた援助を行うことが重要である。

⑥ 家族会：家族同士の支えあいの場

「精神障害者を身内にもつ家族の立場にある人同士による支えあいは、家族自身が主体性を取り戻して、より上手に対処していく能力を発揮できるようにするためのセルフヘルプ機能をもつ」[15]といわれている。

このセルフヘルプ機能をもつ代表的なものとして家族会がある。家族会には、病院を基盤にした病院家族会と、地域での家族の集まりを基盤とした地域家族会があるほか、家族会の全国組織である全国精神保健福祉会連合会（みんなねっと）や都道府県ごとの連合会も存在する。

精神障害者の家族は、精神疾患に対する世間の偏見や誤解、無理解によって肩身の狭い思いをしやすい。また、家族自身のもつ精神疾患に対する偏見などにより周囲に家族員が精神疾患を患っていることを話すことができず、家族内で問題を抱え込むなかで孤独感を感じることも多い。そのような家族にとって、自分と同じように精神障害者を身内にもつ人との出会いは、苦労や不安、悩みを共有しやすく、お互いに共感を得られやすい。普段、周囲の人々には話すことができない自分が抱えている思いや気持ちを発散することもできる。また、家族は、家族会で行われる勉強会や研修会で精神疾患や精神障害者に関する知識や望ましい対応を学ぶことで、疾患や障害に対する正しい知識を深めるとともに、他の家族が行っているの具体的な対処方法や工夫を知ることにもつながる。さらに、家族会は行政や社会などに対する働きかけなど、社会的な活動も行っている。

近年では、アルコール依存症や摂食障害など、患者の疾患別の家族会も結成されている。一方、課題として、家族会の参加者は患者の親である場合が多く、配偶者や子どもの立場にある家族員からは、「平日では仕事が休めず参加できない」「同年代の人がいない」といった声が聞かれることがあり、対象者を年齢や続柄で分ける、開催する時間を検討するなど、開催方法の多様性が求められている[16]。また、家族会を構成するメンバーやスタッフの高齢化によって活動の縮小や停滞が起こっていることがあげられる。

引用文献

1）新村出編：広辞苑，第7版，岩波書店，2018
2）武井麻子ほか：精神看護の基礎，第6版，系統看護学講座 専門分野Ⅱ 精神看護学［1］，医学書院，2021
3）野嶋佐由美：家族エンパワーメントをもたらす看護実践，へるす出版，2005
4）Leff.J.et al（三野善央ほか訳）：分裂病と家族の感情表出，金剛出版，1991
5）鈴木和子ほか：家族看護学　第5版，p.51，日本看護協会出版会，2020
6）山崎あけみほか編：看護学テキスト NiCE 家族看護学，改訂第3版，南江堂，2022
7）森山美知子編：ファミリーナーシングプラクティス-家族看護の理論と実践，p.31，星和書店，1984
8）遊佐安一郎：家族療法入門－システムズ・アプローチの理論と実際，p.27，医学書院，2001
9）鈴木和子ほか：家族看護学，第5版，p.52，日本看護協会出版会，2020
10）佐藤美樹：企画連載 地域看護に活用できるインデックス　家族支援，日本地域看護学会誌，24(3)：54，2021
11）田上美千佳：精神分裂病患者をもつ家族の心的態度 第1報 －CFIの検討を通して，日本精神保健看護学会誌，6（1）：1～11，1997
12）六鹿いづみ：統合失調症の家族の受容過程，臨床教育心理学研究，29（1）：21～29，2003
13）木村洋子ほか：同居家族のうつ病に対する認識のプロセスと経験，奈良看護紀要，6：33～41，2010
14）川口めぐみほか：統合失調症をもつ人の高齢期にある親の行動，親亡き後のこの将来にための準備のプロセス，精神障害とリハビリテーション，25（1）：78～86，2021
15）岡本眞知子ほか編：精神科ナースのアセスメント＆プランニングbooks　家族ケア，中央法規出版，p.75，2017
16）坂井郁恵ほか：在宅精神障害者の家族介護者の生活体験から捉えるSense of coherenceに関する記述的研究，日本看護学会誌，34（1）：280～291，2015

さくいん

人名

アギュララ……170
アッシュ……111
アンソニー……26、154
アンダーウッド……118
ウィーデンバック……81
ウイリアムズ……112
ウィン……178
ウェーマン……156
エリクソン……8、12、175
エリス……86
エンゲル……18、170
オーランド……81
オレム……118
カプラン……165、166
キャノン……167
キューブラ・ロス……170
コープランド……158
コーン……170
サイコドラマ……113
サリヴァン……75、77
ジェイコブソン……69
ジョーンズ……115
ションツ……170
ズービン……133
スキナー……86
セリエ……130、167
チェンバレン……155
デーケン……170
トラベルビー……102
ネズ……94
バーカー……160
ハルトマン……9、12
ビオン……112
フィンク……170
フークス……113
ブーバー……107
ブキャナン・バーカー……160
フロイト……8、75
フロム・ライヒマン……178
ベイトソン……178
ペック……86
ペプロウ……75
ベルタランフィ……179
ポージェス……44
マズロー……42、108
ミラー……179
ムース……170
ムーン……156
メイン……115
ヤーロム……113
ラザルス……131
ラタネ……111
ラマーズ……170
リバーマン……133
リピット……112
リンゲルマン……112
リンデマン……165、167
レヴィン……109
ロジャーズ……97

数字・欧文

８つの発達段階……14
AA……163
ACTH……66
Al-Anon……164
AVP……66
BPSモデル……18、19、20
CBT……19、86
　——の数値化……93
CFI……178
CRH……66
CVPPP……38
DARC……163
DSM……22
DSS……56、57
EBM……18、19
ECT……24
GA……164
GCS……43
ICD……21
IPS……156
　——の８つの原則……157
JCS……43
MAC……163
MARTA……56、57
mECT……24
NA……164
NABA……164
NAMI……113
NaSSA……59
PFA……175
PTSD……46、57
rTMS……23、24、25
SDA……56、57
SDM……26、53
SNRI……58
SSRI……58、59
SST……25、113、135
Tグループ……113
WRAP……158

あ行

愛……13、16
愛他主義（ヤーロム）……114
アサーション……103、104
アサーショントレーニング……89
アサーティブな自己表現……104
アサーティブなやりとりの基本……105
アスペルガー症候群……162
アドヒアランス……52
アドボケート……159
アドレナリン……66
アナムネ……97
アメリカ精神医学会……22

アラノン……164
アルギニンバソプレシン……66
アルコール依存症……162
安心……42、44
安全感……42、47、50
安全と安寧……121
医学モデル……155
意志……13、14
——の観察……43
意識……9、10
意識狭窄……43
意識混濁……43
意識変容……43
依存（集団理論）……112
一部代償システム……119
一致（中核三条件）……98、99、102
イド……9、10、11
意欲低下……55
医療保護入院……30
医療倫理の4原則……34
陰性症状……55
インフォームド・コンセント……33
うつ状態の3症状……92
うつ病……73、86、92、160、168
浦河べてるの家……160
英知……13、16
エス……9
エンカウンターグループ……113
援助付き雇用/個別就労支援プログラム……156
エンパワメント……142、145、146、148
応急入院……30
置き換え……12
オペラント条件づけ……86
オレキシン受容体拮抗薬……62

か行

外因性精神障害……21
開拓利用の局面……77、78
ガイデッド・ディスカバリー……88
回避的思考のコーピング……132
開放処遇の制限……31
快楽原則……9、10
カウンセラーの役割……81
カウンセリング……81、97、98
家族システム論……179
化学的ストレッサー……65
拡大解釈と過小評価……89
隔離……31、32
隔離・身体的拘束が判断される際の要素……34
隔離・分離……12
過食症……162
家族……176
——がたどる心理的プロセス……182、184
家族員間の相互作用……182
家族システムの構造……180
家族心理教育……138
カタルシス（ヤーロム）……114
過鎮静……55
活動と休息のバランス……121
カテコールアミン……66
可動化システム……45
過度の一般化……89
環境からのストレッサー……134
環境のストレングス……143
看護計画の立て方（セルフケア）……124
看護師が専門的な行動をもつために必要なこと……106
看護師の態度・姿勢……149
看護師の使う言葉……148
看護師の役割……76、79
看護におけるリーダーシップ機能役割……80
患者－看護師関係……75、76
——における重なり合った諸局面……78
——における諸局面と役割の変遷……79
——の変化する様相を示す連続体……76
感情障害……160
感情的きめつけ……89
感情鈍麻……55
感情の換気作用（ヤーロム）……114
感情表出……178
関心/熱望……143
関心をもって聞く……148
カンバウェル家族面接……178
完璧主義……89
危機介入……170
——への問題解決アプローチ……172
危機介入モデル（アギュララ）……171
危機回避決定要因……172
危機の4つの特徴的段階……167
危機の問題解決モデル……170
危機モデル……170、171
危機理論……165、170
技術面の向上……106
偽相互性理論……178
基底的想定グループ……112
気分安定薬……24、60
気分・感情（認知モデル）……91
希望……13、14
——をもたらすこと（ヤーロム）……114
基本訓練モデル……136
——の進め方……139
基本的条件要素……121、122
基本的信頼……13、14
基本的不信……13、14
基本の認知モデル……90
逆転移……76
ギャマノン……164
急性悲嘆反応……168
教育的介入……106
教育的役割……80
共感的な態度……49
共感（中核三条件）……98、99
凝集性（ヤーロム）……114
共同意思決定……26、53
強迫性……13、14
局所論……9
拒食症……162
疑惑……13、14

緊急措置入院……30
筋弛緩法……68、69
——の進め方……70
勤勉性……13、15
空気・水・食物……121
グリーフワーク……168
グループダイナミクス……109、110
グループの効用……115
グループの内容……115
群衆事故……109
警告反応期（ストレス）……130
権威への服従実験……110
嫌悪……13、16
幻覚……50、55
元気回復行動プラン……158
——の内容と具体例……159
健康逸脱に対するセルフケア要素……119
健康状態（基本的条件要素）……122
言語的コミュニケーション技法……49
現実原則……10
権利擁護……159
抗うつ薬……24、56、57
——の作用機序……58
交感神経……45、67
攻撃的自己表現……104
向社会的行動……44、45、46、51
恒常性（家族システム）……180
抗精神病薬……24、55
——の作用機序……56
向精神薬……23、24、55
構造論……9、10
行動（認知モデル）……91
——のモニタリング……94
——への介入……94
行動活性化……94
行動制限……31
行動的介入……89、106
行動療法……86、135
抗不安薬……24、60、61
合理化……12
コーピング……132
凍りつき反応……44、45、46
呼吸法……68
——の進め方……69
国際疾病分類……21
こころの色眼鏡……89
個人の生物的要因（ストレッサー）……131
個人精神療法……25
固着……12
孤独と付き合い……121
個別の環境条件変化（ストレッサー）……131
コミュニケーション……97
コミュニケーションスキル……105
孤立……13、16
コルチゾール……66
コンコーダンス……52
コンサルテーション・リエゾン精神医学……51
コンプライアンス……52

さ行

罪悪感……13、14
サイコエデュケーション……138
サイコドラマ……113
サイコロジカル・ファーストエイド……175
才能/技能/自信……143
再発防止……89
作業療法……25
作業療法士……160
させられ体験……50
作動グループ……112
三環系抗うつ薬……57
自我……9、10、11、12
自我境界……49
自我心理学……167
自我防衛……12
四環系抗うつ薬……58
資源/社会関係/機会……143
自己決定権……34
自己治療……92
自己避難……89
自己評価（プロセスレコード）……82
自子への反転……12
自己離反……12
支持・教育システム……119
支持的精神療法……25、87
自助グループ……163
システムの階層性（家族）……182
自他尊重の自己表現……103
実存的因子（ヤーロム）……114
死の受容過程……170
自分で実現してしまう予言……89
社会生活技能訓練……113、135
社会適応技術の発達（ヤーロム）……114
社会的学習理論……135
社会的関与システム……45、47、51
社会的交渉……135
社会的支持（アギュララ）……172、173
社会的手抜き……110、111
社会的包摂……39
社会・文化的状況（ストレッサー）……131
社会・文化的背景（基本的条件要素）……122
集合……109
修正型ECT……24
集団……107、108
集団凝集性……110
集団心理……112
集団精神療法……112、113
集団認知行動療法……113
集団力学……109
集団力動……109
受信技能……135、137
受容（中核三条件）……98、100
循環的因果関係（家族システム）……181
昇華……12
障害者基本法……29
障害者の権利に関する条約……39
障害受容のプロセス……170

状況（認知モデル）……91
情緒的介入……106
情緒面の改善……106
情動志向のコーピング……132
情報提供者の役割……80
情報の伝達（ヤーロム）……114
初期家族関係の修正的繰り返し（ヤーロム）……114
処理技能……135、137
自律訓練法……68、71
——の進め方……72
自律神経系の働き……67
自律性……13、14
自律尊重の原則……34
ジレンマ……34
白黒思考……89
心因性精神障害……21
人格構造モデル（フロイト）……11
神経生物学的機能……44
人権侵害……29
人生周期……12
人生上の出来事（ストレッサー）……131
身体的原因……20
身体的拘束……31、32
身体的接触……48
身体反応（認知モデル）……91
心的外傷後ストレス障害……46
親密……13、16
心理カウンセリング……25
心理教育……87、89、92、137
心理教育的アプローチ……138
心理劇……113
心理・社会的危機……13
心理・社会的治療アプローチ……25
心理社会的発達論……8、12
心理的ストレッサー……65
睡眠薬……24、62
スケープゴート……112
スティグマ……113
ストレス……64、130、131
——の主要経路……66
ストレス・コーピング理論……173
ストレス作因……131
ストレス刺激……131
ストレス-脆弱性-対処技能モデル……133、135
ストレス脆弱性モデル……132、133
ストレス対処行動……132
ストレス耐性……132
ストレスフル……131、173
ストレスマネジメント……132、141
ストレス理論……130、167
ストレッサー……65、131
——に対抗する3種類のメカニズム……45
ストレングス……132、142、148
——の例……143
ストレングスモデル……143
生活技能……135
生活技能訓練……136
正義公正の原則……34
性質/性格……143
脆弱性……134
生殖性……13、16
精神医療と倫理……29
精神科看護職の倫理綱領……35
精神科的な診断……20
精神科における制限……32
精神科におけるリハビリテーション……134
精神科訪問看護……160
精神科薬物療法……52
精神科リハビリテーション……154
精神科領域で使われがちな言葉……149
精神看護理論……160
精神健康……20
精神健康障害……20
精神刺激薬……24
精神疾患発症の環境的要因……178
精神障害者の家族……185
精神障害者の家族のとらえられ方……176
精神障害の原因……20
精神障害の診断と統計マニュアル……22
精神的原因……20
精神分析……25
精神保健指定医……31
精神保健福祉士……160
精神保健福祉法……29、177
精神保健法……29、177
精神力動的看護……75
精神力動理論……8
生体システム……65
生物医学的モデル……18
生物学的ストレッサー……65
生物学的治療アプローチ……23
積極性……13、14
摂食障害……162
絶望……13、16
セルフケア……119
——の3つの要素……119
セルフケア援助行為……124
セルフケア看護実践……124
セルフケアニーズ……123
セルフケア不足理論……119
セルフケアプログラム……158
セルフケア理論……118
セルフケアレベル……122、123
セルフコントロール……87
セルフヘルプ……158
セルフヘルプ機能……184
セルフヘルプグループ……163
“0か100か”思考……89
セロトニン……56、57、66
セロトニン・ノルアドレナリン再取り込み阻害薬……58
セロトニン受容体……55
セロトニン症候群……59
セロトニン-ドパミン遮断薬……56
前意識……9、10
善行の原則……34
全国精神保健福祉会連合会……185
全身（一般）適応反応症候群……130
全人的看護……73

漸進的筋弛緩法……68、
専制的なリーダー……112
全代償システム……119
全体性（家族システム）……180
選択的セロトニン再取り込み阻害薬……58
選択的注目……89
全日本断酒連盟……163
全米精神障害者家族会……113
せん妄……43、48、50、53、56
双極性障害……56、60、160
操作的診断……21
送信技能……135
ソーシャル・インクルージョン……39
ソーシャルサポート（基本的条件要素）……122
ソーシャルスキル……135
ソーシャルスキルトレーニング……25
ソクラテス式質問法……88
組織性（家族システム）……181
措置入院……30

た行

退院カンファレンス……113
退院支援……113
体温と個人衛生……121
退行……12
対処……132
対処機制（アギュララ）……172、173
対処技能……134
対人学習（ヤーロム）……114
対人関係論……75、77
対人的コミュニケーション技能……135
タイダルモデル……160
——10のコミットメント……161
代理人の役割……80
多元受容体作用抗精神病薬……56
多動性障害……162
炭酸リチウム……60
地域ケアシステム……118
知識の獲得……106
知性化……12
注意欠如……162
中核三条件……98、106
忠誠……13、15
超自我……9、10、11
直線的思考と循環的思考の特性……181
治療共同体……115
治療的かかわり……76
治療的自己活用……102
通信制限……31、32
デイケア……25
定型抗精神病薬……55、56、57
停滞……13、16
デイリーハッスルズ（ストレッサー）……131
適応障害……27
適格……13、15
適合度評価尺度……158
出来事についての知覚（アギュララ）……172
抵抗期（ストレス）……130
転移……76
電気けいれん療法……23
同一化の局面……77、78
同一視……12
同一性……13、15
同一性混乱……13、15
投影……12
統合……13、16
統合失調症……33、36、49、50、53、56、125、134、138、160
闘争・逃走……112
闘争・逃走反応……44、45、46
同調行動・圧力……110、111
道徳療法……115
逃避闘争理論……167
ドパミン……56、57、66
ドパミン受容体……55
取り入れ……12
取り消し……12

な行

内因性精神障害……21
ナバ……164
ナラノン……164
難治性うつ病……56
二重拘束（ダブルバインド）理論……178
日常のいら立ち（ストレッサー）……131
任意入院……30
認知（認知モデル）……91
——のかたより……89
——への介入……93
認知行動的介入……92
認知行動療法……19、25、86、147
認知再構成……93、94
認知症……162
認知的介入……89
認知モデル……90
——の構成要素……91
年齢（基本的条件要素）……122
ノーマライゼーション……157
ノルアドレナリン……56、57、66
ノルアドレナリン作動性・特異的セロトニン作動性抗うつ薬……59
ノンアドヒアランス……52

は行

パーソナリティ障害……162
パーソナル・リカバリー……155
バイオサイコソーシャルモデル……18、19
排泄……121
恥……13、14
働かないアリ……108
発達課題……13
発達障害……162
発達的セルフケア要素……119
パニック障害……57、160
反動形成……12

反復経頭蓋磁気刺激法……23
ピアサポーター……156
ピアサポート……156
ヒアリング・ヴォイシズ……155
非主張的自己表現……103
悲嘆作業……168
悲嘆のプロセス……170
非定型抗精神病薬……55、56、57
否定的な認知……92
否認……12
疲憊期（ストレス）……130
非ベンゾジアゼピン（非BZ）系抗不安薬……60、61
病的悲嘆反応……168
非累積性（家族システム）……180
不安障害……160
フィジカルアセスメント……46
フェノチアジン系……56、57
賦活症候群……59
副交感神経……67
腹式呼吸……68
復職支援グループ……113
副腎皮質刺激ホルモン……66
副腎皮質刺激ホルモン放出ホルモン……66
腹側迷走神経系……45、53
服薬ケア……53
服薬心理教育グループ……113
ブチロフェノン系……56、57
物理的ストレッサー……65
不動化システム……45
侮蔑……13、16
普遍性（ヤーロム）……114
普遍的セルフケア要素……119、120、121、126、128
プロセスレコード……81
——の様式……83
分裂病者を生み出す母親……178
ペアリング……112
閉鎖病棟……30
ベンザミド系……56、57
ベンゾジアゼピン（BZ）系抗不安薬……60、61
ベンゾジアゼピン（BZ）系睡眠薬……62
防衛機制……11、12、167
防衛反応……46
包括的暴力防止プログラム……38
傍観者効果……111
方向づけの局面……77
防衛的退行……167
暴力……36、37
——を予防する……38
ホーソン実験……111
保護者としての家族……177
ポジティブ心理学……147
ポリヴェーガル理論……42、44
——における3つの神経系……46
ホリスティックナーシング……73

ま行

未知の人の役割……79
民主的リーダー……112
みんなねっと……185
無意識……9、10
無害-肯定的……131、173
無関係……131、173
無危害の原則……34
無尽……108
瞑想……147
メラトニン受容体作動薬……62
面会制限……31
妄想……50、55
燃え尽き症候群……105
目的……13、14
模範行動（ヤーロム）……114
モラルトリートメント……115
問題解決技能訓練……137
問題解決決定要因の影響……172
問題解決の局面……77、78
問題解決療法……94
——のプロセス……95
問題志向のコーピング……132

や行

ヤーロムの11の治療的因子……114、116
薬物依存症……100、162
薬物療法……23
陽性症状……55
抑圧……12
抑うつ障害群……160
欲求階層理論……42
欲求5段階説……108
予防精神医学……166

ら行

来談者中心療法……98
ライフサイクル……12
ライフスタイル（基本的条件要素）……122
リーダーシップ……112
リエゾン精神看護……51
リカバリー……26、143、154
——に大切な5つのこと……159
——のキーコンセプト……159
リカバリーモデル……155
リカバリング・ライブス……160
リクレイミング・ストーリー……160
離脱症状……59
リラクセーション……64、147
——のすすめ……64
リラクセーション法……67
臨床的リカバリー……155
倫理綱領……35
レジリエンス……142、146、148
劣等感……13、15
ロールプレイ……139
論理療法……87

看護学生のための**精神看護技術**

編著者	水野恵理子　上野恭子
発行人	中村雅彦
発行所	株式会社サイオ出版 〒101-0054 東京都千代田区神田錦町 3-6 錦町スクウェアビル 7 階 TEL 03-3518-9434　FAX 03-3518-9435
カバーデザイン	Anjelico
DTP	マウスワークス
本文イラスト	渡辺富一郎
印刷・製本	株式会社朝陽会

2023年8月1日　第1版第1刷発行

ISBN 978-4-86749-014-3

●ショメイ：カンゴガクセイノタメノセイシンカンゴギジュツ

乱丁本、落丁本はお取り替えします。